古代经典名方丛书

小续命汤

主编　朱文宗　冯崇廉　宋大桥　熊　露

U0200780

全国百佳图书出版单位
中国中医药出版社
·北　京·

图书在版编目（CIP）数据

小续命汤 / 朱文宗等主编 . —北京：中国中医药
出版社，2023.6（2023.12重印）
（古代经典名方丛书）
ISBN 978 – 7 – 5132 – 8003 – 7

Ⅰ . ①小… Ⅱ . ①朱… Ⅲ . ①小续命汤—研究
Ⅳ . ① R286

中国版本图书馆 CIP 数据核字（2022）第 255154 号

中国中医药出版社出版

北京经济技术开发区科创十三街 31 号院二区 8 号楼
邮政编码 100176
传真 010-64405721
山东华立印务有限公司印刷
各地新华书店经销

开本 880×1230 1/32 印张 10.25 字数 227 千字
2023 年 6 月第 1 版 2023 年 12 月第 2 次印刷
书号 ISBN 978 – 7 – 5132 – 8003 – 7

定价 49.00 元
网址 www.cptcm.com

服 务 热 线 010-64405510
购 书 热 线 010-89535836
维 权 打 假 010-64405753

微信服务号 zgzyycbs
微商城网址 https://kdt.im/LIdUGr
官 方 微 博 http://e.weibo.com/cptcm
天猫旗舰店网址 https://zgzyycbs.tmall.com

如有印装质量问题请与本社出版部联系（010-64405510）

古代经典名方丛书
编委会

中国中医药信息学会人才信息分会
中关村炎黄中医药科技创新联盟
世界中医药协会国际中和医派研究总会
北京中联国康医学研究院

李向新（上海市浦东新区光明中医医院）

吴紫千（温州市中医院）

槐　谨（河北省容城县中医医院）

主编简介

朱文宗，主任医师、教授、硕士研究生导师；国家中医重点专科学术带头人，浙江省医学重点学科带头人；全国第四批优秀中医临床人才，温州市科技创新领军人才；世界中医药学会联合会青年中医培养工作委员会副会长，中国医师协会中医分会常委，中华中医药学会养生康复分会常委，浙江省中医药学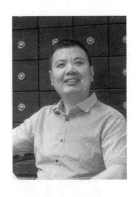会养生康复分会副主任委员，温州市中西医结合学会神经科专业委员会主任委员，温州市医学会心身专业委原会副主任委员。国家中医药管理局"十二五"重点专科中风后吞咽障碍康复临床路径制订牵头人。发表 SCI 论文以及国家一级期刊学术论文30多篇，主编《帕金森疾病诊疗与康复》专著1部。目前主要从事中医经方的临床、教学与科研工作。

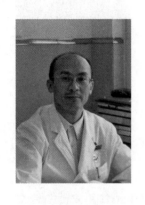

　　冯崇廉，广州医科大学附属第三医院中医科主任兼中医学教研室主任，主任医师，博士研究生导师，广东省名中医，广东省第二批名中医师承导师，国家第三批优秀中医临床人才，南粤最美中医。广州市中医药学会副会长，广州市科技关注中老年健康促进会副会长，广州市中医药学会中西医结合专业委员会主任委员，广东省中医药学会内科专业委员会副主任委员，广东省中医药学会岭南医学专业委员会副主任委员，广东省医学会医学史分会副主任委员，广东省中医药学会脾胃病、脑病、老年病专业委员会常委，中华中医药学会亚健康分会常委等。

宋大桥，主任中医师。义乌市中医医院脑病二科主任。国家中医重点学科脑病科学科带头人，金华市名中医，义乌市十大名中医。世界中医药学会联合会内科分会理事，中国民族医药学会脑病分会理事，中国中医药信息学会脑病分会理事，中国卒中学会会员，中国中医药促进会仲景分会理事，浙江省中医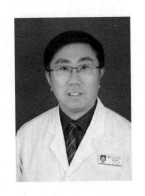药学会糖尿病专业委员会委员，浙江省残疾人联合会中医康复协会理事，金华市中医学会理事，金华市医学会神经内科学会委员，义乌市医学会神经内科分会委员。擅长中医脑病（中风病、眩晕、头痛、颤病、健忘、痴呆、不寐等）、心脑血管疾病（高血压、脑梗死、脑出血、冠心病、动脉硬化等）、代谢性疾病（高脂血症、糖尿病、痛风等）、风湿痹痛等疾病的治疗。对中医养生保健、中医疑难杂症诊治等方面有独到的研究。

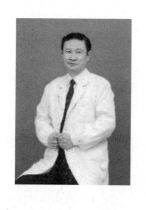

　　熊露，医学博士、博士后，主任医师，硕士研究生导师。全国第三批优秀中医临床人才，2015年度"人民好医生"，2020年第二届首都中医榜样人物。从事扶正培本治则方药调节肿瘤微环境免疫作用的临床与基础研究30余年。任北京市慢病防治促进会肿瘤分会副理事长，中西医全国肺癌专业委员会主任委员，世界中医药学会联合会肿瘤专业委员会常务理事，中国医师协会肿瘤临床专业委员会委员，北京市中医管理局首届中医肿瘤舆情管理团队首席专家，《中国医药科学杂志》编委。首次提出中晚期恶性肿瘤的中医"络病学"机制，对"肿瘤阴证"和"肿瘤阴湿体质"的辨治规律有深入研究，学术主张"阳主阴从"观，善用经方。先后师从国医大师张学文教授，国医大师周岱翰教授，首都国医名师朴炳奎、张炳厚教授，风湿病大家娄多峰教授。先后获国家级、省部级科技进步奖3项，中国中医科学院科技成果奖二等奖1项，北京市政府科技进步奖一等奖1项，获国家专利2项。发表SCI论文6篇，国内外核心期刊论文30余篇，主编学术专著7部，参编6部。

前言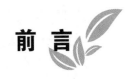

2017年3月8日，国家中医药管理局发布《古代经典名方目录制定的遴选范围与遴选原则》（征求意见稿），时隔1年后的2018年4月16日，正式发布了《古代经典名方目录（第一批）》100首。这是贯彻落实《中华人民共和国中医药法》的重要举措，是中医经方经药发展之具有里程碑意义的重大事件，这将极大地有力地推进中医药之经方经药的繁荣和进步，对中医药事业伟大复兴崛起有深远的历史意义和重大的现实意义。作为中医药人，作为中医经药经方学术研究的拓荒者、痴迷者、笃行者，作为中医药"经药热""经方热"大潮的一份子，我们为之兴奋、为之激动、为之欢呼！

"经药热""经方热"的大潮席卷中国大陆，大江南北，直接带动着我国港澳台各地，辐射大中华区之东南亚各国家和地区，直接影响着欧美非洲等"一带一路"世界各地，有力地推进着中医药国际化、全球化的发展。每年的10月22日是"世界传统医药日"，每年的10月21日是"世界中医经方日"，每年的农历正月十八是医圣张仲景诞辰纪念日，每年的冬至是医圣张仲景仙逝之纪念日，冬至节吃饺子是"医圣仲景娇耳节"的重要仪式，这些都是经方经药活动的重要节点。中医祖庭南阳医圣祠，中医祖庭医圣仲景智库，各级中医药学术组织与团队的"经方经药、仲景医学、伤寒、伤寒学科、金匮要略学科"相关学术研究，以及相关科研、产业团队都在助推中医药"经药热"经方热"之大潮，澎湃前行，有力地助推着中医药在新时代征程的大发展、大繁荣！

经典名方目录（第一批）100首的发布，给各制药企业，尤其是对经方经药制造有意向的制药企业指明了方向，积极推动了中医药科研、临床、生产、教育机构对经方经药的学术研究、制剂工艺标准的研究等，也使经方经药在中医药的临床更全面、更广泛地推广应用。

《古代经典名方目录（第一批）》每方一册，着重三点基本原则：以弘扬经药经方为靶点，以临床实用为重点，以产业化研究为要点。基本目的：为拓展经方经药临床研究服务，为加强经方经药学术研究发力，为规范经方经药制剂研究助力。而在具体内容的选择上，必须敬畏经典、尊重经典、学习经典。习经典、用经典、研经典，继而才能发展经典，创新经典。在学习经典过程中，因为大家对经典之传承与创新的认知有不同或有差异，很容易进入两个误区：一是墨守成规，死搬硬套的误区。二是无意义的标新立异，甚至是肆意的理解，片面地割裂经典，篡改经典，甚至陷入已谬千里而不知的误区，尤其是国家颁布古代经典名方之后，如果不能全面把握对经典名方传承与创新的辩证关系，就很难把握正确传承与创新经典名方的发展。

因此，我们编撰了《古代经典名方丛书》，以期达到两个目的：第一，防止一些非中医人士不认真研究经典名方之经药经方主治病机，也不辨证，看图识"药"，看说明书用药。这样就把一个活的经典名方当成了一种死搬硬套的药了，更不敢在临床中灵活应用，这样就陷入了默守成规的误区。事实上，目前的经药经方热潮中，有一部分中医药人听课，甚至要求讲课老师专门讲某中药治什么病，某经方治什么病，要求讲课老师不要阐述机理，不讲条文，也不要探讨学术。这种现象对初学者来说是有情可原的，而对临床中医医生、中医药院校毕业的大学生、硕博士来讲，就有点略显不合适了。或者会严重影响经典名方之经药经方的学术进步和临床发展。第二，防止为了人为创新，不顾经典本意的标新立异。这不仅表现在临床上，也有可能在药物研制工艺上，这样的创新必定是"沙之厦"，必定是无稽之谈，最后落为笑柄！如桂枝汤，如果不知道桂枝入药是在明清时代，张仲景之桂枝实际上是"肉桂"，那么，临床研究桂枝汤就很难准确，就无法理解桂枝茯苓丸、金匮肾气丸、桂枝加桂汤等。同样，如果不了解真武汤之本意，不了解张仲景从来没用过"白芍"，那么根本不可能正确理解真武汤温阳化气利小便（水）之功效，更不可能理解赤芍的利小便功效。所以说，必须全面把握，准确传承。正确应用经典名方之经药经方，才能在此基础上去创新。如果不知道古人用虫药多为散丸之剂，很可能就直接熬汤制药，结果药成了，药效没了。获诺贝尔生理学或医学奖的屠呦呦教授成功低温提取青蒿素，就是传承了用口咀嚼青蒿之经典。同样，对于经典古方，必须在传承基础上创新，才会有根基，才会行得稳走得远！否则，就会严重影响经典名方的发展。

事实上，就发生过这样的事情。曾几何时在日本，小柴胡汤（药剂）成了人们谈之色变的中成药，其原因就是日本的中医药传承创新出了问题。首先，日本的"经方家"，实际是目前我们中国的验方家，就是西汉时期的"经方家"，单用经方（验方）治病。因为他们弃医留药改名汉方医学，虽然方药之效果是确切的，但忽略了经方之根本医理，人为地只发展经方之经验肯定是走不长远的！其次，小柴胡汤是汤剂，准确地讲是清膏／清轻膏，是扶正祛邪之膏滋方，而人为地制成了散剂，这样丢弃医理用药，就不可能保证疗效了！再者，让患者一个处方服用几年而不辨证，出乱子是必然的，这就是"沙之厦"，必然倒塌！因此，我们编撰本套丛书，希望有益于临床应用经典名方的传承与创新，助推中医药经典名方的学术研究和临床拓展之传承，助推中医药经典名方之制剂工艺的进步及创新，服务于中医药事业的复兴梦！

本套丛书的编撰，多是采集编撰先贤先进的经验、学术结晶，是他们的辛勤付出和艰苦卓绝奠定了本书的基础，我们编撰者是怀着敬畏之心、感恩之心而努力编撰本套丛书的，所以凡引用者均编入参考文献，并以此表示谢意，对于个别遗漏者，请及时联系我们，以便再版时补之并致歉意。

《古代经典名方丛书》编委会

2019 年 7 月

目 录

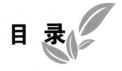

下篇　现代研究

经典温习

第一章 概 述

第一节 溯本求源

一、经方出处

2018 年 5 月国家中医药管理局会同国家药品监督管理局制定《古代经典名方目录（第一批）》，其中公布小续命汤出自《备急千金要方》。

《备急千金要方》（唐·孙思邈）："治卒中风欲死，身体缓急，口目不正，舌强不能语，奄奄忽忽，神情闷乱，诸风服之皆验，不令人虚方。"

麻黄、防己、人参、黄芩、桂心、甘草、芍药、川芎、杏仁各一两，附子一枚，防风一两半，生姜五两。

上十二味，㕮咀，以水一斗二升，先煮麻黄三沸，去沫，内诸药，煮取三升。分三服，甚良。不瘥，更合三四剂，必佳。

小续命汤在其他古医籍中出处还有二处：

1.《奇效良方》（明·董宿）

治中风半身不遂，口眼㖞斜，手足战掉，言语謇涩。

麻黄（去节）、人参（去芦）、黄芩、芍药、甘草（炙）、川芎、杏仁（去皮尖，麸炒）、防己。中风无汗恶寒，倍加麻黄、防风、杏仁。中风有汗恶风，加桂枝。中风身热无汗，不恶寒，加石膏、知母。中风身热有汗，不恶风，加葛根。中风无汗身凉，倍加附子，加干姜。中风有汗无热，倍加附子，加桂枝。

2.《太平惠民和剂局方》（宋·太平惠民和剂局）

治卒暴中风，不省人事，渐觉半身不遂，口眼㖞斜，手足战掉，语言謇涩，肢体麻痹，神情气乱，头目眩重，痰涎并多，筋脉拘挛，不能屈伸，骨节烦疼，不得转侧，及治诸风，服之皆验。若治脚气缓弱，久服得瘥。久病风人，每遇天色阴晦，节候变更，宜预服之，以防喑哑。

防己、肉桂（去粗皮）、黄芩、杏仁（去皮、尖，炒黄）、芍药（白者）、甘草（燂）、芎劳、麻黄（去根、节）、人参（去芦）各一两，防风（去芦，一两半），附子（炮，去皮、脐）半两。

上除附子、杏仁外，捣为粗末，后入二味令匀。每服三钱，水一盏半，生姜五片，煎取一盏，去滓，稍热服。食前，加枣一枚尤好。

二、方名释义

小续命汤由麻黄、防己、人参、黄芩、桂心、甘草、芍药、川芎、杏仁、附子、防风、生姜组成。用于中风不省人事、筋脉拘急、口眼歪斜、半身不遂、语言謇涩等症。有扶正祛风之功。

"续命"，即延续生命，亦有却病延年之意。《十六国春秋》载："晋安帝元年，卢循为广州刺史，循遗（刘）益智粽，裕乃答以续命汤。"旧俗于端阳节以彩带系臂，云可避灾延寿，其丝便名续命丝。并有"返魂丹向何人用，续命汤于甚处施。（宋·邵雍）"之诗句，可证二字之本意。中风证属正虚邪实，病情危笃，治疗不当则一蹶不振。本方服之可转危为安，延续生命，故称"小续命汤"。

三、药物组成

麻黄、防己、人参、黄芩、桂心、甘草、芍药、川芎、杏仁各一两，附子一枚，防风一两半，生姜五两。

四、用法

1. 古代用法

上十二味，㕮咀，以水一斗二升，先煮麻黄三沸，去沫，内诸药，煮取三升。

2. 现代用法

用水 1.2 升，先煮麻黄，去上沫，纳诸药，煎取 600 毫升，分三次服。

第二节　医家论方

1.《汤头歌诀》

小续命汤方歌：小续命汤（《千金》）桂附芎，麻黄参芍杏防风。黄芩防己兼甘草，六经风中此方通。

通治六经中风，喎邪不遂，语言謇涩，及刚柔二痉，亦治厥阴风湿。防风一钱二分，桂枝、麻黄、人参、白芍（酒炒）、杏仁（炒研）、川芎（酒洗）、黄芩（酒洗）、防己、甘草（炙）各八分，附子四分，姜、枣煎。麻黄、杏仁，麻黄汤也，治寒；桂枝、芍药，桂枝汤也，治风。参、草补气，芎、芍养血，防风治风淫，防己治湿淫，附子治寒淫，黄芩治热淫，故为治风套剂。刘宗厚曰："此方无分经络，不辨寒热虚实，虽多亦奚以为。"昂按：此方今人罕用，然古今风方，多从此方损益为治。

2.《活人心法》

小续命汤通治八风、五痹、痰厥等疾，以一岁为总，六经为别，药内随证细分加减，自古名医不能越此。麻黄（去节）、人参、黄芩、芍药、甘草（炙）、川芎、杏仁（麸炒，去皮尖）、防己、官桂（去粗皮）各一两，防风一两半，附子（炮，去皮脐）半两。

上除附子、杏仁外，捣为粗末，后入二味，匀，每服五钱，水一钟半，生姜五片，煎至一钟，去粗，稍热，食前服之立效。

3.《医方考》

小续命汤：麻黄（去节）、人参（去芦）、黄芩（酒炒）、芍药（酒炒）、川芎、炙甘草、杏仁（去皮，炒）、防己（去皮）、桂枝（净洗）、防风（去芦）各一钱，附子（炮，去皮脐）五分。

古人以此方混治中风，未详其证。昆谓：麻黄、杏仁，麻黄汤也，仲景以之治太阳证之伤寒。桂枝、芍药，桂枝汤也，仲景以之治太阳证之中风。如此言之，则中风而有头疼、身热、脊强者，皆在所必用也。人参、甘草，四君子之二也，《局方》用之以补气。芍药、川芎，四物汤之二也，《局方》用之以养血。如此言之，则中风而有气虚、血虚者，皆在所必用也。风淫末疾，故佐以防风。湿淫腹疾，故佐以防己。阴淫寒疾，故佐以附子。阳淫热疾，故佐以黄芩。盖病不单来，杂揉而至，故其用药，亦兼该也。

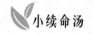

4.《成方便读》

小续命汤中用麻黄、桂枝、防风、防己大队入太阳之经祛风逐湿者，以开其表；邪壅于外，则里气不宣，里既不宣，则郁而为热，故以杏仁利之，黄芩清之；而邪之所凑，其气必虚，故以人参、甘草益气而调中；白芍、川芎护营而和血；用附子者，既可助补药之力，又能济麻黄以行表也；姜、枣为引者，亦假之以和营卫耳。

5.《医碥》

小续命汤乃麻黄、桂枝之变方，止可用于中血脉，然亦不可轻用，内热炽者尤忌，慎之。《金鉴》以口眼㖞斜、肌肤麻木不仁为中络，形气实者乌药顺气散，虚者大秦艽汤；以㖞斜瘫痪不遂为中经，实者换骨丹，虚者小续命汤、黄芪五物汤。

第三节　类方浅析

一、《古今录验》续命汤

出处：唐代甄立言的《古今录验方》。

组成：麻黄、桂枝（《千金》《局方》，俱作肉桂）、当归、人参、石膏、干姜、甘草（炙）各三钱，川芎一钱，杏仁三十枚（《千金》，作白术）。

用法：上九味，水煎，温服。当薄覆脊凭几坐，汗出则愈，不汗更服。无所禁，勿当风。

主治：治中风痱，身体不能自收，并治但伏不得卧，咳逆上气，面目浮肿。

方解：风痱之病，楼英的《医学纲目》认为："以其手足废而不收，或名痱，或偏废，或全废，皆曰痱也。知是痱，即中风之谓。"我认为不然，风痱乃全身废而不用，全身瘫痪，不知痛痒，多因房后淋浴，浴后风邪乘虚而入于全身肌腠所致。如《灵枢·热病》曰："痱之为病也，身无痛者，四肢不收，智乱不甚，其言微知，可治。"此证神志清楚，言语流利，饮食、大小便正常，多年不愈者，亦有之。中风乃卒中偏瘫，言语謇涩，初起不识人，口眼（歪）斜，以半身不遂为主症。病位在元神之府（脑）。因此，二者不可混淆。

二、大续命散

出处：唐代孙思邈的《备急千金要方》。

组成：麻黄、乌头、防风、桂心、甘草、蜀椒、杏仁、石膏、人参、芍药、当归、茼茹（《千金翼方》作川芎）、黄芩、茯苓、干姜各一两。

用法：上十五味治下筛，以酒服方寸匕，日再。稍加，以知为度。

主治：八风十二痹，偏枯不仁，手足拘急，疼痛不得伸屈，头眩不能自举，起止颠倒，或卧苦惊如堕状，盗汗，临事不起。妇人带下无子。风入五脏，甚者恐怖，夜多异梦，悲愁哭泣，忽忽欲走。

方解：麻黄、防风发表祛风，人参、当归、川芎、茯苓、甘草补益气血；温热药有乌头、桂心、蜀椒、干姜，苦寒药有石膏、黄芩。其祛风及补虚药并用，切中正虚邪中病机，至于寒热药并用，后世医学褒贬不一，有待实践中予以验证。

三、续命煮散

出处： 唐代孙思邈的《备急千金要方》。

组成： 麻黄、川芎、独活、防己、甘草、杏仁各三两，桂心、附子、茯苓、升麻、细辛、人参、防风各二两，石膏五两，白术四两。

用法： 上十五味粗筛下，以五方寸匕，纳小绢袋子中，以水四升和生姜三两，煮取二升半，分三服，日日勿绝，慎风冷。

主治： 主风无轻重，皆主之方。

方解： 煮散，是指将中药材粉碎成一定粒度与水共煎，去渣取汁制成的中药液体制剂。中药煮散是中药的传统用药形式之一，起于先秦，兴于汉代，盛于唐宋，衰于明清。煮散比汤剂药效稍微慢一点，但比丸剂又快些。此方为唐代孙思邈自拟自治方，孙真人方后注云："吾尝中风，言语謇涩，四肢疼曳，处此方日服四服，十日十夜服之不绝，得愈。"方中生附子所占比例极小，绝无中毒之虞！方用绢包，意在但取火气。方中有大量生石膏反佐，对高血压患者无碍。

四、大秦艽汤

出处： 元代罗天益的《卫生宝鉴》。

组成： 秦艽、石膏各二两，甘草、川芎、当归、芍药、羌活、独活、防风、黄芩、白术、白芷、茯苓、生地黄、熟地黄各一两，细辛半两。

用法： 上十六味，㕮咀，每服一两，水二盏煎至一盏，去滓，温服，无时。如遇天阴，加生姜七片煎；如心下痞，每服一两加枳实一钱煎，此是秋冬药；如春夏，加知母一两。

主治：中风外无六经之形证，内无便溺之阻隔，是知为血弱不能养于筋，故手足不能运动，舌强不能语言，宜此药养血而筋自荣也。

方解：本方适用于中风中经络证，《医方集解》称之为"此六经中风轻者之通剂也"。中风多为正气亏虚，而后风邪乘虚入中，气血痹阻，络脉不通，因而口眼㖞斜，加上"血弱不能养经，手足不能运动，舌强不能言语"。治疗时宜以祛风通络为主，配伍益气、养血、活血药品，调其里使风邪外解，气血调和，筋脉得养，则口眼正常，舌本柔和，手足强健。方中以秦艽为君，祛风清热，通经活络。羌活、独活、防风、白芷、细辛均为辛温药品，能祛风散邪，俱为臣药。语言和手足运动的障碍，与血虚不能养筋有关，并且风药多燥，故配以当归、白芍、熟地黄养血柔筋，使祛风而不伤阴血；川芎与归、芍相配，可以活血通络，使血活风散舌柔；由于脾胃为气血生化之源，故用白术、茯苓益气健脾，以化生气血；生地黄、石膏、黄芩均能清热，是为风邪郁而化热者设，以上均为佐药。甘草调和和诸药为使药。诸药配合，共奏祛风清热，养血通络之功效。

特别说明：本方组成以辛温发散药品较多，故宜于风邪初中经络证。以口眼㖞斜，舌强不语，手足不能运动等，病程较短，并兼有表证者为证治要点。如果属内风所致的患者，不宜服用。若无内热的患者，可去黄芩、石膏、生地黄等清热药品，专以祛风养血通络为治疗要点。原书说，如遇天阴，加生姜；如心下痞，加枳实。颜面神经麻痹，以及脑血管痉挛、脑血栓形成导致的语言蹇涩、半身不遂等均可加减应用。风湿热痹也可以斟酌加减服用。

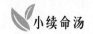

五、独活汤

出处：宋代陈自明的《妇人大全良方》。

组成：川独活、羌活、人参、防风、当归、北细辛、茯神（去木）、半夏、桂心、白薇、远志（去心）、菖蒲（去毛）、川芎各半两，甘草三分。

用法：上㕮咀。每服五钱，水盏半，姜五片，煎七分去滓，无时温服。

主治：治风虚昏愦不自觉知，手足瘈疭，坐卧不能，或发寒热。血虚不能服发汗药，及中风自汗，尤宜服之。

方解：筋急而缩为疭，缓而纵为瘈，伸缩不已为瘈疭，木曰曲直之象也，肝虚而风乘之，入瘀血脉则瘈疭。此手少阴足厥阴药也。肝属风木而主筋，故瘈疭为肝邪，肝欲散，急食辛以散之，二活、防风祛风，细辛、桂心温经，半夏除痰，芎、归辛散风而温和血，血活则风散，辛以散之，即辛以补之也。木喜条达，故以散为补。心为肝子，肝移热于心则昏愦，故以人参补心气；菖蒲开心窍，茯神、远志安心神，白薇咸寒退热而治厥，使风静火息，血活神宁，而瘈疭自已矣。

六、补阳还五汤

出处：清代王清林的《医林改错》。

组成：黄芪四两（生），归尾二钱，赤芍钱半，地龙一钱（去土），川芎一钱，桃仁一钱，红花一钱。

用法：水煎服。

主治：此方治半身不遂，口眼歪斜，语言謇涩，口角流涎，大便干燥，小便频数，遗尿不禁。

方解：正气亏虚，不能行血，以致脉络瘀阻，筋脉肌肉失去濡养，故见半身不遂、口眼㖞斜。气虚血瘀，舌本失养，故语言謇涩；气虚失于固摄，故口角流涎、小便频数、遗尿失禁；舌暗淡苔白、脉缓无力为气虚血瘀之象。本方证以气虚为本，血瘀为标，即王清任提出的"因虚致瘀"。治当以补气为主，活血通络为辅。本方重用生黄芪，补益元气，意在气旺则血行，瘀去络通，为君药。当归尾活血通络而不伤血，用为臣药。赤芍、川芎、桃仁、红花协同当归尾以活血祛瘀；地龙通经活络，力专善走，周行全身，以行药力，亦为佐药。重用补气药与少量活血药相伍，使气旺血行以治本，祛瘀通络以治标，标本兼顾；且补气而不壅滞，活血又不伤正。全方合用，使气旺、瘀消、络通，诸症向愈。

第二章　临床中药学基础

本方由麻黄、防己、人参、黄芩、桂心、甘草、芍药、川芎、杏仁、附子、防风、生姜 12 味药物组成。

一、麻黄

【性味】辛、微苦，温。

【归经】归肺、膀胱经。

【功能主治】发汗散寒，宣肺平喘，利水消肿。用于风寒感冒，胸闷喘咳，风水浮肿。蜜麻黄润肺止咳。多用于表证已解，气喘咳嗽。

【用法用量】2 ~ 10g。

【炮制】麻黄：除去木质茎、残根及杂质，切段。

蜜麻黄：取麻黄段，照蜜炙法（通则 0213）炒至不黏手。

【注意】体虚自汗、盗汗及虚喘者禁服。

【各家论述】

《神农本草经》：主中风、伤寒、头痛、温疟。发表出汗，去邪热气，止咳逆上气，除寒热，破癥坚积聚。

《名医别录》：主五脏邪气缓急，风胁痛，字乳余疾。止好睡，通腠理，疏伤寒头痛，解肌，泄邪恶气，消赤黑斑毒。

《用药珍珠囊》：味甘而苦，性微温，气味俱薄，阳也，升也。阳明经药，去表上之寒邪。甘缓热，去节，以解少阴经之寒，散表寒，发浮热。

《滇南本草》：香臭不闻，鼻窍不通，鼻流清涕或成脑漏。

《本草纲目》：散赤目肿痛，水肿，风肿，产后血滞……轻可去实，麻黄、葛根之属是也。六淫有余之邪，客于阳分皮毛之间，腠理闭拒，营卫气血不行，故谓之实，二药轻清，故可去之。

《青囊药性赋》："麻黄发散攻头痛，发汗用茎，止汗用根。""味苦甘，性温，无毒。升也，阴中之阳也。其用有二：其形中空，散寒邪而发表；其节中实，止盗汗而固虚。"

《汤液本草》：夫麻黄治卫实之药，桂枝治卫虚之药，桂枝、麻黄虽为太阳经药，其实荣卫药也，以其在太阳地分，故曰太阳也。本病者，即荣卫，肺主卫，心主荣为血，乃肺心所主，故麻黄为手太阴之剂，桂枝为手少阴之剂，故伤寒、伤风而嗽者用麻黄、桂枝，即汤液之源也。

《本草经疏辑要》：麻黄禀天地清扬刚烈之气，气味俱薄，轻清而浮，阳也，升也。手太阴肺经之药，入足太阳膀胱经，兼走手少阴心、手阳明大肠经。洁古云：去营中寒邪，泄卫中风热。轻可去实，疗伤寒，为解肌第一。多服令人虚，走散真元之气故也。

《本草通玄》：麻黄轻可去实，为发表第一药，惟当冬令在表，真有寒邪者，始为相宜。虽发热恶寒，苟不头疼、身痛拘急、脉不浮紧者，不可用也。虽可汗之症，亦当察病之重轻，人之虚实，不得多服。盖汗乃心之液，若不可汗而误汗，虽可汗而过汗，则心血为之动摇，或亡阳，或血溢，而成坏症，可不兢兢致谨哉？

《本草正义》：苦，辛而温，轻升而扬。大散风邪寒毒、一切伤寒瘟疫、疟疾、山岚、瘴气。凡足三阳经表实之证，皆所必用。若阴邪深入足少阴、厥阴、筋骨之间，非麻黄、官桂不能达。惟是用散之法，妙在佐使，气虚兼补气，可得卫中之汗；血虚兼补血，可得营中之汗。兼温以助阳，可逐阴寒之邪；兼凉以助阴，可解阳热之邪。运用无方，在于人耳，举散为例，余可类推。

《药品化义》：治伤寒初起，皮毛腠理，寒邪壅遏，荣卫不得宣行，恶寒拘急，身热躁盛及头脑巅顶、颈项脊中、腰背遍体无不疼痛。开通腠理，为发表散邪之主药。倘元气虚弱及劳力感寒，或表虚者，断不可用。但误用之，自汗不止，筋惕肉瞤，为亡阳症，难以救治。至若春分前后，玄府易开，如患足太阳经症，彼时寒变为温病，量为减用，入六神通解散，通解表里之邪，则荣卫和畅。若夏至前后，阳气浮于外，肤腠开泄，人皆气虚，如患足太阳经症，寒又变热病，不可太发汗，使真气先泄，故少用四五分，入双解散，微解肌表，大清其里。此二者，乃刘河间玄机之法，卓越千古。若四时暴感风寒，闭塞肺气，咳嗽声哑，或鼻塞胸满，或喘急痰多，用入三拗汤，以发散肺邪，奏功甚捷。若小儿疹子，当解散热邪，以此同杏仁发表清肺，大有神效。

《医学衷中参西录》：受风水肿之证，《金匮》治以越婢汤，其方以麻黄为主，取其能祛风兼能利小便也。愚平素临证用其方，服药后果能得汗，其小便即顿能利下，而肿亦遂消。特是其方因麻黄与石膏并用，石膏之力原足以监制麻黄，恒有服之不得汗者，今变通其方，于服越婢汤之前，先用白糖水送服西药阿斯必林一瓦半，必能出汗，趁其正出汗时，将越婢汤服下，其汗出必益多，小便亦遂通下。东人三浦博士，用麻黄十瓦，煎成水一百瓦，为一日之量，分三次服下，治慢性肾炎小便不利及肾脏萎缩小便不利，用之有效、有不效，以其证之凉热虚实不同，不知用他药佐之以尽麻黄之长也。试观《金匮》水气门越婢汤，麻黄辅以石膏，因其脉浮有热也脉浮故系有风，实亦有热；麻黄附子汤辅以附子，因其脉沉而寒也。通变化裁，息息与病机相符，是真善用麻黄者矣。邹润安曰：麻黄之实，中黑外赤，其茎宛似脉络骨节，中央赤外黄白节上微有白皮。实者先天，茎者后天。先天者，物之性，其义为由肾及心；后天者，物之用，其义为由心及脾胃，由肾及心，所谓肾主五液，入心为汗也。由心及脾胃，所以分布心阳，外至骨节肌肉皮毛，使其间留滞无不倾囊出也。故栽此物之地，冬不积雪，为其能伸阳气于至阴之中，不为盛寒所遏耳。古方中有麻黄，皆先将麻黄煮数沸吹去浮沫，然后纳他药。盖以其所浮之沫发性过烈，去之所以使其性归和平也。

【复方】

太阳病头痛发热，身疼腰痛，骨节疼痛，恶风，无汗而喘者，属麻黄汤证。麻黄三两（去节），桂枝二两，甘草一两（炙），杏仁七十个（去皮、尖）。上四味，以水九升，先煮麻黄，减二升，去上沫，纳诸药，煮取二升半，去滓，温服八合，温覆取微似汗，不须啜粥。（《伤寒论》）

（治太阳病）发汗后，不可更行桂枝汤。汗出而喘，无大热者，可与麻黄杏仁甘草石膏汤：麻黄四两（去节），杏仁五十个（去皮、尖），甘草二两（炙），石膏半斤（碎，绵裹）。上四味，以水七升，煮麻黄，减二升，去上沫，纳诸药，煮取二升，去滓，温服一升。（《伤寒论》）

病者一身尽疼，发热，日晡所剧者，名风湿。此病伤于汗出当风，或久伤取冷所致也，可与麻黄杏仁薏苡甘草汤：麻黄

（去节）半两（汤泡），甘草一两（炙），薏苡仁半两，杏仁十个（去皮、尖，炒）。上锉麻豆大，每服四钱匕，水一盏半，煮八分，去滓，温服，有微汗避风。（《金匮要略》）

治水饮内停，上凌于心，心下悸动。半夏、麻黄各等分。末之，炼蜜和丸小豆大。饮服三丸，日三服。（《金匮要略》）

治风痹荣卫不行，四肢疼痛。麻黄五两（去根节），桂心二两。上捣细罗为散，以酒二升，慢火煎如饧。每服不计时候，以热酒调下一茶匙，频服，以汗出为度。（《太平圣惠方》）

治时行阳疟。治时行疟之通剂。柴胡、麻黄（去节）、泽泻各三钱。此足少阳药也。吴鹤皋曰：病有三在，在表、在里及在半表半里也。疟邪藏于分肉之间，邪正分争，并于表则在表，并于里则在里，未有所并，则在半表半里。麻黄之辛，能散表邪由汗而泄；泽泻味咸，能引里邪由溺而泄；柴胡升阳发热，居表里之间而和解之。此但可以治实疟。虚者，当辨其气血而加补剂。昼发属气，夜发属血。（《医方集解》）

治感冒风邪，鼻塞声重，语言不出；或伤风伤冷，头痛目眩，四肢拘倦，咳嗽痰多，胸闷气短。麻黄（不去节）、杏仁（不去皮、尖）、甘草（生用）各等分。为粗末，每服五钱，水一盏半，姜五片；同煎至一盏，去滓。通口服，以衣被盖覆睡，取微汗为度。（《太平惠民和剂局方》）

二、防己

【性味】苦，寒。

【归经】归膀胱、肺经。

【功能主治】祛风止痛，利水消肿。用于风湿痹痛，水肿脚气，小便不利，湿疹疮毒。

【用法用量】5 ～ 10g。

【炮制】除去杂质，稍浸，洗净，润透，切厚片，干燥。

【各家论述】

《神农本草经》：味辛，平。主风寒温疟，热气诸痫，除邪，利大小便。

《名医别录》：主治水肿，风肿，去膀胱热，伤寒，寒热邪气，中风，手脚挛急，止泄，散痈肿、恶结，诸蜗疥癣，虫疮，通腠理，利九窍。文如车辐理解者良。

《本草通玄》：辛寒，太阳药也。主下焦风湿肿痛，膀胱蓄热，通腠理，利九窍，散痈毒，利二便。东垣云：防己苦寒，泻血中湿热，通其滞塞，此瞑眩之药，下咽令人身心烦乱，饮食减少。至于湿热壅塞及下注脚气，无他药可代。若劳倦虚热，以防己泄大便，则重亡其血，不可用一也；渴在上焦气分，而防己乃下焦血药，不可用二也；外感邪传肺经，气分湿热而小便黄赤，此上焦气分，禁与血药，不可用三也。大抵上焦湿热皆不可用，下焦湿热审而用之。防己为疗风水要药。治风用木防己，治水用汉防己。

《汤液本草》：通行十一经。《象》云：治腰以下至足湿热肿盛，脚气，补膀胱，去留热，通行十二经。去皮用。本草云：主风寒温疟，热气诸痫，除邪，利大小便，疗水肿风肿，去膀胱热，伤寒寒热邪气，中风手脚挛急，止泄，散痈肿恶结，诸瘑疥癣虫疮，通腠理，利九窍。《药性论》云：汉防己，君。又云：木防己，使。畏女菀、卤咸。去血中湿热。

《本草从新》：大辛、苦，寒。太阳经药（眉批：膀胱）。能行十二经，通腠理，利九窍，泻下焦血分湿热，为疗风水之要药（眉批：《十剂》曰：通可去滞，通草、防己之属是也。古之通草即今之木通，是徐之才亦以行水者为通，与燥剂无以别矣。木通甘淡，泻气分湿热；防己苦寒，泻血分湿热）。主治膀胱火邪，热气诸痫（眉批：降气下痰），湿疟脚气（眉批：足伤寒湿为脚气，寒湿郁而为热，湿则肿，热则痛，防己为主药。湿加苡仁、苍术、木瓜、木通。热加知柏，风加羌活、草薢，痰加竹沥、南星，痛加香附、木香，活血加四物，大便闭加桃仁、红花，小便闭加牛膝、泽泻，痛连臂加桂枝、威灵仙，痛连胁加龙胆草。又有足跟痛者，属肾虚，不与脚气同论），水肿风肿，痈肿恶疮。性险而健，阴虚及湿热在上焦气分者，禁用（眉批：东垣云：防己大苦大寒，泻血中湿热，亦瞑眩之药也。服之使人身心烦乱，饮食减少，唯湿热壅遏及脚气病，凡下焦湿热致二阴不通者，非此不效。若虚人用防己，其害有三：谷食已亏，复泄大便，重亡其血，一也；渴在上焦气分，而防己泻下焦血分，二也；伤寒邪传肺经，气分湿热而小便黄赤，禁用血药，三也）。

《医学启源》：汉防己，气寒，味大苦。疗胸中以下至足湿热肿盛（"胸中"《汤液本草》《本草发挥》均作"腰"），脚气，补膀胱，去留热，通行十二经。《主治秘要》云：辛苦，阴也，泄湿气，去皮净用。

《本草发挥》：去下焦湿肿与痛，并泄膀胱火邪，必用汉防己、草龙胆为君，黄柏、知母、甘草佐之。

《本草洞诠》：防己如险健之人，能为乱阶，然善用之亦可御敌，其名或取此意也。味辛、苦，气平，无毒，一云有小毒，入足太阳经。去下焦湿肿及痛，泄膀胱火邪。闻其臭则可恶，下咽则令人身心烦乱、饮食减少，至于十二经有湿热壅塞及下注脚气、膀胱积热，非此不可。此瞑眩之药也。若夫饮食劳倦、阴虚内热、元气谷食已亏，以防己泄大便则重亡其血，此不可用一也；如大渴引饮，是热在上焦肺经气分，而防己乃下焦血分药，此不可用二也。惟下焦湿热流入十二经，致二阴不通者，然后审而用之。

《长沙药解》：汉防己泄经络之湿淫，木防己泄脏腑之水邪。凡痰饮内停，湿邪外郁，皮肤黄黑，膀胱热涩，手足挛急，关节肿痛之症，悉宜防己。

《本草求真》：防己专入膀胱。辛苦大寒，性险而健，善走下行，长于除湿、通窍、利道，能泻下焦血分湿热，及疗风水要药……故凡水湿喘嗽，热气诸痫，温疟，脚气，水肿，风肿，痈肿，恶疮，及湿热流入十二经以致二阴不通者，皆可用此调治。若属脚气肿痛，湿则肿，热则痛。如湿则加苍术、薏苡、木瓜，热加黄芩、黄柏，风加羌活、萆薢，痰加竹沥、南星，痛加香附、木香；血虚加四物；大便秘加桃仁、红花；小便秘加牛膝、泽泻；痛连臂加桂枝、威灵仙；痛连胁加胆草，随症通治，斯为善矣。但此气味苦寒，药力猛迅，若非下焦血分实热实湿，木通甘淡，泻气分湿热，防己苦寒，泻血分湿热。及非二便果不通利，妄用此药投治，其失匪轻，不可不知。此虽有类黄柏、地肤子，但黄柏之泻膀胱湿热，则并入肾泻火，味苦而不辛，此则辛苦兼见，性险而健，故于风水脚气等症兼理；地肤子之泻膀胱湿热，味苦而甘，力稍逊于黄柏。此则健险异常，有辛无甘，而为乱阶之首也。其一泻热与湿，而气味治功各别如此。己有二种，曰汉曰木，治风须用木防己，治水须用汉防己。汉己根大而虚，通心有花纹，色黄。木己黑点黄腥木强，酒洗用。

《本草正义》：苦，寒而降。去湿热，疗脚气，尤逐膀胱肝肾湿热，利大小便，通九窍热闭。

《药品化义》：能泻湿热；带辛主散，能消滞气。善祛热下行，除腰以下至足血分中湿热壅滞。主治阳实水肿，小便不利，腿足肿痛，腰膝重坠，脚气等证。

【复方】

治病如狂状，妄行，独语不休，无寒热，其脉浮。防己地黄汤：防己一钱，桂枝三钱，防风三钱，甘草二钱。上四味，以酒一怀，浸之一宿，绞取汁，生地黄二斤，㕮咀，蒸之如斗米饭久，以铜器盛其汁，更绞地黄汁，和分再服。(《金匮要略》)

防己大辛苦寒，通行十二经，开窍泻湿，为治风肿水肿之主药；黄芪生用达表，治风注肤痛，温分肉、实腠理；白术健脾燥湿，与黄芪并能止汗为臣；防己性险而捷，故用甘草甘平以缓之，又能补土制水为佐；姜、枣辛甘发散，调和荣卫为使也。(《医方集解》)

治皮水为病，四肢肿，水气在皮肤中，四肢聂聂动者，防己茯苓汤主之。防己茯苓汤方：防己三两，黄芪三两，桂枝三两，茯苓六两，甘草二两。上五味，以水六升，煮取二升，分温三服。(《金匮要略》)

治风水脉浮，身重，汗出恶风者，防己黄芪汤主之。腹痛加芍药。防己黄芪汤方：防己一两，黄芪一两一分，白术三分，甘草半两（炙）。上锉，每服五钱匕，生姜四片，枣一枚，水盏半，煎取八分，去滓，温服，良久再服。(《金匮要略》)

治膈间支饮，其人喘满，心下痞坚，面色黧黑，其脉沉紧，得之数十日，医吐下之不愈，木防己汤主之。木防己汤方：木防己三两，石膏十二枚（鸡子大），桂枝二两，人参四两。上四

味，以水六升，煮取二升，分温再服。(《金匮要略》)

治腹满，口舌干燥，此肠间有水气，己椒苈黄丸主之。己椒苈黄丸方：防己、椒目、葶苈（熬）、大黄各一两。上四味，末之，蜜丸如梧子大，先食饮服一丸，日三服，稍增，口中有津液。渴者，加芒硝半两。(《金匮要略》)

三、人参

【性味】甘，微苦；微温。

【归经】归脾、肺、心、肾经。

【功能主治】大补元气，复脉固脱，补脾益肺，生津养血，安神益智。用于体虚欲脱，肢冷脉微，脾虚食少，肺虚喘咳，津伤口渴，内热消渴，气血亏虚，久病虚羸，惊悸失眠，阳痿宫冷。

【用法用量】3～9g，另煎兑服；也可研粉吞服，1次2g，1日2次。

【炮制】润透，切薄片，干燥，或用时粉碎、捣碎。

【注意】不宜与藜芦、五灵脂同用。

《本草经集注》：茯苓为使，恶溲疏，反藜芦。

《药对》：畏五灵脂，恶皂荚、黑豆。

《药性论》：马蔺为使，恶卤咸。

《医学入门》：阴虚火吐血者慎用。

【各家论述】

《神农本草经》：味甘微寒。主补五脏，安精神，定魂魄，止惊悸，除邪气，明目，开心益智。久服轻身延年。

《名医别录》：微温，无毒。主治肠胃中冷，心腹鼓痛，胸胁逆满，霍乱吐逆，调中，止消渴通血脉，破坚积，令人不忘。

《药品化义》:《雷公》又云：人参夏月少用，恐发心痃之患。盖谓火令炎蒸，流金烁石，参性大温，必伤心气，是知参兼麦冬、五味子则功多，独用则反增害也。凡脾胃实热，肺受火邪，喘嗽痰盛，阴虚劳怯，失血初起，胸膈痛闷，噎膈便结，有虫有积，皆不可用。

《本草求真》：人参专入肺，兼入脾。性禀中和，不寒不燥，形状似人，气冠群草，能回肺中元气于垂绝之乡，冯楚瞻曰：人参能回阳气于垂绝，却虚邪于俄顷。功与天地并行不悖。是犹圣帝御世，抚育万民，参赞化育，功与天地并立为参。此参之义所由起，而参之名所由立也。

《本草发挥》：人参甘温，能补肺中之气。肺气旺则四脏之气皆旺，肺主诸气故也。仲景以人参为补血者，盖血不自生，须得生阳气之药乃生，阳生则阴长，血乃旺矣。若阴虚单补血，血无由而生，无阳故也。又云：补气须用人参。又云：安胃和中。又云：人参补元气不足，而泻肺气。甘温补阳，利止而脉不足者，是亡血也，人参补之。益脾气，与干姜同用。补气，里虚则腹痛，此药补之，是补其不足也。又云：人参，补气之药，如气短、气不调及喘者加之。

《用药珍珠囊》：味甘而微苦，性微寒，气味俱轻，阳也。补元气不足，而泻肺气。甘温补阳。利止而脉不足者，是亡血也，人参补之。益脾气，与干姜同用。补气，里虚则腹痛，此药补之，是补其不足也。

《医学启源》：治脾肺阳气不足，及肺气喘促、少气，补中缓中，泻肺脾胃中火邪。

《本草蒙筌》：健脾理中，生津止渴。开心益志，明目轻身。却惊悸，除梦邪，消胸胁逆满。养精神，安魂魄，苏心腹鼓疼。肠胃积冷温平，霍乱吐泻止息。定喘嗽，通畅血脉，泻阴火，滋补元阳。

《本草纲目》：治男妇一切虚证，发热自汗，眩运头痛，反胃吐食，痎疟，滑泻久痢，小便频数淋沥，劳倦内伤，中风中暑，痿痹，吐血嗽血下血，血淋血崩，胎前产后诸病。

《本草通玄》：职专补气。而肺为主气之脏，故独入肺经也。肺家气旺，则心、脾、肝、肾四脏之气皆旺，故补益之功独魁群草。凡人元气虚衰，譬如令际严冬，黯然肃杀，必阳春布德，而后万物发生。人参气味温和，合天地春生之德，故能回元气于无何有之乡。

【复方】

治荣卫气虚，脏腑怯弱，心腹胀满，全不思食，肠鸣泄泻，呕哕吐逆，大宜服之。四君子汤：人参（去芦）、甘草（炙）、茯苓（去皮）、白术各等分。上为细末，每服二钱，水一盏，煎至七分，通口服，不拘时，入盐少许，白汤点亦得。常服温和脾胃，进益饮食，辟寒邪瘴雾气。（《太平惠民和剂局方》）

治丈夫、妇人风虚气弱，荣卫不和，肢节疼痛，身体沉重，头目旋晕，肩背拘急，手足冷麻，半身不遂，口眼㖞斜，痰涎不利，言语謇涩；或脾胃不和，心腹刺痛，胸膈痞满，倦怠少力，霍乱转筋，吐泻不止，胎前产后，并宜服之。人参顺气散：干姜、人参各一两，川芎、甘草（炙）、苦梗（去芦）、厚朴（去粗皮，姜汁制）、白术、陈皮（洗，去白）、白芷、麻黄（去节）各四两，干葛（去粗皮）三两半。上为细末，每服二钱，水一盏，姜三片，枣一枚，薄荷五七叶，同煎八分，不拘时。如伤风感冷，头疼腰重，咳嗽鼻塞，加葱白煎。（《太平惠民和剂局方》）

治伤寒时气，头痛项强，壮热恶寒，身体烦疼，及寒壅咳嗽，鼻塞声重，风痰头痛，呕哕寒热，并皆治之。人参败毒散：柴胡（去苗）、甘草（熮）、桔梗、人参（去芦）、芎劳、茯苓（去皮）、枳壳（去穣，麸炒）、前胡（去苗，洗）、羌活（去苗）、独活（去苗），上十味各三十两，为粗末，每服二钱，水一盏，入生姜、薄荷各少许，同煎七分，去滓，不拘时候，寒多则热服，热多则温服。（《太平惠民和剂局方》）

治胃虚冷，中脘气满，不能传化，善饥不能食。人参末二钱，生附子末半钱，生姜一分（切碎）。上三味和匀，用水七合，煎至二合，以鸡子一枚取清，打转，空心顿服。（《圣济总录》）

治血不止。人参、柳枝（寒食采者）等分，为末。每服一钱，东流水服，日三服。无柳枝，用莲子心。（《圣济总录》）

治肺虚久咳。人参末二两，鹿角胶（炙，研）一两。每服三钱，用薄荷、豉汤一盏，葱少许，入铫子煎一二沸，倾入盏内，遇咳时，温呷三五口。（《食疗本草》）

治三二年间肺气上喘咳嗽，咯唾脓血，满面生疮，遍身黄肿。人参蛤蚧散：蛤蚧（一对全者，河水浸五宿，逐日换水，洗去腥，酥炙黄色）、杏仁（去皮尖，炒）、甘草（炙）各五两，知母、桑白皮、人参、茯苓（去皮）、贝母各二两。上八味为末，净磁合子内盛，每日用如茶点服，永除，神效。（《卫生宝鉴》）

治阳虚气喘，自汗盗汗，气短头运。人参五钱，熟附子一两。分为四贴，每贴以生姜十片，流水二盏，煎一盏，食远温服。（《济生方》）

治心气怔忡而自汗者，不过一二服即愈。参归腰子：人参五钱，当归五钱，猪腰子一个。上先将以腰子用水二碗，煎至一碗半，将腰子细切，入二味药，同煎至八分。吃腰子，以药汁送下。有吃不尽腰子，同上二味药渣焙干，为细末，山药糊为丸，梧子大。每三五十丸，米汤下。(《古今医鉴》)

治心气不定，五脏不足，恍惚振悸，忧愁悲伤，差错谬忘，梦寐惊魇，恐怖不宁，喜怒无时，朝瘥暮剧，暮瘥朝剧，或发狂眩，并宜服之。定志圆：远志（去苗及心）、菖蒲各二两，人参、白茯苓（去皮）各三两。上为细末，炼蜜圆如梧桐子大，朱砂为衣。每服七圆，加至二十圆，温米饮下，食后、临卧，日三服。常服益心强志，令人不忘。(《太平惠民和剂局方》)

治疗消渴引饮无度。玉壶丸用人参、栝楼根等分，炼蜜丸桐子大，麦冬煎汤下，具有益气生津、清热润肺功效，人参、栝楼根各等分。生为末，炼蜜为丸，梧桐子大，每服三十丸，麦冬汤送下。(《仁斋直指方》)

治齿缝出血。人参、赤茯苓、麦门冬各二钱，水一钟，煎七分，食前温服，日再。苏东坡得此，自谓神奇。后生小子多患此病，予累试之，累如所言。(《谈野翁试验方》)

治喘急欲绝，上气鸣息者。人参末，汤服方寸匕，日五六服效。(《肘后备急方》)

治虚劳吐血甚者。先以十灰散止之，其人必困倦，法当补阳生阴，独参汤主之。好人参一两，肥枣五枚，水二钟，煎一钟服，熟睡一觉，即减五六，继服调理药。(《葛可久十药神书》)

治小儿惊后瞳仁不正者。人参、阿胶（糯米炒成珠）各一钱。水一盏，煎七分。温服，日再服，愈乃止。(《仁斋直指方》)

胸痹心中痞，留气结在胸，胸满，胁下逆抢心，枳实薤白汤主之，人参汤亦主之。人参汤方：人参、甘草、干姜、白术各三两。上四味，以水八升，煮取三升，温服一升，日三服。（《金匮要略》）

天真丸，补气血。喻嘉言曰：此方可谓长于用补矣。人参、羊肉同功。《十剂》曰：补可去弱，人参、羊肉之属是也。人参补气，羊肉补形。而苁蓉、山药为男子之佳珍，合之当归养荣。黄芪益卫，天冬保肺，白术健脾，而其制法尤精，允为补方之首。（《医方集解》）

小地黄圆，治妊娠酸心吐清水，腹痛不能饮食。人参（去芦）、干姜（炮）各等分。上为末，用生地黄汁圆如梧子大。每五十圆，米汤下，食前服。（《太平惠民和剂局方》）

四、黄芩

【性味】苦，寒。

【归经】归肺、胆、脾、大肠、小肠经。

【功能主治】清热燥湿，泻火解毒，止血，安胎。用于湿温、暑湿，胸闷呕恶，湿热痞满，泻痢，黄疸，肺热咳嗽，高热烦渴，血热吐衄，痈肿疮毒，胎动不安。

【用法用量】3～10g。

【炮制】黄芩片：除去杂质，置沸水中煮10分钟，取出，闷透，切薄片，干燥；或蒸半小时，取出，切薄片，干燥（注意避免暴晒）。

酒黄芩：取黄芩片，照酒炙法（通则0213）炒干。

【注意】

《药对》：山茱萸、龙骨为之使，恶葱实，畏丹砂、牡丹、藜芦。

《本草经疏》：脾肺虚热者忌之。凡中寒作泄，中寒腹痛，肝肾虚而少腹痛，血虚腹痛，脾虚泄泻，肾虚溏泻，脾虚水肿，血枯经闭，气虚小水不利，肺受寒邪喘咳，及血虚胎不安，阴虚淋露，法并禁用。

【各家论述】

《神农本草经》：味苦平。主诸热黄疸、肠澼泄利，逐水，下血闭、恶疮疽蚀火疡。

《名医别录》：大寒，无毒。主治痰热，胃中热，小腹绞痛，消谷，利小肠，女子血闭、淋露、下血，小儿腹痛。一名空肠，一名内虚，一名黄文，一名经芩，一名妬妇。其子，主肠澼脓血。生秭归及宛朐。三月三日采根，阴干。得厚朴、黄连止腹痛。得五味子、牡蒙、牡蛎令人有子。得黄芪、白蔹、赤小豆治鼠瘘。

《本草正义》：苦，寒。清上火，酒炒清下火，生用解伤寒瘟疫热邪，善退往来寒热，清肺消痰，治喉痹，疗肺痿肺痈。去肌表之热，除湿热之痢。

《本草图经》：张仲景治伤寒心下痞满，泻心汤四方皆用黄芩，以其主诸热，利小肠故也。又太阳病下之利不止，有葛根黄芩黄连汤，及主妊娠安胎散，亦多用黄芩。

《珍珠囊补遗》：黄芩，味苦平，性寒无毒。可升可降，阴也。其用有四：中枯而飘者，泻肺火，消痰利气；细实而坚者，泻大肠火，养阴退阳；中枯而飘者，除风湿留热于肌表；细实而坚者，滋化源退热于膀胱。

《滇南本草》：上行泻肺火，下行泻膀胱火。（治）男子五淋，女子暴崩，调经清热，胎有火热不安，清胎热，除六经实

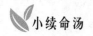

火实热。

《本草纲目》：时珍曰：洁古张氏言，黄芩泻肺火，治脾湿；东垣李氏言，片芩治肺火，条芩治大肠火；丹溪朱氏言，黄芩治上中二焦火；而张仲景治少阳证小柴胡汤，太阳少阳合病下利黄芩汤，少阳证下后心下满而不痛泻心汤，并用之；成无己言黄芩苦而入心，泄痞热。是黄芩能入手少阴阳明、手足太阴少阳六经矣。盖黄芩气寒味苦，色黄带绿，苦入心，寒胜热，泻心火，治脾之湿热，一则金不受刑，一则胃火不流入肺，即所以救肺也。肺虚不宜者，苦寒伤脾胃，损其母也。少阳之证，寒热胸胁痞满，默默不欲饮食，心烦呕，或渴或痞，或小便不利。虽曰病在半表半里，而胸胁痞满，实兼心肺上焦之邪。心烦喜呕，默默不欲饮食，又兼脾胃中焦之证。故用黄芩以治手足少阳相火，黄芩亦少阳本经药也。成无己《注伤寒论》，但云柴胡、黄芩之苦，以发传邪之热；芍药、黄芩之苦，以坚敛肠胃之气，殊昧其治火之妙。杨士瀛《直指方》云柴胡退热不及黄芩，盖亦不知柴胡之退热，乃苦以发之，散火之标也；黄芩之退热，乃寒能胜热，折火之本也。仲景又云：少阳证腹中痛者，去黄芩，加芍药。心下悸，小便不利者，去黄芩，加茯苓。似与《别录》治少腹绞痛、利小肠之文不合。成氏言黄芩寒中，苦能坚肾，故去之，盖亦不然。至此当以意逆之，辨以脉证可也。若因饮寒受寒，腹中痛，及饮水心下悸，小便不利，而脉不数者，是里无热证，则黄芩不可用也。若热厥腹痛，肺热而小便不利者，黄芩其可不用乎？故善观书者，先求之理，毋徒泥其文。昔有人素多酒欲，病少腹绞痛不可忍，小便如淋，诸药不效。偶用黄芩、木通、甘草三味煎服，遂止。王海藏言有人因虚服附子药多，病小便秘，服芩、连药而愈。此皆热厥之痛也，学人其可拘乎？予年二十时，因感冒咳嗽既久，且犯戒，遂病骨蒸发热，肤如火燎，每日吐痰碗许，暑月烦渴，寝食几废，六脉浮洪。遍服柴胡、麦门冬、荆沥诸药，月余益剧，皆以为必死矣。先君偶思李东垣治肺热如火燎，烦躁引饮而昼盛者，气分热也。宜一味黄芩汤，以泻肺经气分之火。遂按方用片芩一两，水二钟，煎一钟，顿服。次日身热尽退，而痰嗽皆愈。药中肯綮，如鼓应桴，医中之妙，有如此哉。

《本草蒙筌》：枯飘者名宿芩，入手太阴，上膈酒炒为宜；坚实者名子芩，入手阳明，下焦生用最妙。宿芩泻肺火，消痰利气，更除湿热，不留积于肌表间；子芩泻大肠火，养阴退阳，又滋化源，常充溢于膀胱内。赤痢频并可止，赤眼胀痛能消。得五味蒙蛎（五味子、牡蒙、牡蛎）育妊娠，得白术砂仁安胎孕。疗鼠瘘同芪蔹赤豆（黄芪、白蔹、赤小豆），治腹疼同厚朴黄连。

《本草汇言》：清肌退热，柴胡最佳，然无黄芩不能凉肌达表。上焦之火，山栀可降，然舍黄芩不能上清头目。《本草》云：气清而亲上，味重而降下。此剂味虽苦寒，而有泄下之理；体质枯飘，而有升上之情，故善能治三焦之火者也。所以方脉科以之清肌退热，疮疡科以之解毒生肌，光明科以之散热明目，妇女科以之安胎理经。此盖诸科半表半里之首剂也。

《本草经疏》：黄芩禀天地清寒之气，而兼金之性，故味苦平，无毒。《别录》益之以大寒。味厚气薄，阴中微阳，可升可降，阴也。入手太阴、少阴、太阳、阳明，亦入足少阳。其性清肃所以除邪，味苦所以燥湿，阴寒所以胜热，故主诸热。诸热者，邪热与湿热也。黄疸、肠澼、泄痢，皆湿热胜之病也，折其本，则诸病自瘳矣。苦寒能除湿热，所以小肠利而水自逐，源清则流洁也。血闭者，实热在血分，即热入血室，令人经闭不通；湿热解，则荣气清而自行也。恶疮疽蚀者，血热则留结而为痈肿溃烂也。火痛者，火气伤血也，凉血除热则自愈也。

《本草征要》：杨仁斋谓柴胡退热不及黄芩，不知柴胡苦以发之，出火之标，黄芩寒以胜热，折火之本。又黄芩所清为腑热，柴胡所解为经热。

《药品化义》：黄芩中枯者名枯芩，条细者名条芩，一品宜分两用。盖枯芩体轻主浮，专泻肺胃上焦之火，主治胸中逆气，膈上热痰，咳嗽喘急，目赤齿痛，吐衄失血，发斑发黄，痘疹疮毒，以其大能凉膈也。其条芩主降体重，专泻大肠下焦之火，主治大便闭结，小便淋浊，小腹急胀，肠红痢疾，血热崩中，胎漏下血，夹热腹痛，谵语狂言，以其能清大肠也。

《本草新编》："古人云黄芩乃安胎之圣药，亦因胎中有火，故用之于白术、归身、人参、熟地、杜仲之中，自然胎安。倘无火而虚寒胎动，正恐得黄芩而反助其寒，虽有参、归等药，补气、补血、补阴，未必胎气之能固也，况不用参、归等药，欲望其安胎，万无是理矣。""黄芩亦非可久用之药，然其性寒而不大甚，但入于肺，而不入于肾。世人上热多，而下热者实少，清上热，正所以救下寒也。虽多用久用，亦有损于胃，然肾经未伤，本实不拨，一用温补，便易还原，其弊尚不至于杀人。若知母、黄柏泻肾中之火矣，肾火消亡，脾胃必无生气，下愈寒而上愈热，本欲救阴虚火动，谁知反愈增其火哉。下火无根，上火必灭，欲不成阴寒世界得乎。此用黄柏、知母之必宜辟也。"

《本草经读》：黄芩与黄连、黄柏皆气寒味苦而色黄，主治大略相似。大抵气寒皆能除热，味苦皆能燥湿，色黄者皆属于土，黄而明亮者则属于金，金借土之色以为色，故五金以黄金为贵也。但黄芩中空似肠胃，肠为手阳明，胃为足阳明。其主诸热者，指肠胃诸热病而言也。黄疸为大肠经中之郁热；肠澼泄痢者，为大肠腑中之郁热；逐水者，逐肠中之水；下血闭者，攻肠中之蓄血；恶疮疽蚀火疡者，为肌肉之热毒，阳明主肌肉，泻阳明之火即所以解毒也。《本经》之言主治如此。

《本经疏证》：黄芩专主上焦阳中之阴者也。盖惟下焦阴中有阳而气生，故阴恒由命门以升；上焦阳中有阴而气化，故阳恒由膻中以降。今者上焦阳实阴虚，则气无由化，气不化则热阻生湿，故《本经》所谓指阳实言也，洁古所谓指阴虚气不化言也。齐其本末，约其初终，皆为热搏于气，与罗氏所谓泻火利肺者，岂有异耶？肺之热除，则阴下降入心，心气既和，斯恶疮疽蚀火疡悉消。于是膻中之阴，自和胃以浃于脾，脾得阴济，遂能复其健运，而黄疸泄利能已；胃得阴和遂复其通降，而痰热胃热自除，且能消谷。大肠者肺之合，小肠者心之合，上窍通则下窍悉通，肠澼水气能不解耶？如此则黄芩能清气分之热是已，乃亦能治血分病，何欤？盖黄芩所主血分诸病，本由乎气，上焦阳中之阴治，肺得降阴于心，血分之源浚矣。源既浚则流自清，又何患血闭及淋露下血耶？

《本草分经》：苦寒入心，胜热折火之本，泻中焦实火，除脾家湿热，为中上二焦之药，亦治邪在少阳往来寒热。中空者名枯芩，佐栀子泻肺火；中实者名条芩，泻大肠火。

【复方】

清金丸，治食积，火郁嗽劫药。贝母、知母各半两，为末，巴豆（去油膜）半钱。上为末，姜泥丸，辰砂为衣。食后服，每五丸，白汤下。（《丹溪心法》）

治疫疠时毒。消毒饮：黄芩、黄连各半两，连翘一钱，陈皮、玄参各三钱，甘草、黍黏子、板蓝根、马勃各一钱，人参、僵蚕各一钱，桔梗三钱，升麻七钱，柴胡五钱，薄荷、川芎各五钱，大黄便硬加之。以水煎服。（《脉因证治》）

天暑地热，经水沸溢。盖血妄行，阳胜阴也。鞫运若茂之尝苦此疾，予授此方，令服后愈。三黄散亦得。三黄散：大黄（湿纸裹，甑上蒸）一两，黄连（去须）半两，黄芩（去皮）半两。上细末，每服二钱，新水调下。蜜水亦得。（《普济本事方》）

除胸中热，利膈上痰。黄芩利膈丸：生黄芩、炒黄芩以上各一两，半夏、黄连、泽泻以上各五钱，南星、枳壳、陈皮以上各三钱，白术二钱，白矾五分。上为末，汤浸蒸饼为丸，如梧桐子大，每服三五十丸，食远，温水下，忌酒湿面。（《兰室秘藏》）

治慢性气管炎。黄芩、葶苈子各等分，共为细末，糖衣为片，每片含生药 0.3g，每日 3 次，每次 5 片。（内蒙古《中草药新医疗法资料选编》）

治上呼吸道感染，肠炎。黄芩切碎，加四倍量水浸泡 4 小时，过滤残渣，再加二倍水浸泡两次，合并滤液，用 20% 明矾液倒入浸液中，调节 pH 为 3.5（每 100kg 黄芩，需明矾 6～8kg），产生黄色沉淀，静置 4 小时，弃去上层清液，将沉淀物装入布袋中加水过滤，烘干，粉碎，造粒打片。每次服二至三片。（辽宁《中草药新医疗法资料选编》）

少阳头痛亦治太阳头痛，不拘偏正。小清空膏：用片黄芩酒浸透，晒干为末。每服一钱，茶酒任下。（《兰室秘藏》）

太阳与少阳合病，自下利者，与黄芩汤。黄芩汤方：黄芩三两，芍药二两，甘草二两（炙），大枣十二枚（擘）。上四味，

以水一斗，煮取三升，去滓，温服一升，日再，夜一服。(《伤寒论》)

治淋证，亦主下血。黄芩四两，细切，以水五升，煮取二升，分三服。(《千金翼方》)

治崩中下血方。黄芩为细末，每服一钱，烧秤锤淬酒调下。崩中多是用止血药、补血药，此治阳气乘阴，前所谓天暑地热，经水沸溢者。(《普济本事方》)

安胎。白术、黄芩、炒曲，上为末，粥丸服。一本云：用条芩一二两，为末，每一钱或半钱，浓煎白术汤调下。每次用白术五七钱煎汤(《丹溪心法》)

产后补虚。人参、白术一钱，茯苓、归身尾、陈皮、川芎各半钱，甘草(炙)三分。有热加黄芩一钱，姜三片。上以水煎服。(《丹溪心法》)

治眉眶痛，属风热与痰。作风痰治，类痛风。黄芩(酒浸，炒)，白芷(一本作白术)。上为末，茶清调二钱。(《丹溪心法》)

治灸疮血出。一人灸火至五壮，血出不止如尿，手冷欲绝。以酒炒黄芩二钱为末，酒服即止。(《李楼怪证奇方》)

治经水不断。芩心丸：治妇人四十九岁已后，天癸当住，每月却行，或过多不止。用条芩心二两，米醋浸七日，炙干又浸，如此七次，为末，醋糊丸梧子大。每服七十丸，空心温酒下，日二次。(《瑞竹堂方》)

五、桂心

【性味】辛、甘，大热。

【归经】归肾、脾、心、肝经。

【功能主治】补火助阳，引火归元，散寒止痛，温通经脉。用于阳痿宫冷，腰膝冷痛，肾虚作喘，虚阳上浮，眩晕目赤，心腹冷痛，虚寒吐泻，寒疝腹痛，痛经经闭。

【用法用量】1～5g。

【炮制】除去杂质及粗皮。用时捣碎。

【注意】有出血倾向者及孕妇慎用；不宜与赤石脂同用。

【各家论述】

《本草纲目》：别录〔时珍曰〕此即肉桂也。厚而辛烈，去粗皮用。其去内外皮者，即为桂心。〔气味〕甘、辛，大热，有小毒。〔权曰〕桂心：苦、辛，无毒。〔元素曰〕肉桂：气热，味大辛，纯阳也。〔杲曰〕桂：辛，热，有毒。阳中之阳，浮也。气之薄者，桂枝也；气之厚者，桂肉也。气薄则发泄，桂枝上行而发表；气厚则发热，桂肉下行而补肾。此天地亲上亲下之道也。〔好古曰〕桂枝入足太阳经，桂心入手少阴经血分，桂肉入足少阴、太阴经血分。细薄者为枝为嫩，厚脂者为肉为老。去其皮与里，当其中者为桂心。别录言有小毒，又云久服神仙不老。虽有小毒，亦从类化。与黄芩、黄连为使，小毒何施？与乌头、附子为使，全取其热性而已。与巴豆、硇砂、干漆、穿山甲、水蛭等同用，则小毒化为大毒。与人参、麦门冬、甘草同用，则调中益气，便可久服也。〔之才曰〕桂得人参、甘草、麦门冬、大黄、黄芩，调中益气。得柴胡、紫石英、干地黄，疗吐逆。忌生葱、石脂。

《本草分经》：辛、甘，大热，大燥。补阳入心脾血分，活血能引血化汗化脓，为内托疮疽之用。

《本草求真》：桂心专入心。本于肉桂，去外粗皮，取当中心者，为桂心。味甘辛热，专温营分之里药。凡九种心痛，九种：一虫，二疰，三风，四悸，五食，六饮，七冷，八热，九去来痛。后人又祖其义而亦别之有九：曰饮，曰食，曰气，曰血，曰冷，曰热，曰悸，曰蛊，曰疰，皆明邪乘手少阴之络而成。腹内冷痛痃癖等症，皆能奏效，以其所治在心，故治亦在于里而不在于躯壳之外耳。非若肉桂，未去外层皮肉，其治在于通经达络，以除风寒湿痹，而不专入心腹之内也。（温血分寒，除冷止痛）

《汤液本草》：桂，气温，味甘、辛。有小毒。入手少阴经……本草云：主温中，利肝肺气，心腹寒热冷疾，霍乱转筋，头痛腰痛，出汗，止烦，止唾，咳嗽鼻齆，能堕胎，坚骨节，通血脉，理疏不足，宣导百药，无所畏。久服，神仙不老。生桂阳，二月、八月、十月采皮，阴干。有菌桂、牡桂、木桂、筒桂、肉桂、板桂、桂心、官桂之类，用者罕有分别。《衍义》所言，不知何缘而得官之名，予考本草有出观、宾、宜、韶、钦诸州者，佳。世人以笔书多而懒书之，故只作官也。如写黄檗作黄柏，薑作姜，同意。菌桂生交趾山谷，牡桂生南海山谷，木桂生桂阳。从岭至海尽有桂树，惟柳州、象州最多。本草所说菌桂、牡桂、板桂，厚薄不同。大抵细薄者为枝为嫩，厚脂者为肉为老，处其身者为中也。不必黄色为桂心，但不用皮与里，止用其身中者为桂心。不经水而味薄者，亦名柳桂。易老用此以治虚人，使不生热也。《衍义》谓桂大热。《素问》谓辛甘发散为阳，故张仲景桂枝汤治伤寒表虚，皆须此药，是专用辛甘之意也。

《本草备要》：燥。补阳，活血。苦入心，辛走血。能引血化汗化脓，内托痈疽痘疮。益精明目，消瘀生肌，补劳伤，暖腰膝，续筋骨。治风痹癥瘕，噎膈腹满，腹内冷痛，九种心痛。

《本草从新》：（眉批：大燥，补阳，活血）入心脾血分。能引血化汗化脓，内托痈疽痘疮（眉批：同丁香治痘疮灰塌），消瘀生肌，补虚寒，宣气血，利关节。治风痹癥瘕，噎膈腹满，心腹诸痛。

痛风有风痰、风湿、湿痰、瘀血、气虚、血虚之异，桂枝用作引经。胁风属肝，桂枝能平肝。东垣曰：桂枝横行手臂，以其为枝也。又曰：气薄则发泄，桂枝上行而解表；气厚则发热，肉桂下行而补肾。李士材曰：肉桂乃近根之最厚者，桂心即在中之次厚者，桂枝即顶上细枝。肉桂在下，主治下焦；桂心在中，主治中焦；桂枝在上，主治上焦；此本乎天者亲上，本乎地者亲下之道也。

《本草发挥》：桂有菌桂、牡桂、筒桂、肉桂、板桂、桂心、官桂之类，用者罕有分别。大抵细薄者为枝为嫩，厚脂者为肉为老，但不用粗皮，只用其心中者为桂心也。《衍义》云：桂大热。《素问》云：辛甘发散为阳。故汉张仲景桂枝汤治伤寒表虚，皆须用此药，是专用辛甘之意也。《本草》云：疗寒以热。故知独有一字"桂"者，《本草》言甘辛大热，正合《素问》"辛甘发散为阳"之说也……故《本经》以菌桂养精神，牡桂利关节。仲景伤寒发汗用桂枝。桂枝者桂条也，非身干也，取其轻薄而能发散。一种柳桂，乃小嫩枝条也，尤宜入上焦药。仲景汤液用桂枝发表，用肉桂补肾，本乎天者亲上，本乎地者亲下，理之自然。然此药能护荣气而实卫气，桂枝发表则在足太阳经，桂心入心则在手少阴经。

《本草纲目易知录》：苦、辛，入手少阴经血分。暖腰膝，续筋骨，通九窍，利关节，止下痢，杀三虫，益精明目，消瘀生肌。治风痹骨节挛缩，破疬癖癥瘕，通利月闭，胞衣不下。

疗一切风气，补五劳七伤，治九种心痛，腹内冷气，痛不可忍，咳逆结气，脚痹不仁，鼻中息肉，失音喉痹，阳虚失血，内托痈疽、痘疮，能引血化汗化脓，杀草木毒，解蛇蝮毒。

敩曰：用肉桂紫色厚者，去外粗皮并内薄皮，取中心味辛者，谓之桂心。

《本经逢原》：桂心，辛、甘，大温，无毒。即肉桂之去外色淡，但存中心深紫，切之油润者是。（发明）桂心既去外层苦燥之性，独取中心甘润之味，专温营分之里药。故治九种心痛，腹内冷痛，破痃癖等病，与经络躯壳之病无预，非若肉桂之兼通经脉，和营卫，坚筋骨，有寒湿风痹等治也。

桂心专温脏腑营血，不行经络气分。牡桂性兼上行，统治表里虚寒。薄桂善走胸胁，不能直达下焦。桂枝调和营卫，解散风邪而无过汗伤表之厄，真药中之良品，允为汤液之祖也。《本经》之言牡桂兼肉桂、桂心而言，言筒桂兼桂枝而言也。其他板桂、木桂仅供香料、食料，不入汤药。

《神农本草经精注易读本》：条下记载："郭璞云：今人呼桂皮厚者，为木桂及单名桂者，是也。一名肉桂，一名桂枝，一名桂心。"

《雷公炮炙论》：其州土只有桂草，原无桂心。用桂草煮丹阳木皮，遂成桂心。

《本草纲目》：桂此即肉桂也。厚而辛热，去粗皮用。其去内外皮者，即为桂心。

【复方】

睡中遗尿。雄鸡肝、桂心等分，捣丸，小豆大，每米饮下五丸，日三服。遗精，加龙骨。（《本草纲目易知录》）

治足躄筋急。桂（心）末，白酒和涂之，一日一上。（皇甫

谧《甲乙经》)

治中风口㖞面目相引，偏僻颊急，舌不可转。桂心酒煮取汁，故布蘸搨病上，正即止。左㖞搨右，右㖞搨左。常用大效。(《备急千金要方》)

治血崩不止。桂心不拘多少，砂锅内煅存性，为末。每米饮空腹服一二钱。名神应散。(《妇人大全良方》)

治吐血下血。肘后用桂心为末，以水调匀，取方寸匕涂于患处。王璆曰：此阴乘阳之症也，不可服凉药。南阳赵宣德暴吐血，服二次而止。其甥亦以二服而安。(《李时珍医学全书》)

治婴儿脐肿，多因伤湿。桂心炙热熨之，日四五次。(《姚和众方》)

治乳肿。桂心、甘草各二分，乌头一分（炮），捣为末，和苦酒，涂纸覆住，脓化为水，则神效。(《肘后备急方》)

治诸蛇伤毒。桂心、栝楼等分，为末，竹筒密塞。遇毒蛇伤，即傅之。塞不密，即不中用也。

治偏正头风，天阴风雨即发。桂心末一两，酒调如膏，涂敷额角及顶上。(《太平圣惠方》)

治九种心痛。圣惠方：用桂心二钱半，为末。酒一盏半，煎半盏饮，立效。外台秘要桂末，酒服方寸匕，须臾六七次。(《李时珍医学全书》)

治产后心痛恶血冲心，气闷欲绝。桂心为末，狗胆汁丸芡子大。每热酒服一丸。(《太平圣惠方》)

治寒疝心痛，四肢逆冷，全不饮食。用桂心二两为散。不计时候，热酒调下一钱匕。(《肘后备急方》)

《圣惠方》治风头痛，每阴雨必作。用桂心末酒调，涂顶心并额角。又方，治九种心痛妨闷，用桂心一分为末，以酒一

大盏，煎半盏去渣，稍热服，立效……《千金方》治失音，用桂末着舌下，渐咽咽汁。（《类经证治本草》）

谷食不消，则必用以曲蘖；鱼鳖不消，则必用以橘叶、紫苏、生姜；菜果不消，则必用以丁香、桂心；水饮不消，则必用以牵牛、芫花。至于肉食不消，又安能舍此阿魏、硇砂而不用乎？（《本草求真》）

治心痛。姜黄一两，桂心三两，为末，醋汤服下一钱匕。（《肘后备急方》）

治心肺伤动冷痛方。桂心二两，猪肾二枚，水八升，煮取三升，分三次服。（《肘后备急方》）

治四肢逆冷，吐清汗宛转啼呼者。取桂一两，㕮咀，以水三升，煮取二升，去滓，适寒温，尽服。（《肘后备急方》）

桂苓圆，大解暑毒。肉桂（去粗皮，不见火）、茯苓（去皮）各等分。上为细末，炼蜜为圆，每两作八圆。每服一圆，用新汲水或熟水嚼下，化下亦得。（《太平惠民和剂局方》）

桂浆渴水夏月饮之，解烦渴，益气消痰。桂末一大两，白蜜一升，以水二斗，先煎取一斗，入新瓷瓶中，乃下二物，搅二三百转。先以油纸一重覆上，加二重封之。每日去纸一重，七日开之，气香味美，格韵绝高，今人多作之。（《图经本草》）

治诸腰痛，或肾虚冷，腰疼痛阴萎方。干漆（熬烟绝）、巴戟天（去心），杜仲、牛膝各十二分，桂心、狗脊、独活各八分，五加皮、山茱萸、干薯蓣各十分，防风六分，附子四分，炼蜜丸如梧子大，空腹酒下二十丸。日再加减，以知为度也，大效。（《肘后备急方》）

气嗽不问多少时者，服之便瘥方。陈橘皮、桂心、杏仁（去尖皮，熬）三物等分。捣，蜜丸。每服饭后须茶汤下二十

丸。忌生葱。(《肘后备急方》)

六、甘草

【性味】甘，平。

【归经】归心、肺、脾、胃经。

【功能主治】补脾益气，清热解毒，祛痰止咳，缓急止痛，调和诸药。用于脾胃虚弱，倦怠乏力，心悸气短，咳嗽痰多，脘腹、四肢挛急疼痛，痈肿疮毒，缓解药物毒性、烈性。

【用法用量】2 ~ 10g。

【炮制】除去杂质，洗净，润透，切厚片，干燥。

【注意】不宜与海藻、京大戟、红大戟、甘遂、芫花同用。

《医学入门》：痢疾初作，不可用。

《药品化义》：味厚而太甜，补药中不宜多用，恐恋膈不思食也。

《本草正》：中满者勿加，恐其作胀，速下者勿入，恐其缓功。

【各家论述】

《神农本草经》：味甘平。主五脏六腑寒热邪气，坚筋骨，长肌肉，倍力，金创，解毒。久服轻身延年。

《名医别录》：无毒。主温中，下气，烦满，短气，伤脏，咳嗽，止渴，通经脉，利血气，解百药毒，为九土之精，安和七十二种石，一千二百种草。

《本草纲目》：阳不足者，补之以甘。甘温能除大热，故生用则气平，补脾胃不足而大泻心火；炙之则气温，补三焦元气而散表寒，除邪热，去咽痛，缓正气，养阴血。凡心火乘脾，腹中急痛，腹皮急缩者，宜倍用之。其性能缓急，而又协和诸药，使之不争。故热药得之缓其热，寒药得之缓其寒，寒热相杂者用之得其平。

《汤液本草》：附子理中用甘草，恐其僭上也；调胃承气用甘草，恐其速下也，二药用之非和也，皆缓也。小柴胡有柴胡、黄芩之寒，人参、半夏之温，其中用甘草者，则有调和之意。中不满而用甘为之补，中满者用甘为之泄，此升降浮沉也。凤髓丹之甘，缓肾湿而生元气，亦甘补之意也。经云：以甘补之，以甘泻之，以甘缓之。本草谓安和七十二种石、一千二百种草，名为国老，虽非君而为君所宗，所以能安和草石而解诸毒也，于此可见调和之意。夫五味之用，苦直行而泄，辛横行而散，酸束而收敛，咸止而软坚，甘上行而发。如何本草言下气？盖甘之味有升降浮沉，可上可下，可内可外，有和有缓，有补有泄，居中之道尽矣。

《本草通玄》：甘平之品，合土之德，故独入脾胃。盖土位居中，而能兼乎五行，是以可上可下，可内可外，有和有缓，有补有泄，而李时珍以为通入十二经者，非也。稼穑作甘，土之正味，故甘草为中宫补剂。《别录》云：下气治满。甄权云：除腹胀满。盖脾得补，则善于健运也。若脾土太过者，误服即转加胀满，故曰脾病。人毋多食甘，甘能满中，此为土实者言也。世俗不辨虚实，每见胀满，便禁甘草，何不思之甚耶！

《本草求真》：甘草专入脾。味甘性平，质中，外赤肉黄。生寒熟热。昔人言其有火能泻，是因火性急迫，用此甘味以缓火势，且取生用性寒，以泻焚烁害耳。至书有云，炙用补脾，是能缓其中气不足，调和诸药不争。（缓中气不足。）王好古曰：五味之用，苦泄，辛散，酸收，咸敛，甘上行而发，而《本草》言甘草下气，何也？盖味甘主中，有升降浮沉，可上可下，可外可内，有和有缓，有补有泄，居中之道尽矣。张仲景附子理中汤用甘草，恐其僭上也；调胃承气汤用甘草，恐其速下也，皆缓之之意。小柴胡汤有柴胡、黄芩之寒，人参、半夏之温，而用甘草者，则有调和之意。建中汤用甘草，以补中而缓脾急。凤髓丹用甘草，以缓肾急而生元气也。乃甘补之意也。故入和剂则补益，入凉剂则泻热，入汗剂则解肌，入峻剂则缓正气，入润剂则养血，并能解诸药毒。

《本草发挥》：甘草性平，味甘。生用之，则大凉泻热。火炙之则能补三焦元气，调和诸药，相协力共，为而不争。性缓，善解诸急，故有国老之称。《主治秘诀》云：性寒，味甘，气薄味厚。可升可降，阴中阳也。其用有五：和中，补阳气，调和诸药，能解其太过，去寒邪，此为五也。腹胀则忌之。又能养血补肾。生甘草梢子去肾茎之痛，胸中积热非梢子不能除。又云补血不足，用甘草。凡用纯寒纯热之药，必用甘草，以缓其力也。寒热相杂药，亦用甘草，调和其性也。中满者禁用。经云中满者，勿食甘。

《本草备要》：有补有泻，能表能里，可升可降。味甘。生用气平，补脾胃不足而泻心火；炙用气温，补三焦元气而散表寒。入和剂则补益，入汗剂则解肌，凉剂则泻邪热，入峻剂则缓正气，入润剂则养阴。能协和诸药，使之不争。生肌止痛，通行十二经，解百药毒，故有国老之称。

《药品化义》：生用凉而泻火，主散表邪，消痈肿，利咽痛，解百药毒，除胃积热，去尿管痛，此甘凉除热之力也；炙用温而补中，主脾虚滑泻，胃虚口渴，寒热咳嗽，气短困倦，劳役虚损，此甘温助脾之功也。但味厚而太甜，补药中不宜多用，恐恋膈不思食也。

《本经疏证》:《伤寒论》《金匮要略》两书中，凡为方二百五十，用甘草者，至百二十方。非甘草之主病多，乃诸方必合甘草，始能曲当病情也。凡药之散者，外而不内（如麻黄、桂枝、青龙、柴胡、葛根等汤）；攻者，下而不上（如调胃承气、桃仁承气、大黄甘草等汤）；温者，燥而不濡（四逆、吴茱萸等汤）；清者，冽而不和（白虎、竹叶石膏等汤）；杂者，众而不群（诸泻心汤、乌梅丸等）；毒者，暴而无制（乌梅汤、大黄䗪虫丸等），若无甘草调剂其间，遂其往而不返。以为行险侥幸之计，不异于破釜沉舟，可胜而不可不胜，讵诚决胜之道耶……甘草之用生用炙，确有不同。乃两书百二十方，《伤寒论》用生甘草者，不及十之一。《金匮要略》用炙甘草者，亦不及十之一。甚有同一方，在《伤寒论》则炙用，在《金匮要略》则生用者，是知古书传讹者多矣。如《本经》《别录》主治，大率除邪气，治金创，解毒，皆宜生用。缓中，补虚，止渴，宜炙用，消息意会之可矣。炙甘草之任，莫重于复脉汤，其用在通经脉，利血气，可无论矣。而《金匮要略》附《千金翼方》，治虚劳不足，汗出则闷，脉结悸，行动如常，非所谓烦满短气乎。又附《外台方》治肺痿涎唾多，心中温温液液者，非所谓伤脏咳嗽乎。特脉之动而中止，不能自还，因而复动者，有三：曰代，曰结，曰促。解之者曰，脉数而止，谓之促；缓而止，谓之结；止有定时，谓之代。乃炙甘草汤，但治结，而不治代促。其义何居？曰此非甘草不治代促，乃非治代促之汤也。观论中桂枝去芍药汤证（脉促胸满），葛根黄连黄芩汤证（脉促下痢），下后欲解证（脉促不结胸），皆不忌甘草，即可知其旨不在甘草矣。

《本草正义》：味甘，得土之正，生凉炙温，善解毒，有调补之功。助参、芪以益气，助杞、地以补精，随药佐使，无乎不可，故有"国老"之称。用降用消，中满气滞酌之。

《冉雪峰本草讲义》：甘草大甘，功在补土，《本经》所载皆是也。又甘能缓急，故麻黄之开泄，必得甘草以监之。附子之燥烈，必得甘草以制之。走窜者得之稍敛其锋，攻下者得之而不伤于峻，皆缓之作用也，然若病势已亟，利在猛进真追，如承气急下之剂，则又不可加入甘草，以缚孟贲之手足，庶所向克捷。而无投不利也。

【复方】

伤寒，脉结代，心动悸，炙甘草汤主之。甘草四两（炙），生姜三两（切），人参二两，生地黄一斤，桂枝三两（去皮），阿胶二两，麦门冬半升（去心），麻仁半升，大枣三十枚（擘）。上九味，以清酒七升，水八升，先煮八味，取三升，去滓，内胶烊消尽，温服一升，日三服。一名复脉汤。本方适用于心阴阳两虚证，有通阳复脉、滋阴养血之功效。(《伤寒论选读》)

伤寒中风，医反下之，其人下利日数十行，谷不化，腹中雷鸣，心下痞鞭而满，干呕，心烦不得安。医见心下痞，谓病不尽，复下之，其痞益甚。此非结热，但以胃中虚，客气上逆，故使鞭也，属甘草泻心汤。甘草四两（炙），黄芩三两，干姜三两，半夏半升（洗），大枣十二枚（擘），黄连一两。上六味，以水一斗，煮取六升，去滓，再煎取三升，温服一升，日三服。本方适用于寒热错杂，中焦痞塞，脾胃虚甚。(《伤寒论选读》)

风湿相搏，骨节疼烦，掣痛不得屈伸，近之则痛剧，汗出短气，小便不利，恶风不欲去衣，或身微肿者，甘草附子汤主之。甘草二两（炙），附子二枚（炮，去皮，破），白术二两，桂枝四两（去皮）。上四味，以水六升，煮取三升，去滓，温服一升，日三服。初服得微汗则解，能食。汗止复烦者，将服五合。恐一升多者，宜服六七合为始。本方适用于营血受伤证。（《伤寒论选读》）

伤寒脉浮，自汗出，小便数，心烦，微恶寒，脚挛急，反与桂枝，欲攻其表，此误也。得之便厥，咽中干，烦躁，吐逆者，作甘草干姜汤与之，以复其阳；若厥愈足温者，更作芍药甘草汤与之，其脚即伸。芍药甘草汤方：白芍药、甘草（炙）各四两。上二味，以水三升，煮取一升五合，去滓，分温再服。本方适用于四肢拘挛疼痛。（《伤寒论选读》）

伤寒，汗出而渴者，五苓散主之；不渴者，茯苓甘草汤主之。茯苓二两，桂枝二两（去皮），甘草一两（炙），生姜三两（切）。上四味，以水四升，煮取二升，去滓，分温三服。本方适用于胃阳不足，水停中焦证。（《伤寒论选读》）

枇杷叶散，治冒暑伏热，引饮过多，脾胃伤冷，饮食不化，胸膈痞闷，呕哕恶心，头目昏眩，口干烦渴，肢体困倦，全不思食；或阴阳不和，致成霍乱，吐利转筋，烦躁引饮。枇杷叶（去毛，炙）、陈皮（去穣，焙）、丁香各半两，厚朴（去皮，涂姜汁炙）四两，白茅根、麦门冬（去心，焙）、干木瓜、甘草（炙）各一两，香薷三分。上件药捣罗为末。每服二钱，水一盏，入生姜二片，煎至七分，去滓温服，温水调下亦得。如烦躁，用新汲水调下，不计时候。小儿三岁以下，可服半钱，更量大小加减。（《太平惠民和剂局方》）

治骨节疼烦，不得屈伸，近之则痛，短气得汗出，或欲肿者。附子二两，桂四两，术三两，甘草二两。水六升，煮取三升，分三服，汗出愈也。（《肘后备急方》）

七、芍药

【性味】白芍：苦、酸，微寒。赤芍：苦，微寒。

【归经】白芍：归肝、脾经。赤芍：归肝经。

【功能主治】白芍：养血调经，敛阴止汗，柔肝止痛，平抑肝阳。用于血虚萎黄，月经不调，自汗，盗汗，胁痛，腹痛，四肢挛痛，头痛眩晕。赤芍：清热凉血，散瘀止痛。用于热入营血，温毒发斑，吐血衄血，目赤肿痛，肝郁胁痛，经闭痛经，癥瘕腹痛，跌扑损伤，痈肿疮疡。

【用法用量】6 ~ 15g。

【炮制】洗净，润透，切薄片，干燥。

【注意】不宜与藜芦同用。

《本草经集注》：恶石斛、芒硝。畏消石、鳖甲、小蓟。反藜芦。

《本草衍义》：血虚寒人，禁此一物。古人有言曰，减芍药以避中寒，诚不可忽。

《本草经疏》：白芍药酸寒，凡中寒腹痛，中寒作泄，腹中冷痛，肠胃中觉冷等证忌之。

《本草正》：若脾气寒而痞满难化者忌用。

《药品化义》：疹子忌之。凡诸失血后及初产二十日内，肝脏空虚，不可以酸寒泻肝，伐新生之气，亦禁用。

《得配本草》：脾气虚寒、下痢纯血、产后，三者禁用。

【各家论述】

《神农本草经》：味苦平。主邪气腹痛，除血痹，破坚积寒热、疝瘕，止痛，利小便，益气。

《名医别录》：味酸，微寒，有小毒。主通顺血脉，缓中，散恶血，逐贼血，去水气，利膀胱、大小肠，消痈肿，时行寒热，中恶，腹痛，腰痛。

《本草正义》：苦，微甘而略酸，味重气薄。白补赤泻，生凉熟平，入血分，补血热之虚，泻肝火之实，止血虚腹痛，退血虚发热，安胎热不宁。赤惟破血通经，脾寒少施。

《本草图经》：芍药二种者，一者金芍药，二者木芍药。救病用金芍药，色白，多脂肉；木芍药，色紫，瘦，多脉。

《本草经解》：肺主气，壮火食气，芍药气平益肺，肺清，故益气也。

《本草经疏辑要》：芍药禀天地之阴，兼甲木之气，气薄味厚，升而微降，阳中阴也。又可升可降，阴也，降也。为手太阴肺、足太阴脾引经药。甄权主妇人血闭不通。日华主女人一切病，胎前产后诸疾。元素主泻肝，安脾肺，收胃气，止泻利，固腠理，和血脉，收阴敛逆。好古主理中气，脾虚中满，心下痞，胁下痛。时珍止下利腹痛后重，入肝脾血分。

《本草崇原》：芍药疏通经脉，则邪气在腹而痛者，可治也。心主血，肝藏血，芍药禀木气而治肝，禀火气而治心，故除血痹。除血痹，则坚积亦破矣。血痹为病，则身发寒热。坚积为病，则或疝或瘕。芍药能调血中之气，故皆治之。止痛者，止疝瘕之痛也。肝主疏泄，故利小便。益气者，益血中之气也。益气则血亦行矣。芍药气味苦平，后人妄改圣经，而曰微酸。元明诸家相沿为酸寒收敛之品，凡里虚下利者，多用之以收敛，夫性功可以强辩，气味不可讹传，试将芍药咀嚼，酸味何在？又谓：新产妇人忌用芍药，恐酸敛耳。夫《本经》主治邪气腹痛，且除血痹寒热，破坚积疝瘕，则新产恶露未尽正宜用之。若里虚下利，反不当用也。

《本草求真》：赤芍与白芍主治略同，但白则有敛阴益营之力，赤则止有散邪行血之意。白则能于土中泻木，赤则能于血中活滞。故凡腹痛坚积，血瘕疝痹，经闭目赤，邪聚外肾为疝，腹内为瘕，因于积热而成者，用此则能凉血逐瘀。

《本草洞诠》：仲景治伤寒多用芍药，以其主寒热、利小便也。古人以酸涩为收，何以能利小便？曰芍药能益阴滋湿而停津液，故小便自行，非通利也。又言缓中何也？曰损其肝者缓其中，即调血也。但气虚寒人禁之，所谓减芍药以避中寒也。冬月必以酒炒，凡腹痛皆血脉凝涩，亦必酒炒用之。治下痢宜炒，治后重不炒，然后治血虚腹痛，余并不治。为其酸寒收敛，无温散之功也。产后不可用者，以酸寒伐生发之气也。不得已亦酒炒用之。赤、白二芍主治略同，而白补赤泻，白收赤散。白芍益脾，能于土中泻木，赤芍散邪，能行血中之滞。赤芍止痛不减当归，白者道家亦服食之。

《药品化义》："白芍药，微苦，以能补阴；略酸，亦能收敛。因酸走肝，暂用之生肝。肝性欲散恶敛，又取酸以抑肝，故谓白芍能补，复能泻，专行血海。女人调经胎产，男子一切肝病，悉宜用之，调和血气。其味苦酸，性寒，本非脾经药，炒用制去其性，脾气散能收之，胃气热能敛之。主平热呕，止泄泻，除脾虚腹痛、肠胃湿热，以此泻肝之邪而缓中焦脾气。《难经》所谓损其肝者缓其中。同炙甘草为酸甘相合，成甲己化土之义，调补脾阴神妙良法。""赤芍，味苦能泻，带酸入肝，专泻肝火。盖肝藏血，用此清热凉血。入洞然汤，治暴赤眼；入犀角汤，清吐衄血；入神仙活命饮，攻诸毒热痈，以消散毒气；入六一顺气汤，泻大肠闭结，使血脉顺下。以其能主降，善行血滞，调女人之经，消瘀通乳；以其性禀寒，能解热烦，祛内停之湿，利水通便。较白芍味苦重，但能泻而无补。"

《冉雪峰本草讲义》：

张隐庵曰：芍药气味苦平，后人妄改而曰微酸。元明诸家，相沿为酸寒收敛之品。凡里虚下痢者，多用之以收敛。夫性功可以强辩，气味不可讹传，试将芍药咀嚼，酸味何在。又谓新产妇人忌用芍药，恐酸敛耳。夫《本经》主治邪气腹痛，且除血痹寒热，破坚积疝瘕，则新产恶露未净，正宜用之。若下痢而属里虚，反不当用也。又谓白芍、赤芍，各为一种，白补赤泻，白收赤散，白寒赤温，白入气分，赤入血分，不知芍药花开赤白，其种总一。今药市一种赤芍，不知何物草根，儿医疡医多用之，习焉不察，为害殊甚。此不考《本经》，不辨物性，因讹传讹，固结不解，咸为习俗所误也。

张山雷曰：芍药专治腹痛，仲景之法，实即秦汉以前历代相传之法。说者每谓腹痛是肝木凌脾，芍药能助脾土而克肝木，故为腹痛之主药。要之肝秉刚强之性，非借阴液以涵濡之，则暴戾恣睢，一发而不可制。当其冲者，实为脾土先蒙其害。凡心胃痛、腹满痛、胸胁刺痛、支撑胀闷，无一非肝木凌脾之病。宋元以来治此者，多尚香燥气药，气行而通则不痛，非不暂图目前之效，然愈燥而阴愈耗，肝愈横，频发加剧，卒之肝脾之阴两竭，而燥药且不可复施，此行气伐肝，适以变本加厉，非徒无益，而又害之矣。仲景以芍药治腹痛，一以益脾阴，而摄纳至阴耗散之气，一以养肝阴，而柔和刚木桀骜之威，与行气之药直折肝家悍气者，截然两途，此泄肝与柔肝之辨。而芍药所以能治腹痛胀满，心胃刺痛，胸胁胀痛者，其全体大用即是此法，必不可与伐肝之剂作一例观也。仲景云：太阴病脉弱，其人续自便利，设当行大黄芍药者，则减之，以其胃气弱，易动故也。是指太阴虚证而言。可见腹痛之当用芍药者，皆太阴气滞，肝络郁结不舒为病，非属于虚寒一边。而中气虚寒，则有建中法在此，非芍药一味之所能治。此寇宗奭所以有气虚寒人忌用之说也。

周伯度曰：芍药《别录》酸微寒，隐庵辈多议其非，今取嚼之，却带微涩，涩者酸辛之变味。况同一物，而气质有厚薄，安知古之不异于今。即《本经》之苦平与酸微寒并体之，皆不外敛之与破，识得芍药之用，而无谓之吹求可已矣。又邹氏于仲圣方之有芍药，处处以破阴结解之，支离殊甚。桂枝汤因卫气外泄，不与营和，故于桂甘温经祛风之中，用芍药摄卫气就营气，营气本未尝结，何待于破，此敛之义也。当归芍药散治腹中疠痛，此破之义也。桂枝芍药汤治腹满时痛，此敛与破兼者也，何可执破阴结一说，以概诸方。

冉雪峰曰：芍药酸苦化阴，中多液汁，能润液柔筋，滋肝沃燥，沉静循环，柔和神经，凡血液亢炽，气泽耗蚀者为宜。而中含安息香酸，安息香酸为芳香性神经药，功能兴奋，但非如缬草、烟草、三棱、莪术冲激之甚，以故滋而不腻，补而不滞，又宣畅而不攻破。《本经》所胪主治，如腹痛也、血痹也、坚积疝瘕也，尤一非安息香酸兴奋之功。柔润而化以芳香，芳香而含于柔润，芍药优点在此。如谓阴以入阴，即可以破阴结。肝主疏泄，酸入肝，即能开能攻，则药之苦酸富液汁者多矣，何独于芍药而有此功能，古无化学，不知古人何以体会至此。利小便益气五字，亦具深意。阴柔只能增液，何能益气，更何能利小便，譬如煮酒，炉火过大，锅内水干，蒸气即涸，沃之以水，气即蒸腾，酒流复至。芍药即沃之以水也，气蒸腾，即益气也，酒复至，即利小便也。所以益之利之者，乃合病理言也。

【复方】

妇康宁片：白芍 200g，香附 30g，当归 25g，三七 20g，艾叶（炭）4g，麦冬 50g，党参 30g，益母草 150g。取白芍 80g 及香附、当归、三七、艾叶粉碎成细粉，过筛，混匀。其余白芍 120g 及麦冬、党参、益母草加水煎煮 2 次，合并煎液，滤过，滤液浓缩成膏，加入上述粉末及辅料，混匀，用 70% 乙醇制粒，干燥，压制成片，片心重 0.25g，包糖衣。片心呈棕褐色，味微苦。功能调经养血，理气止痛。用于气血两亏，经期腹痛，口服，每次 8 片，每日 2～3 次或经前 4～5 日服用。（卫生部《药品标准·中药成方制剂》第二册，1989 年）

温经汤，治冲任虚损，月候不调，或来多不断，或过期不来，或崩中去血过多不止。又治曾经损娠，瘀血停留，少腹急痛，发热下利，手掌烦热，唇干口燥。及治少腹有寒，久不受胎。阿胶（蛤粉碎炒）、当归（去芦）、芎䓖、人参、肉桂（去粗皮）、甘草（炒）、芍药、牡丹皮各二两，半夏（汤洗七次）二两半，吴茱萸（汤洗七次，焙，炒）三两，麦门冬（去心）五两半。上为粗末。每服三钱，水一盏半，入生姜五片，煎至八分，去滓热服，空心、食前服。（《太平惠民和剂局方》）

治妇人怀妊，腹中疠痛，当归芍药散主之。当归三两，芍药一斤，茯苓四两，白术四两，泽泻半斤，芎䓖半斤（一作三两）。上六味，杵为散。取方寸匕，酒和，日三服。（《金匮要略》）

治痛经。白芍二两，干姜八钱。共为细末，分成八包，月经来时，每日服一包，黄酒为引，连服三个星期。（内蒙古《中草药新医疗法资料选编》）

四物汤加黄芩黄柏槐花方：当归、芍药、川芎、生地黄、酒黄芩、酒黄柏、炒槐花。内热痔漏下血者，此方主之。痔漏，广肠之毒也。《内经》曰：因而饱食，经脉横解，肠澼为痔。是以痔漏之疾，多见于膏粱富贵之人，而藜藿之腹，未见其多也。一有病根，则劳思便作，饮酒便作，所以然者，内热而血妄行也。是方也，生地、槐花、黄芩、黄柏，清其热也，当归、芍药、川芎，调其血也。（《医方考》）

二白散，治妊娠遗尿，不知出。白薇、白芍药各等分。上为末。每服二钱，食前，酒调服。（《世医得效方》）

犀角地黄汤治伤寒胃火热盛，吐血衄血，嗽血便血，蓄血如狂，漱水不欲咽，及阳毒发斑。犀角大寒，解胃热而清心火；芍药酸寒，和阴血而泻肝火肝者心之母；丹皮苦寒，泻血中之伏火；生地大寒，凉血而滋水；以共平诸经之僭逆也。海藏曰：血分三部，药有重轻。犀角地黄汤治上血，如吐衄之类；桃仁承气治中血，如血蓄中焦，下利脓血之类；抵当汤丸治下血，如蓄血如狂之类。又曰：此证足太阴所主，脾不裹血，越而上行，实者犀角地黄汤，虚者黄芩芍药汤。凡病呕吐血者，咸用芍药主之，故知太阴药也。（《医方集解》）

八、川芎

【性味】辛，温。

【归经】归肝、胆、心包经。

【功能主治】活血行气，祛风止痛。用于胸痹心痛，胸胁刺痛，跌扑肿痛，月经不调，经闭痛经，癥瘕腹痛，头痛，风湿痹痛。

【用法用量】3 ~ 10g。

【炮制】除去杂质，分开大小，洗净，润透，切厚片，干燥。

【注意】阴虚火旺，上盛下虚及气弱之人忌服。

《本草经集注》：白芷为之使，恶黄连。

《品汇精要》：久服则走散真气。

《本草蒙筌》：恶黄芪、山茱、狼毒，畏硝石、滑石、黄连，反藜芦，使白芷。

《本草经疏》：凡病人上盛下虚，虚火炎上，呕吐咳嗽，自汗、盗汗，咽干口燥，发热作渴烦躁，法并忌之。

《本草从新》：凡气升痰喘，虚火上炎，呕吐咳逆，不宜用之。单服久服，令人暴亡。

《得配本草》：火剧中满，脾虚食少，火郁头痛皆禁用。

【各家论述】

《神农本草经》：主中风入脑、头痛、寒痹、筋挛、缓急、金创、妇人血闭无子。

《名医别录》：除脑中冷动，面上游风去来，目泪出，多涕唾，忽忽如醉，诸寒冷气，心腹坚痛，中恶，卒急肿痛，胁风痛，温中内寒。

《本草蒙筌》：散肝经诸风，头面游风之不可缺。上行头目，下行血海。通肝经，血中之气药也。治一切血，破癥结宿血，而养新血及鼻洪吐血溺血，妇人血闭无娠；治一切气，驱心腹结气，诸般积气并胁痛痰气疝气，中恶卒痛气块。排脓消瘀长肉，兼理外科；温中燥湿散寒，专除外感。

《本草从新》：(眉批：补血，去瘀，润燥，宣，行气，搜风)。辛温升浮。为少阳引经，乃血中气药。升清阳而开诸郁。润肝燥而补肝虚，搜风散瘀，止痛调经。治风湿在头，诸种头

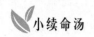

痛。偏正头风，腹痛胁风，气郁血郁。血痢，寒痹筋挛，目泪多涕，风木为病，痘疮不起，男、妇一切血证。

《东医宝鉴》：性温，味辛，无毒。治一切风、一切气、一切劳损、一切血，破宿血，养新血，止吐衄血及尿血、便血，除风寒入脑头痛，目泪出，疗心腹胁冷痛。处处种莳，三月、九月采根，暴干。惟贵形块重实，作雀脑状者，谓之雀脑芎，此最有力。《本草》入手足厥阴经、少阳经本经药也，治血虚头痛之圣药，散肝经之风邪。贯芎，治少阳经苦头痛，上行头目，下行血海，治头面风不可缺也。项痛、脑痛须用川芎。《汤液》芜芎，即苗头小块也，气脉上行，故能散郁，与雀脑芎同功。《丹心》芎䓖，若单服、久服则走散真气，或致暴死，须以他药佐之，骨蒸多汗者尤不可久服。《本草》大块、色白、不油者佳。

《医学启源》：气味辛温。补血，治血虚头痛之圣药也。

《主治秘要》：性温，味辛苦，气厚味薄，浮而升，阳也。其用有四，少阳引经一也，诸头痛二也，助清阳之气三也，去湿气在头四也。又云：味辛纯阳，少阳经本药，捣细用。

《本草衍义》：此药今人所用最多，头面风不可阙也，然须以他药佐之。沈括云：予一族子，旧服芎，医郑叔熊见之云：芎不可久服，多令人暴死。后族子果无疾而卒。又朝士张子通之妻病脑风，服芎䓖甚久，亦一旦暴亡。皆目见者。此盖单服耳，若单服既久，则走散真气。既使他药佐使，又不久服，中病便已，则何能至此也。

《珍珠囊补遗》：上行头角，助元阳之气而止痛；下行血海，养新生之血以调经。

《本草要略》：味辛性温，血药中用之，能助血流行。奈何过于走散，不可久服多服，令人卒暴死。能止头疼者，正以有余者能散、不足者能引清血下行也。古人所谓血中气药，信哉。惟其血中气药，故能辛散而能引血上行也。痛疽药中多用之者，以其入心而能散故耳。盖心帅气而行血，芎入心则助心，帅气而行血，气血行则心火散，邪气不留而痈肿亦散矣。东垣曰：下行血海，养新生之血者，非惟味辛性温者，必上升而散。血贵宁静而不贵躁动，川芎味辛性温，但能升散而不能下守，胡能下行以养新血耶？四物汤中用之者，特取其辛温而行血药之滞耳，岂真用此辛温走散之剂以养下元之血哉！

《景岳全书·本草正》：其性善散，又走肝经，气中之血药也……芎、归俱属血药，而芎之散动尤甚于归，故能散风寒，治头痛，破瘀蓄，通血脉，解结气，逐疼痛，排脓消肿，逐血通经……以其气升，故兼理崩漏眩运；以其甘少，故散则有余，补则不足。惟风寒之头痛，极宜用之。若三阳火壅于上而痛者，得升反甚。今人不明升降，而但知川芎治头痛，谬亦甚矣。

《本草分经》：辛温升浮，入心包肝，为胆之引经。乃血中气药，升阳开郁，润肝燥补肝虚，上行头目下行血海，和血行气搜风，散瘀调经疗疮，治一切风木为病。

《本草便读》："辛甘微苦，力能解郁调经；润泽且香，功可和营理气。愈头风之偏正，性喜上升；补肝燥之虚衰，善通奇脉。温宣之性，能疏血分风寒；走窜无方，防劫阴中元气。""川芎……辛苦甘温，芳香润泽，血中气药也。然走散上升之性，惟血分有郁滞者最宜。至若阴虚血少，宜静不宜动者，不可用之。"

《本经疏证》：凡物之性燥味辛，能升发阳气者，必能消耗阴气，惟芎劳透苗出土，必至清明已后，则其不为温和未盛之气所能鼓动可知。既而取枝横埋土中，能节节作根生苗，则其于盛阳之气，无壅不宣，无间不达，亦可知。至八月每节根下皆结芎䓖，九十月采之，过其时即虚劣，则其过盛阳固无不升发，感阴收复能退藏于密又可知。且其遇阴而藏者，即以供遇阳而发，特收采当值退藏方固之时，乃得发中有收之益。此刘潜江芎䓖能达阳于阴中，即能贯阴于阳中二语，所以不可易也。虽然，人身不止血分为阴，凡物能于阴中达阳者，应不止能达血分之阳，乃芎䓖只入血者何义？盖凡脏气之本降者，不受下陷之累，惟其气本升，今不能升，斯为累耳。脏气本升者，非肝而何？肝不他藏，独藏夫血，斯与升麻等物升脾中之气者异矣。此芎䓖所以入肝脏，升血分中阳气也，抑芎䓖非专入血也。

《本草汇言》：芎䓖，上行头目，下调经水，中开郁结，血中气药也。尝为当归所使，非第治血有功，而治气亦神验也。凡散寒湿，去风气，明目疾，解头风，除胁痛，养胎前，益产后，又癥瘕结聚，血闭不行，痛痒疮疡，痈疽寒热，脚弱痿痹，肿痛却步，并能治之。味辛性阳，气善走窜而无阴凝黏滞之态。虽入血分，又能去一切风，调一切气。凡郁病在中焦者，须用川芎升提其气以升之，气升则郁自降也。

《本草正义》：微甘，辛温，升而散走，气中血药。芎、归俱入血分，而芎之散动甚于归，故能散风寒，除头痛，破瘀通经。升走善散，鲜有补益。

《本草新编》：（川芎）功专补血，治头痛有神，行血海，通肝经之脏，破瘕结宿血，产后去旧生新，凡吐血、衄血、溺血、便血、崩血，俱能治之。血闭者能通，外感者能散，疗头风甚神，止金疮疼痛。此药可君可臣，又可为佐使，但不可单用，必须以补气、补血之药佐之，则利大而功倍。倘单用一味以补血，则血动，反有散失之忧；单用一味以止痛，则痛止，转有暴亡之虑。若与人参、黄芪、白术、茯苓同用以补气，未必不补气以生血也；若与当归、熟地黄、山茱萸、麦冬、白芍以补血，未必不生血以生精也。所虑者，同风药并用耳，可暂而不可常，中病则已，又何必久任哉。

【复方】

治中风四肢烦重，心中恶寒不足者四肢烦重，风中经络，热而夹湿也；心中恶寒，阳虚也。《外台》用治风癫。菊花四十分，防风、白术十分，桔梗八分，人参、茯苓、当归、川芎、干姜、桂枝、细辛、牡蛎、矾石三分。上末。用温酒调方寸匕，服二十日，日三。再冷食服四十日，共六十日止。则药积腹中不下，热食即下矣。(《医方集解》)

治一切热证，常服保养，除痰饮，消酒食，清头目，利咽膈，能令遍身结滞宣通，气利而愈，神强体健，耐伤省病，并妇人经病，及产后血滞，腰脚重痛，小儿积热，惊风潮搐，藏用丸，亦曰显仁丸加黄连、薄荷、川芎各半两，名曰神芎丸。大黄、黄芩各二两，　牵牛、滑石各四两。上为细末，滴水为丸，如小豆大，温水下十丸至十五丸，每服加十丸，日三服，冷水下亦得，或炼蜜丸愈佳；或久病热郁，无问瘦悴老弱，并一切证可下者，始自十丸，每服加十丸，以利为度。如常服此药，但除肠垢积滞，不伤和气，推陈致新，得利便快，并无药燥骚扰，亦不困倦虚损，颇遂病人心意，或热甚必须急下者，便服四五十丸，未利再服，以意消息，三五岁孩儿，丸如麻子大。(《医学启源》)

治风盛膈壅，鼻塞清涕，热气攻眼，下泪多眵，齿间紧急，作偏头疼。川芎（洗）、柴胡（去苗，洗）各一两，半夏曲、甘草（炙）、甘菊、细辛（去叶）、人参（去芦）、前胡（去苗，洗），防风（去钗股）各半两。上为粗末。每服四钱，水一盏，生姜四片，薄荷五叶，同煎至七分，去滓温服。（《普济本事方》）

治瘴疟时疟，寒热往来。柴胡一钱半，知母一钱半（炒），苍术一钱（泔浸），黄芩一钱（酒炒），干葛一钱，陈皮一钱，半夏一钱半（汤洗），川芎一钱，甘草七分（炙）。上生姜三大片，乌梅肉二个，水一钟半，煎七分，食前、清晨服，渣煎四分，午前服。（《丹溪心法附余》）

九、杏仁

【性味】苦，微温；有小毒。

【归经】归肺、大肠经。

【功能主治】降气止咳平喘，润肠通便。用于咳嗽气喘，胸满痰多，肠燥便秘。

【用法用量】5～10g，生品入煎剂后下。

【炮制】苦杏仁：用时捣碎。

烊苦杏仁：取净苦杏仁，照烊法去皮。用时捣碎。

炒苦杏仁：取烊苦杏仁，照清炒法炒至黄色。用时捣碎。

【注意】内服不宜过量，以免中毒。

《本草经集注》：得火良。恶黄芪、黄芩、葛根。畏蘘草。

《本草经疏》：阴虚咳嗽，肺家有虚热、热痰者忌之。

《本草正》：元气虚陷者勿用，恐其沉降太泄。

《本经逢原》：亡血家尤为切禁。

《本草从新》：因虚而咳嗽便秘者忌之。

【各家论述】

《神农本草经》：主咳逆上气雷鸣，喉痹，下气，产乳金疮，寒心奔豚。

《名医别录》：主惊痫，心下烦热，风气去来，时行头痛，解肌，消心下急，杀狗毒。

《汤液本草》：东垣云：杏仁下喘，用治气也；桃仁疗狂，用治血也。桃杏仁俱治大便秘，当以气血分之。昼则难便，行阳气也；夜则难便，行阴血也。大肠虽属庚，为白肠，以昼夜言之，气血不可不分也。年虚人大便燥秘、不可过泄者，脉浮在气，杏仁、陈皮；脉沉在血，桃仁、陈皮。所以俱用陈皮者，以其手阳明病，与手太阴俱为表里也。贲门上主往来，魄门下主收闭，故王氏言肺与大肠为通道也。

《本草纲目》：时珍曰：杏仁能散能降，故解肌散风、降气润燥、消积，治伤损药中用之。治疮杀虫，用其毒也。按《医余》云：凡索面、豆粉近杏仁则烂。顷一兵官食粉成积，医师以积气丸、杏仁相半研为丸，熟水下，数服愈。又《野人闲话》云：翰林学士辛士逊，在青城山道院中，梦皇姑谓曰：可服杏仁，令汝聪明，老而健壮，心力不倦。求其方，则用杏仁一味，每盥漱毕，以七枚纳口中，良久脱去皮，细嚼和津液顿咽。日日食之，一年必换血，令人轻健。此申天师方也。又杨士瀛《直指方》云：凡人以水浸杏仁五枚，五更端坐，逐粒细嚼至尽，和津吞下，久则能润五脏，去尘滓，驱风明目，治肝肾风虚，瞳人带青，眼翳风痒之病。珍按杏仁性热降气，亦非久服之药，此特其咀嚼吞纳津液，以消积秽则可耳。

《本草崇原》：杏仁气味甘苦，其实苦重于甘，其性带温，其质冷利。冷利者，滋润之意。主治咳逆上气者，利肺气也，肺气利而咳逆上气自平矣。

《本经逢源》：杏仁入手太阴经，辛能横行而散，苦能直行而降，遂为散血降气，定喘泄泻，散结温燥，除肺中风热咳嗽，总不出《本经》主治也。《千金》以童便浸七日研如泥，治咳嗽寒热。仲景麻黄汤用杏仁者，为其利气泻肺解肌也。至于陷胸、麻仁等圆，皆熬黑研腻如油，则知此物之性，愈熬黑愈润下矣。

《长沙药解》：肺主脏，气降于胸膈而行于经络，气逆则胸膈闭阻而生喘咳。脏病而不能降，因此痞塞；经病而不能行，于是肿痛。杏仁疏利开通，破壅降逆，善于开痹而止喘，消肿而润燥，调理气分之郁，无以易此。其诸主治，治咳逆，疗失音，止咯血，断血崩，杀虫，除刺，开耳聋，去目翳，平䘌肉，消停食，润大肠，通小便，种种功效，皆其降浊消郁之能事也。

《本草求真》：杏仁既有发散风寒之能，复有下气除喘之力。缘辛则散邪，苦则下气，润则通秘，温则宣滞行痰。杏仁气味俱备，故凡肺经感受风寒，而见喘嗽咳逆、胸满便秘、烦热头痛，与夫蛊毒、疮疡、狗毒、面毒、锡毒、金疮，无不可以调治。东垣论杏仁与紫菀，均属宣肺除郁开溺，而一主于肺经之血（紫菀），一主于肺经之气（杏仁）；杏仁与桃仁俱治便秘，而一治其脉浮气喘便秘，于昼而见（杏仁），一治其脉沉狂发便闭，于夜而见（桃仁）；冯楚瞻论杏仁、瓜蒌，均属除痰，而一从腠理中发散以祛，故表虚者最忌（杏仁），一从肠胃中清利以除，故里虚者切忌（瓜蒌）。诸药貌虽相同，而究实有分辨，不可不细审而详察也。但用杏仁以治便秘，须用陈皮以佐，则气始通。至书所言久服令人须眉发落，亦是耗气之故。今人以此混治阴虚喘嗽，及于亡血家妄投，其亦未明耗气损血之义也乎！

《本草害利》：性温有毒，而沉坠降止，散肺经风寒滞气殊效。第有湿痰者勿服，以其性润。阴虚咳嗽便闭，肺家虚有热痰者忌。风寒外邪，非壅逆肺分，咳嗽气急者不得用。双仁者有毒杀人。

《本草正义》：润肺而散风寒，除咳嗽上气、喘急气逆上冲，消痰下气，疗喉痹，润大便，杀狗毒。佐半夏、生姜，散风寒咳嗽；佐麻黄、桂枝，发汗解肌。同门冬、乳酥，可润肺止嗽；同轻粉研调，敷广疮最妙。

《本草辑要》：杏仁：苦、甘，温，冷利，有小毒。入手太阴经。泻肺解肌，（能发汗）。除风散寒，降气行痰，润燥消积，通大肠气秘。治时行头痛，上焦风燥，咳逆上气，（杏仁炒研，蜜和为膏，含咽）。烦热喘促。又能杀虫治疮，制狗毒（可毒狗，消狗肉积）。锡毒。肺虚而咳者禁用。（东垣曰：杏仁下喘治气，桃仁疗狂治血，俱治大便秘，当分气血。昼便难属阳气，夜便难属阴血。虚人便闭，不可过泄。脉浮属气，用杏仁、陈皮；脉沉属血，用桃仁、陈皮。肺与大肠相表里，贲门上主往来，魄门下主收闭，为气之通道，故并用陈皮佐之。又杏仁、紫菀，并能解肺郁，利小便）。去皮、尖炒研，发散连皮、尖研。双仁者杀人。得火良。得天门冬，能润心肺；得柿饼，治肺病咯血；得童便，补肺劫劳。恶黄芪、黄芩、葛根。巴旦杏仁：甘，平，温。止咳下气，消心腹逆闷。

【复方】

治面上痤疮。生杏仁捣烂，以鸡蛋白调匀，捻成煎饼，至夜洗面后敷之，清晨洗去，数次愈。（《奇效简便良方》）

治外感风寒，宜麻黄汤。麻黄三两（去节），桂枝二两（去皮），甘草一两（炙），杏仁七十个（去皮尖）。上四味，以水九

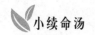

升，先煮麻黄，减二升，去上沫，内诸药，煮取二升半，去滓，温服八合。覆取微似汗，不须啜粥。（《伤寒论》）

治冒暑伏热，引饮过多，脾胃受湿，水谷不分，清浊相干，阴阳气逆，霍乱吐泻，脏腑不调。大顺散：干姜、桂、杏仁（去皮尖）、甘草，等分。先将甘草用白砂炒，次入姜、杏炒，过去砂，合桂为末。每服二钱。此足太阳药也（从仲景太阳例药变用）。夏月过于饮冷飧寒，阳气不得伸越，故气逆而霍乱吐泻也。脾胃者，喜燥而恶湿，喜温而恶寒，干姜、肉桂散寒燥湿，杏仁、甘草利气调脾，皆辛甘发散之药，升伏阳于阴中，亦从治之法也。如伤暑无寒证者，不可执泥。中伤暑毒，阳外阴内，故治之多用暖剂，如大顺散、香薷饮之类；大蒜辛热通窍，故亦治之。然有阴阳二证，寒热不同，治当审慎。吴鹤皋曰：此方非治暑，乃治暑月饮冷受伤之脾胃耳。（《医方集解》）

治吐血咯血。天门冬圆：天门冬一两（水渗去心），甘草（炙），杏仁（去皮尖，炒熟），贝母（去心，炒），白茯苓（去皮），阿胶（碎之），蛤粉（炒成珠子）各半两。上细末，炼蜜圆如弹子大，含化一圆咽津，日夜可十圆，不拘时候。（《普济本事方》）

治感冒风邪，鼻塞声重，语音不出；或伤风伤冷，头痛目眩，四肢拘倦，咳嗽多痰，胸满气短。三拗汤：甘草（不炙）、麻黄（不去根、节）、杏仁（不去皮、尖），上等分，㕮咀，为粗散。每服五钱，水一盏半，姜钱五片，同煎至一盏，去滓，通口服，以衣被盖覆睡，取微汗为度。（《太平惠民和剂局方》）

治风热袭肺，或风寒郁而化火，壅遏于肺的喘咳证，宜大青龙汤。麻黄六两（去节），桂枝二两（去皮），杏仁四十枚（去皮尖），甘草二两（炙），石膏（如鸡子大，碎），生姜三两

（切），大枣十二枚（擘）。上七味，以水九升，先煮麻黄，减二升，去上沫，内诸药，煮取三升，温服一升，覆取微似汗。汗出多者，温粉粉之。一服汗者，勿更服。若复服，汗出多者，亡阳遂一作逆。虚，恶风，烦躁，不得眠也。（《伤寒论》）

治风湿在表的风寒表湿证，宜麻黄杏仁薏苡甘草汤。麻黄半两（去节），甘草一两（炙），薏苡仁半两，杏仁十个（去皮尖，炒）。上剉麻豆大，每服四钱匕，水盏半，煮八分，去滓，温服。有微汗，避风。（《金匮要略》）

十、附子

【性味】辛、甘，大热；有毒。

【归经】归心、肾、脾经。

【功能主治】回阳救逆，补火助阳，散寒止痛。用于亡阳虚脱，肢冷脉微，心阳不足，胸痹心痛，虚寒吐泻，脘腹冷痛，肾阳虚衰，阳痿宫冷，阴寒水肿，阳虚外感，寒湿痹痛。

【用法用量】3 ～ 15g，先煎，久煎。

【炮制】附片（黑顺片、白附片）：直接入药。

淡附片：取盐附子，用清水浸漂，每日换水 2 ～ 3 次，至盐分漂尽，与甘草、黑豆加水同煮透心，至切开后口尝无麻舌感时，取出，除去甘草、黑豆，切薄片，晒干。每 100kg 盐附子，用甘草 5kg，黑豆 10kg。

炮附片：取附片，照炒法（通则 0213）用砂烫至鼓起并微变色。

【注意】孕妇慎用；不宜与半夏、瓜蒌、瓜蒌子、瓜蒌皮、天花粉、川贝母、浙贝母、平贝母、伊贝母、湖北贝母、白薇、白及同用。

【各家论述】

《神农本草经》：主风寒咳逆邪气，温中，金创，破癥坚积聚，血瘕寒湿，踒躄拘挛，膝痛不能行步。

《汤液本草》：附子，入手少阳三焦、命门之剂，浮中沉，无所不至。附子味辛大热，为阳中之阳，故行而不止，非若干姜止而不行也。非身表凉而四肢厥者不可僭用，如用之者，以其治四逆也。

《名医别录》：味甘，大热，有大毒。主治脚疼冷弱，腰脊风寒，心腹冷痛，霍乱转筋，下痢赤白，坚肌骨，强阴。又堕胎，为百药长。

《本草经疏》：附子全禀地中火土燥烈之气，而兼得乎天之热气，故其气味皆大辛大热，微兼甘苦，而有大毒，气厚味薄，阳中之阴，降多升少，浮中沉，无所不至……其性走而不守。附子既禀地二之火气，兼得天之热气以生，是阴阳凑合，无非火热为性，气味皆然，毒可知已。论其性质之所能，乃是退阴寒、益阳火，兼除寒湿之要药；引补气血药入命门，益相火之上剂。若非阴寒、寒湿，阳虚气弱之病，而误用之于阴虚内热、血液衰少、伤寒温病、热病阳厥等症，靡不立毙。

《本草崇原》：凡人火气内衰，阳气外驰，急用炮熟附子助火之原，使神机上行而不下殒，环行而不外脱，治之于微，奏功颇易。奈世医不明医理，不识病机，必至脉脱厥冷，神去魄存，方谓宜用附子。夫附子治病者也，何能治命？甚至终身行医，而终身视附子为蛇蝎。

《本草新编》：无经不达，走而不守，但可为臣使，佐群药通行诸经，以斩关夺门，而不可恃之安抚镇静也。祛四肢厥逆，祛五脏阴寒，暖脚膝而健筋骨，温脾胃而通腰肾，真夺命之灵

丹，回春之仙药也。用之当，则立刻重生；用之不当，则片时
可死。畏之而不敢用，因循观望，必有失救之悲；轻之而敢于
用，孟浪狂妄，又有误杀之叹。要在人辨寒热阴阳，而慎用之
也……或问附子有毒，用之得当，可以一服即回阳，有毒者固
如是乎？附子之妙，正取其有毒也。斩关而入，夺门而进，非
藉其刚烈之毒气，何能祛除阴寒之毒哉。夫天下至热者，阳毒
也，至寒者，阴毒也。人感阴寒之气，往往至手足一身之青黑
而死，正感阴毒之深也。阴毒非阳毒不能祛，而阳毒非附子不
胜任。以毒治毒，而毒不留，故一祛寒而阳回，是附子正有毒
以祛毒，非无毒以治有毒也。

《本草备要》：辛甘有毒，大热纯阳。其性浮而不沉，其用
走而不守，通行十二经，无所不至。能引补气药以复散之元阳，
引补血药以滋不足之真阴，引发散药开腠理，以逐在表之风寒，
引温暖药达下焦，以祛在里之寒湿。东垣治阴盛格阳，伤寒面
赤目赤，烦渴引饮，脉七八至，但按之则散，用姜附汤加人参，
投半斤，得汗而愈，此神圣之妙也。凡阴证用姜附药宜冷服，
热因寒用也。盖阴寒在下，虚阳上浮，治之以寒则阴益盛，治
之以热则拒格不纳。用热药冷饮，下嗌之后，冷体既消，热性
便发，情且不违，而致大益，此反治之妙也。又有寒药热饮治
热证者，此寒因热用，义亦相同也。

《本经逢源》：附子气味俱厚而辛烈，能通行十二经无所不
至，暖脾胃而通噎膈，补命门而救阳虚，除心腹腰膝冷痛，开
肢体痹湿痿弱，疗伤寒呃逆不止，主督脉脊强而厥，救寒疝引
痛欲死，敛痛疽久溃不收及小儿脾弱慢惊，并须制熟用之。附
子为阴证要药，凡伤寒阴证厥逆直中三阴，及中寒夹阴，虽身
热而脉沉细或浮虚无力者，非此不治。或厥冷腹痛，脉沉细，

甚则唇青囊缩者，急须生附以峻温散之。

《本草经读》：附子味辛气温，火性迅发，无所不到，故为回阳救逆第一品药。《本经》云：风寒咳逆邪气，是寒邪之逆于上焦也；寒湿踒躄、拘挛、膝痛、不能行步，是寒邪著于下焦筋骨也；癥坚积聚血瘕，是寒气凝结，血滞于中也。考《大观》本"咳逆邪气"句下，有"温中，金疮"四字，以中寒得暖而温，血肉得暖而合也。大意上而心肺，下而肝肾，中而脾胃，以及血肉筋骨营卫，因寒湿而病者，无有不宜。即阳气不足，寒气内生，大汗、大泻、大喘、中风、卒倒等症，亦必仗此大气大力之品，方可挽回。此《本经》言外意也。仲景用附子之温有二法：杂于苓、芍、甘草中，杂于地黄、泽泻中，如冬日可爱，补虚法也；佐以姜、桂之热，佐以麻、辛之雄，如夏日可畏，救阳法也。用附子之辛，亦有三法：桂枝附子汤、桂枝附子去桂加白术汤、甘草附子汤，辛燥以祛除风湿也；附子汤、芍药甘草附子汤，辛润以温补水脏也；若白通汤、通脉四逆汤，加人尿猪胆汁，则取西方秋收之气，保复元阳，则有大封大固之妙矣。

《本草思辨录》：附子为温少阴专药，凡少阴病之宜温者，固取效甚捷。然如理中汤治腹满，黄土汤治下血，附子泻心汤治心痞，甚至薏苡附子败酱散治肠痈，如此之类，亦无往不利。惟其夹纯阳之性，奋至大之力，而阴寒遇之辄解，无他道也。

《本草正义》：辛，麻，微甘，腌咸大热，阳中之阳，善走不守。治表里一切寒证。暖五脏，回阳气，除霍乱、呕哕反胃、心腹胀疼、肢体拘挛、寒邪湿气、风湿麻痹、泻痢等证。凡脉细无神、气虚无热者皆当速用。

《本草备要》：大燥回阳，补肾命火，逐风寒湿。辛甘有毒，大热纯阳。其性浮而不沉，其用走而不守，通行十二经，无所不至。能引补气药以复散失之元阳；引补血药以滋不足之真阴；引发散药开腠理以逐在表之风寒；引温暖药达下焦以祛在里之寒湿。治三阴伤寒，中寒中风，气厥痰厥，咳逆呕哕，膈噎脾泄，冷痢寒泻，霍乱转筋，拘挛风痹，癥瘕积聚，督脉为病，脊强而厥，小儿慢惊，痘疮灰白，痈疽不敛，一切沉寒痼冷之症，助阳退阴。杀邪辟鬼，通经堕胎。母为乌头，附生者为附子，连生者为侧子，细长者为天雄，两歧者为乌喙。五物同出异名。

【复方】

治少阴病，始得之，反发热，脉沉者，麻黄细辛附子汤：麻黄二两（去节），细辛二两，附子一枚（炮，去皮，破八片）。上三味，以水一斗，先煮麻黄，减二升，去上沫，内诸药，煮取三升，去滓，温服一升，日三服。（《伤寒论》）

少阴病，下利，脉微者，与白通汤。利不止，厥逆无脉，干呕烦者，白通加猪胆汁汤主之。服汤脉暴出者死，微续者生。白通加猪胆汤。方十四。白通汤用上方。葱白四茎，干姜一两，附子一枚（生，去皮，破八片），人尿五合，猪胆汁一合。上五味，以水三升，煮取一升，去滓，内胆汁、人尿，和令相得，分温再服。若无胆，亦可用。（《伤寒论》）

治心腹相连常胀痛方。野狼毒二两，附子半两，捣，筛，蜜丸如梧子大，日一服一丸，二日二丸，三日后服三丸，再一丸，至六日，服三丸，自一至三，以常服，即瘥。（《肘后备急方》）

治九种心痛：一虫心痛，二疰心痛，三风心痛，四悸心痛，五食心痛，六饮心痛，七冷心痛，八热心痛，九去来心痛。又治连年积冷流注心胸痛，并疗冷冲上气，落马堕车，瘀血等疾。九痛圆：狼毒（炙香）一两，附子（炮，去皮、脐）三两，干姜（炮）、巴豆（去皮、心、膜，炒干，取霜）、人参、吴茱萸（汤洗七次）各一两。上六味为细末，炼蜜和圆，如梧桐子大。每服空腹温酒下一圆。卒中恶心腹胀痛，口不能言者，服二圆立瘥。（《太平惠民和剂局方》）

治肾气上攻，项背不能转侧。椒附散：大附子一枚，六钱以上者，炮，去皮脐，末之。上每末二大钱，好川椒二十粒，用白面填满，水一盏半，生姜七片，同煎至七分，去椒入盐，通口空心服。一亲患项筋痛，连及背胛不可转，服诸风药皆不效。予尝忆《千金方》有肾气攻背项强一证，予处此方与之，两服顿差。自尔与人皆有验。盖肾气自腰夹脊上至曹谿穴，然后入泥丸宫。曹谿一穴，非精于般运者不能透，今逆行至此不得通，用椒以引归经则安矣。肾气上达，椒下达。诗言：椒聊且，贻我握椒。皆是此意也。曹谿穴，即风府穴是也，在项发际上一寸大筋内宛宛中。治头痛颈项急，不得回顾，针入三分，禁不可灸，不幸使人失音。道家般运有夹脊双关图，令精气逆流，朝会于泥丸宫，泥丸即顶心是也，名百会穴，是第一。（《普济本事方》）

十一、防风

【性味】辛、甘，微温。

【归经】归膀胱、肝、脾经。

【功能主治】祛风解表，胜湿止痛，止痉。用于感冒头痛，风湿痹痛，风疹瘙痒，破伤风。

【用法用量】5～10g。

【炮制】除去杂质，洗净，润透，切厚片，干燥。

【注意】血虚痉急或头痛不因风邪者忌服。

《本草经集注》：恶干姜、藜芦、白蔹、芫花。

《唐本草》：畏萆薢。

《得配本草》：元气虚，病不因风湿者，禁用。

【各家论述】

《神农本草经》：主大风，头眩痛，恶风，风邪，目盲无所见，风行周身，骨节疼痹，烦满。

《本草求真》虽入足太阳膀胱，以治上焦风邪，头痛目眩，脊痛项强，周身尽痛，之才曰：得葱白能行周身。然亦能入脾、胃二经，杲曰：若补胃，非此引用不能行。以为祛风除湿。凡风药皆能胜湿。盖此等于卑贱卒伍，任主使唤，能循诸经之药以为追随，故同解毒药则能除湿扫疮，同补气药则能取汗升举。或同黄芪、芍药以止汗，或合黄芪固表，为玉屏风散。实为风药润剂，比之二活，则质稍轻，气亦稍平。

《雷公炮制药性解》：防风辛走肺，为升阳之剂，故通疗诸风。气之结者肺之疾也，目之痛者，风之患也，宜并主之。东垣云：卑贱之卒，听令而行，随所引而至，乃风药中润剂也。能泻上焦元气，虚者不得概用。今人类犯此弊。

《本草疏证》：主大风，头眩痛，恶风，风邪，目盲无所见，风行周身骨节痛痹，烦满，胁痛，胁风头面去来，四肢挛急，字乳金疮内痉。久服轻身。叶主中风热汗出。一名铜芸，一名茴草，一名百枝，一名屏风，一名简根，一名百蜚。

《本草备要》：主上部见血，上焦风邪，头痛目眩，脊痛项强，周身尽痛，太阳经证。又行脾胃二经，为祛风胜湿之要药，散目赤疮疡。

《珍珠囊》："身：祛上风；梢：祛下风。""治上焦风邪，泻肺实，散头目中滞气、经络中留湿。"

《长沙药解》：行经络，逐湿淫，通关节，止疼痛，舒筋脉，伸急挛，活肢节，起瘫痪，清赤眼，收冷泪，敛自汗盗汗，断漏下崩中。

《本草求原》：解乌头、芫花、野菌、诸热药毒……防风质黄而香，味又甘，专禀土精以和木气。《易理》：两土同崩则为剥，土木无忤则为复。故大病必顾脾胃，病转必和肝脾。土气厚，风自和，故曰防风为去风之润剂。《日华子》谓其补中益气，有裨劳伤，诚以土气行则关脉通也。羌活亦黄香而甘，故《本经》同列于上品，皆一身风痛之君药。东垣乃以为风药卑卒，随所引而至痛处，误矣。然性升散结，凡肺虚、脾虚、阴虚、血虚、阳虚而不因于风寒、寒湿者，均忌之。羌活，治湿胜化风，散阴结也；防风，治风胜化湿，散阳结也。黄润者良。叉头者，令人烦喘；叉尾者，发人痼疾。上部用身，下部用梢。恶干姜。杀附子毒。

《用药珍珠囊》：防风，治一身尽痛，随所引而至，乃风药中润剂也。若补脾胃，非此引用不能行。凡脊痛项强，不可回顾。腰似折，项似拔者，乃手足太阳证，正当用防风。凡疮在胸膈以上，虽无手足太阳证亦当用之，为能散结祛上部风。患者身体拘倦者风也，诸疮见此证，亦须用之。钱仲阳泻黄散中倍用防风者，乃于土中泻木也。防风能制黄芪，黄芪得防风其功愈大，乃相畏而相使也。

《本草正义》：甘，辛，微温，气平。散邪，入脾、胃、膀胱，随诸药各经皆至。散风邪，疗风眼，亦能祛湿，除湿疮，止肠风、下血，此为风药平润之品。

《本草释名考订》：防风始载于《神农本草经》，曰："味甘温，无毒。主大风。"张山雷曰："防风通治一切风邪，故《本经》以'主大风'三字为提纲……诚风药中之首屈一指者矣。"可见，防风以功能为名。《本草纲目》曰："防者，御也。其功疗风最要，故名。屏风者，防风隐语也。"屏防者，义与屏风同。《本草纲目》又云："曰芸、曰茴、曰蕳者，其花如茴香，其气如芸蒿、蕑兰也。"

【复方】

羌活治太阳肢节痛，君主之药也，然非无以为主也，乃拨乱反正之主。故大无不通，小无不入，关节痛非此不治也。防风治一身尽痛，乃军卒中卑下之职，一听军令，而行所使，引之而至。苍术别有雄壮上行之气，能除湿，下安太阴，使邪气不纳，传之于足太阴脾。细辛治足少阴肾苦头痛。川芎治厥阴头痛在脑。香白芷治阳明头痛在额。生地黄治少阴心热在内。黄芩治太阴肺热在胸。甘草能缓里急，调和诸药……不独解利伤寒，治杂病有神。中风行经者，加附子；中风秘涩者，加大黄；中风并三气合而成痹等证，各随十二经上、下、内、外、寒、热、温、凉、四时、六气，加减补泻用之。炼蜜作丸尤妙。（《此事难知》）

自汗者，乃阳虚气虚有湿也，阳气虚则不能卫护肌表，故醒时津津然而汗出矣……用玉屏风散治自汗效者，其间防风、黄芪所以实表气，白术所以燥内湿也。（《丹溪心法》）

治诸风上攻，头目昏痛，项背拘急，肢体烦疼，肌肉蠕动，目眩旋运，耳啸蝉鸣，眼涩好睡，鼻塞多嚏，皮肤顽麻，瘙痒瘾疹。又治妇人血风，头皮肿痒，眉棱骨痛，旋运欲倒，痰逆恶心。消风散：荆芥穗、甘草（炒）、芎劳、羌活、白僵蚕

（炒）、防风（去芦）、茯苓（去皮，用白底）、蝉壳（去土，微炒）、藿香叶（去梗）、人参（去芦）各二两，厚朴（去粗皮，姜汁涂，炙熟）、陈皮（去穣，洗，焙）各半两。(《太平惠民和剂局方》)

治丈夫、妇人诸风上攻，头目昏重，偏正头疼，鼻塞声重；伤风壮热，肢体烦疼，肌肉蠕动，膈热痰盛；妇人血风攻注，太阳穴疼，但是感风气，悉皆治之。川芎茶调散：薄荷叶（不见火）八两，川芎、荆芥（去梗）各四两，香附子（炒）八两，防风（去芦。别本作细辛去芦）一两，白芷、羌活、甘草（爁）各二两。(《太平惠民和剂局方》)

治破伤风及打扑伤损。玉真散：天南星（汤洗七次）、防风（去钗股）各等分。上细末，如破伤风以药敷贴疮口，然后以温酒调下一钱。如牙关急紧，角弓反张，用药二钱，童子小便调下。或因斗伤相打，内有伤损之人，以药二钱。温酒调下，打伤至死，但心头微温，以童子小便调下二钱，并三服，可救二人性命。(《普济本事方》)

【复方】

藜芦独用去苗，浓煎，防风汤洗，焙干，切片炒，为末。每服半钱，小儿减半，温水调灌。治中风不省，牙关紧急者，吐出风涎，效。同郁金为末，每以一字，温浆水调和，服。探吐，诸风痰饮。(《本草经疏辑要》)

治一切风。拒风丹：川芎四两，防风（去钗股者）一两半，天麻（去芦）一两，甘草一两（炙），细辛（去叶）三钱半，荜茇半两。上细末，炼蜜和杵，每两作三十圆，每服一粒，细嚼，荆芥汤或温酒下。寻常些小伤风，头痛鼻塞，项强筋急，皆可服。予家常合，老幼所须之药。世言气中者，虽不见于方书，然暴喜伤阳，暴怒伤阴，忧愁失意，气多厥逆，往往多得此疾，便觉涎潮昏塞，牙关紧急，若概作中风候，用药非止不相当，多致杀人。元祐庚午，母氏亲遭此祸，至今饮恨。母氏平时食素，气血羸弱，因先子捐馆忧恼，忽一日气厥，牙噤涎潮，有一里医便作中风，以大通圆三粒下之，大下数行，一夕而去。予常痛恨，每见此症，急化苏合香圆四五粒，灌之便醒，然后随其虚实寒热而调治之，无不愈者。经云：无故而喑，脉不至，不治自已。谓气暴逆也，气复则已，审如是，虽不服药亦可。（《普济本事方》）

产后中风发热，面正赤，喘而头痛，竹叶汤主之。竹叶汤方：竹叶一把，葛根三两，防风、桔梗、桂枝、人参、甘草各一两，附子一枚（炮），大枣十五枚，生姜五两。上十味，以水一斗，煮取二升半，分温三服，温覆使汗出。颈项强，用大附子一枚，破之如豆大，煎药扬去沫，呕者加半夏半升洗。（《金匮要略》）

治年高人大肠秘涩，此药消风顺气。枳壳（去穰，面炒）、防风（去芦）各一两，甘草五钱。上为细末，每以二钱，食前沸汤点服。（《悬袖便方》）

治风气胜，上下行走，掣痛者是。防风汤：防风、甘草、当归、赤茯、杏仁（去皮，炒熟）、黄芩、秦艽、葛根、羌活、桂枝各等分。水煎服。（《医林绳墨》）

十二、生姜

【性味】辛，微温。

【归经】归肺、脾、胃经。

【功能主治】解表散寒，温中止呕，化痰止咳，解鱼蟹毒。

用于风寒感冒，胃寒呕吐，寒痰咳嗽，鱼蟹中毒。

【用法用量】3～10g。

【炮制】除去杂质，洗净。用时切厚片。

【注意】阴虚内热及实热证禁服。

【各家论述】

《神农本草经》：干姜，味辛，温。主胸满咳逆上气，温中，止血，出汗，逐风湿痹，肠澼下利。生者尤良。久服去臭气，通神明。

《名医别录》：生姜，味辛，微温。主治伤寒头痛、鼻塞，咳逆上气，止呕吐……又，生姜，微温，辛，归五脏。祛痰，下气，止呕吐，除风邪寒热。久服小志少智，伤心气。

《汤液本草》：或问东垣曰：生姜辛温入肺，如何是入胃口？曰：俗皆以心下为胃口者，非也。咽门之下，受有形之物，系胃之系，便为胃口；与肺同处，故入肺而开胃口也。又问曰：人云夜间勿食生姜，食则令人闭气，何也？曰：生姜辛温，主开发，夜则气本收敛，反食之开发其气，则违天道，是以不宜食。此以平人论之可也，若有病则不然。姜屑比之干姜不热，比之生姜不润。以生姜代干姜者，以其不僭故也。

《本草备要》："宣。散寒发，止呕开痰。辛温。行阳分而祛寒发表，宣肺气而解郁调中，畅胃口而开痰下食。""有声有物为呕，有声无物为哕，有物无声为吐。其证或因寒、因热、因食、因痰，气逆上冲而然。生姜能散逆气，呕家圣药。东垣曰：辛药生姜之类治呕吐，但治上焦气壅表实之病；若胃虚谷气不行，胸中闭塞而呕者，惟宜益胃、推扬谷气而已，勿作表实用辛药泻之。丹溪曰：阴分咳嗽者，多属阴虚，宜用贝母，勿用生姜，以其辛散也。昂按：人特知陈皮生姜能止呕，不知亦有发呕之时。以其性上升，如胃热者非所宜也。藿香亦然。"

《本草要略》：生姜，性温味辛微带甘，辛本属肺，心之柔也。心惟得其所胜，则气通而宣畅，故能通神明。神明通是心气胜，而一身之气皆为吾所使而亦胜矣。一身之气胜，则邪气不能容矣，故能去秽恶。

《药品化义》：生姜辛窜，单用善豁痰利窍，止寒呕，祛秽气，通神明。助葱白头大散表邪、一切风寒湿热之症。

《本草新编》：生姜性散，能散风邪。伤风小恙，何必用桂枝！用生姜三钱，捣碎，加薄荷二钱，滚水冲服，邪即时解散，真神妙方也。或问生姜辛散，既能散气，似不宜常服。然而多服则正气受伤，少服则正气无害，又不可过于避忌，坐视而不收其功也。至于偶受阴寒，如手足厥逆，腹痛绕腹而不可止，不妨多用生姜，捣碎炒热，熨于心腹之外，以祛其内寒也。

《本经逢源》：生姜捣汁则大走经络，与竹沥则祛热痰，同半夏则治寒痰。凡中风中暑及犯山岚雾露毒恶卒病，姜汁和童便灌之立解。姜能开痰下气，童便降火也。

《本草从新》：用生姜惧其散，用干姜惧其燥，惟此略不燥散。凡和中止呕，及与大枣并用，取其和脾胃之津液，而和营卫，最为平安。老姜洗净，用湿粗草纸包，炭火内煨。令草纸纯焦，并姜外皮微焦，中心深黄色则透矣。

《本草求真》：生姜气味辛窜，走而不守。据书开载主治甚多，然总发表除寒、开郁散气、辟恶除邪数端而已。其曰伤寒头痛、伤风鼻塞可用者，以其主有宣散通肺之力也。咳逆口哕而必用者，以其具有开提散郁之义也。水气、湿泻、血痹而必用者，以其具有逐阴行阳、除湿开导之力也。他如冻耳可擦，狐臭可疗，诸毒可解，亦何莫不由宣发之力以为辟除。

《本草分经》：辛温，行阳分，宣肺气，畅胃口，散寒发表，解郁调中，开痰下食，能散逆气，为呕家圣药，又能消水气，行血痹，辟瘴气。姜汁辛温而润，开痰尤良。姜皮辛凉，和脾行水。

《本草思辨录》：生姜气薄发泄，能由胃通肺以散邪。凡外感鼻塞与噫气、呕吐、胸痹、喉间凝痰结气皆主之，惟不能治咳。小柴胡汤咳去生姜，痰饮门凡言咳者，亦皆无生姜。以生姜纯乎辛散，适以伤肺，不能止咳。太阳病表不解而有咳，如小青龙汤尚不用生姜，何论他经？乃肺痿门之咳有用之者，肺家邪实，非太阳之表病比，正不妨与麻黄同泄肺邪。厚朴麻黄汤有麻黄而不用生姜者，以脉浮则外达自易，已有麻黄散表，石膏清热，便当以干姜温而敛之。泽漆汤无麻黄而即用生姜者，脉沉则有伏饮在里，泽漆、紫参辈之苦寒，所以驱之于下，生姜、桂枝等之辛甘，所以和之于上，用麻黄则失之上散，用干姜则嫌于中守也。《医学入门》：姜，产后必用者，以其能破血逐瘀也。今人但知为胃药，而不知其能通心肺也。心气通，则一身之气正而邪气不能容，故曰去秽恶，通神明。丹溪云，留皮则冷，去皮则热。非皮之性本冷也，盖留皮则行表而热去，去皮则守中热存耳。

《本草便读》："煨熟则缓而性降，治中焦腹痛之虚寒；蜜炙则润以兼疏，散肺部风痰之咳嗽。姜汁豁痰通络，体用颇殊；姜皮散水和脾，温凉稍异。""生姜味辛性温，入肺胃，散寒发表，善宣胸膈逆气，故生姜为治呕圣药。能解半夏、南星、诸菌等毒，祛邪辟恶，故圣人有不撤姜食之说。然辛散过盛，多食耗气血，助火邪，不可不慎。用湿纸包裹，煨熟则无发散之性，但能温中降逆，治寒滞腹痛。如治肺受风寒咳嗽，又欲其散，又惧其辛热伤肺，取生姜蜜炙。用姜汁开痰宣络，姜皮散水行皮，温凉各异。主治不同，不可谓一物泛用也。"

【复方】

伤寒，汗出解之后，胃中不和，心下痞鞭，干噫食臭，胁下有水气，腹中雷鸣下利者，生姜泻心汤主之。生姜四两（切），甘草三两（炙），人参三两，干姜一两，黄芩三两，半夏半升（洗），黄连一两，大枣十二枚（擘）。上八味，以水一斗，煮取六升，去滓，再煎取三升，温服一升，日三服。（《伤寒论》）

太阳病，头痛发热，汗出恶风寒者，属桂枝汤证。桂枝五两（去皮），甘草二两（炙），大枣十二枚（擘），芍药三两，生姜三两（切）。上五味，以水七升，煮取三升，去滓，温服一升。本云桂枝汤，今加桂满五两。所以加桂者，以能泄奔豚气也。（《伤寒论》）

《千金》生姜甘草汤，治肺痿，咳唾涎沫不止，咽燥而渴。生姜五两，人参三两，甘草四两，大枣十五枚。上四味，以水七升，煮取三升，分温三服。（《金匮要略》）

寒疝腹中痛，及胁痛里急者，当归生姜羊肉汤主之。当归生姜羊肉汤方：当归三两，生姜五两，羊肉一斤。上三味，以水八升，煮取三升，温服七合，日三服。若寒多者，加生姜成一斤；痛多而呕者，加橘皮二两，白术一两。加生姜者，亦加水五升，煮取三升二合，服之。（《金匮要略》）

病人胸中似喘不喘，似呕不呕，似哕不哕，彻心中愦愦然无奈者，生姜半夏汤主之。生姜半夏汤方：半夏半斤，生姜汁一升。上二味，以水三升，煮半夏，取二升，内生姜汁，煮

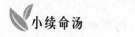

取一升半，小冷，分四服，日三夜一服。止，停后服。(《金匮
要略》)

　　治霍乱心腹胀痛，烦满短气，未得吐下方。生姜一斤
（切），以水七升，煮取一升，分为三服。(《肘后备急方》)

第三章　源流与方论

第一节　仲景小续命汤

成书于明万历六年（1578年）的《本草纲目》记载的小续命汤，不但筋脉拘挛、言语不利之中风病随症治之，加减可疗，而且脚肿面肿、水泄、痔血以及风湿腰腿痛等症，也能举一反三，用此方巧妙施治。《本草纲目·神农本经名例》中说："有人年六十，脚肿生疮，忽食猪肉，不安。医以药下之，稍愈。时出外中风，汗出，头面暴肿，起紫黑色，多睡，耳轮上有浮泡小疮，黄汁出。乃与小续命汤，倍加羌活服之，遂愈。"《本草纲目·麻黄》中说："一锦衣夏月饮酒达旦，病水泄，数日不止，水谷直出。服分利消导升提诸药则反剧。时珍诊之，脉浮而缓，大肠下弩，复发痔血。此因肉食生冷茶水过杂，抑遏阳气在下，木盛土衰，《素问》所谓'久风成飧泄'也。法当升之扬之。遂以小续命汤投之，一服而愈。"《本草纲目·白龙须》发明中说："凡男妇风湿腰腿痛，先服小续命汤及渗湿汤，后乃服此。"《本草纲目·寒号虫》附方中引《奇效方》："中风瘫缓，追魂散……每服二钱，热酒调下，日一服。继服小续命汤。"《本草纲目·神农本经名例》曰："有人年五十四，素羸，多中寒，少年常服生硫黄数斤，近服菟丝有效。脉左上二部、右下二部弦紧有力。五七年来，病右手足筋急拘挛，言语稍迟。遂与仲景小续命汤，加薏苡仁一两以治筋急；减黄芩、人参、芍药各半，以避中寒；杏仁只用一百五枚。后云：尚觉大冷，因尽去人参、芩、芍，加当归一两半，遂安。小续命汤，今人多用，不能逐症加减，遂至危殆，故举以为例。"此段明确写出了"仲景小续命汤"，但《金匮要略》中只有（大）续命汤而无小续命汤。依仲景大小青龙汤、大小柴胡汤、大小承气汤、大小建中汤、大小陷胸汤、大小半夏汤诸方大小相对而设的旨趣，也许仲景书中的确应当有小续命汤存焉。

《金匮要略》中仅有（大）续命汤。今本张仲景书中以"续命"为名的处方是《金匮要略方论·中风历节病脉证并治第五》之附方："《古今录验》续命汤，治中风痱，身体不能自收，口不能言，冒昧不知痛处，或拘急不得转侧。姚云：与大续命同，兼治妇人产后去血者及老人、小儿。麻黄、桂枝、当归、人参、石膏、干姜、甘草各三两，川芎一两，杏仁四十枚。上九味，以水一斗，煮取四升，温服一升，当小汗，薄覆脊，凭几坐，汗出则愈。不汗，更服，无所禁，勿当风。并治但伏不得卧，咳逆上气，面目浮肿。"

《古今录验》续命汤是林亿等人从《外台秘要·卷十四·风痱方三首》的第3首辑录而出的："又续命汤，治中风痱。身体不能自收，口不能言，冒昧不知人，不知痛处，或拘急不得转侧。姚云：与大续命同，兼疗产妇大去血者，及老人小儿方。甘草炙、桂心、当归、人参、石膏（碎绵裹）、干姜（各二两），麻黄（三两，去节），川芎（一两），杏仁（四十枚，去皮尖，两仁）。上九味，㕮咀，以水一斗，煮取四升，服一升，当小汗，薄覆脊，凭几坐，汗出则愈，不更服，无所禁，勿当风。并疗但伏不得卧，咳逆上气，面目洪肿。忌海藻、菘菜、生葱。《范汪方》主病及用水升数、煮取多少并同。汪云：'是仲景方，本欠两味。'"《备急千金要方·卷八·诸风第二》的第7方与之雷同。其文曰："大续命汤，治与前大续命汤同，宜产妇及老小等方。麻黄、川芎各三两，干姜、石膏、人参、当归、桂心、甘草各一两，杏仁四十枚。上九味，㕮咀，以水一斗，煮取三升，分三服。（《外台》名续命汤，《范汪》同，云是张仲景方，本欠两味）。"以上论述表明，今本《金匮要略》中只有续命汤，或者准确一些说是大续命汤，而缺小续命汤。并且这首（大）续命汤也是林亿等人在得到确切证据的基础上予以辑补的。

前已证明今传仲景诸书中并无小续命汤，那么《本草纲目·神农本经名例》中出现的"仲景小续命汤"到底是由哪些药味组成的呢？从其"减黄芩、人参、芍药各半以避中寒，杏仁只用一百五枚"的论述中，得到方中必有芩、芍、参、杏。考证此处所说的"仲景小续命汤"其实是《备急千金要方·卷八·诸风第二》的第1方。原文如下："小续命汤，治卒中风欲死，身体缓急，口目不正，舌强不能语，奄奄忽忽，神情闷乱。诸风服之皆验，不令人虚方。麻黄、防己（崔氏、《外台》不用防己）、人参、黄芩、桂心、甘草、芍药、川芎、杏仁各一两，附子一枚，防风一两半，生姜五两。上十二味，㕮咀，以水一斗二升，先煮麻黄三沸，去沫，内诸药，煮取三升，分三服，甚良。不瘥，更合三四剂，必佳。取汗，随人风轻重虚实也。有人脚弱，服此方至六七剂得瘥。有风疹家，天阴节变，辄合服之，可以防暗。"《千金翼方·卷十七·中风第一》卷首即是本方，唯无主治一栏；《外台秘要·卷十四·卒中风方七首》的第3首"崔氏小续命汤"即是本方，并且主治栏中明确说"出小品"，唯方中无防己。《小品方》中收录此方的直接证据在《医心方·卷三·治一切风病方第二》中，此节的第4首方即"《小品方》小续命汤"，唯方中无杏仁。

因此，李时珍引文中"仲景小续命汤"即是上方的理由有两个：第一，此方12味中有黄芩、人参、芍药、杏仁等药。第二，依据李时珍在其他地方提供的该方方注来判断。李时珍在《本草纲目·薏苡》中说："按：古方小续命汤注云：中风筋急拘挛，语迟脉弦者，加薏苡仁，亦扶脾抑肝之义。"李时珍所说的"古方小续命汤注"云云出现在《普济方·卷八十八·中风》的第12方"加减续命汤（一名小续命汤，出《济生方》）"中。《普济方》一书大约成书于明·洪武二十三年（1390年）。其实，这个现象从另一个角度印证了任应秋先生在《中医各家学说》中所说："李时珍《本草纲目》所附的方，采自《普济》的特多"论断的正确性（任应秋先生从直接引用中统计，此处提供间接引用的例证）。当然在任应秋先生之前纪昀在《四库全书提要》中也说过"李时珍《本草纲目》采录其方（指《普济方》）至多"的话。《普济方》卷88该方主治一栏作："治中风不省人事，渐觉半身不遂，口眼歪斜，手足颤掉，语言謇涩，肢体痿痹，神情昏乱，头目眩重，痰涎并多，筋脉拘挛，不能屈伸，骨节烦疼，不得转侧。亦治脚气弱缓热久，服之瘥。有病风人，每遇天色阴晦，节候变更，宜预常服不可缺，以防哑喑。"与《太平惠民和剂局方》卷一所载约略相同，而与《小品方》《备急千金要方》不完全相同。但在药味方面除了较《备急千金要方》所引多"枣二枚"以外，其余完全相同。更为重要的是，成书于明初的《普济方》中该方的加减法小注竟然与小续命汤在《本草纲目》薏苡仁所述和卷一"序例"中治疗54

岁的"筋急语迟案"两处在形式上极为近似。其文曰："筋急拘挛，语迟脉弦，加薏苡仁治筋急。加人参、黄芩、芍药以避中寒，服后稍轻，再加当归全愈。"如此惊人的"一致"不应当是巧合，而是李时珍确有所本。因此，可以认定李时珍所认为的"仲景小续命汤"或者说"古方小续命汤"的方药组成与《普济方》卷 88 是相同的。其实初见于《备急千金要方》的麻黄、防己、人参、黄芩、桂心、甘草、芍药、川芎、杏仁、附子、防风、生姜等 12 味药，如果按照《普济方》给出的线索进一步追溯，会发现《济生方》(1253 年)中小续命汤的主治、药量与《小品方》《备急千金要方》基本一致，只是煎煮法中的"生姜七片，枣二枚"为异也。由此观之，《普济方》在引用《济生方》资料时对其内容尤其是"主治"和"加减"两栏在博览群书的基础上进行了较大调整和充实。

小续命汤早在南北朝时期陈延之的《经方小品》中已被引用，足见久远。小续命汤位于《备急千金要方》和《千金翼方》相关内容篇、卷之首，足显珍贵。小续命汤因为中风病"真中"与"类中"之辨而经历浮沉，但这并不意味着它一定就是仲景之方。实际上，李时珍在《本草纲目·卷一·神农本经名例》中所列的两个小续命汤病例均转引自北宋医家寇宗奭《本草衍义·序例下》一文。成书于北宋政和六年(1116 年)的《本草衍义》，现在较好的版本是 1990 年人民卫生出版社出版的颜正华、常章富、黄幼群等的点校本，与《本草衍义》的原文相比较，《本草纲目》中的确存在着个别字句及行文顺序的不同，但除了将第一个病案的年龄 61 岁误引作 60 岁外，其主旨大意基本上是忠实于原文的。这也进一步证明《普济方》所引本方方注"加人参、黄芩、芍药以避中寒"中的"加"字本作"减"，

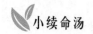

而经后人妄改以致误。

现在我们可以对"仲景小续命汤"一说的来龙去脉做一简要概括。首先是北宋政和年间的医家寇宗奭在其《本草衍义序例》中第一次提出；其次是明初朱橚在《普济方》中把寇宗奭的验案以处方加减注文的形式予以保留；最后是明末李时珍在《本草纲目》中加以引用。

特别指出，李时珍在《本草纲目·薏苡》中间接引用《普济方》的注文资料时仅仅说"古方小续命汤"，没有像直接引用寇氏医案时那样照录"仲景小续命汤"了。这说明李时珍在确知此方远早于《济生方》的同时，并没有遽然认定此方必出仲景。现在我们仍然没有确切的资料来证明寇氏结论正确与否。因此，虽然《金匮要略》中有大续命汤存在，但小续命汤是否出于仲景的命题仍需存疑待考。

第二节　小续命汤方论

一、治外中风，"诸汤之最要"

小续命汤最早见于汉魏两晋时期著名医家陈延之的《小品方》。该书内容丰富，在当时具有相当影响，被视为与《伤寒论》具有同样重要意义的经典作品。文中记载小续命汤："治卒中风欲死，身体缓急，口目不正，舌强不能语，奄奄惚惚，神情闷乱，诸风服之皆验验，不令人虚方。"药用：甘草、麻黄、防己、人参、桂心、黄芩、川芎、芍药各一两，防风一两半，生姜五两，附子一枚（大者，炮）。因该方治疗中风效果显著，被当时众医奉为"诸汤之最要"。后由唐代名医孙思邈收入《备急千金要方》，并确定其功用为：扶正祛风；主治外中风之口眼歪斜，筋脉拘急，半身不遂等症。该方治疗中风病在唐宋以前颇为广泛，如《备急千金要方·诸风》就把小续命汤放在治风剂之首，并列有续命汤类方数首，王焘《外台秘要》亦如此排列，说明小续命汤在唐宋以前治疗中风病的重要地位。

二、治内中风，但"速其危耳"

唐宋以后，由于"非风说"及"内风说"的兴起，祛风法治疗中风受到了限制。小续命汤治疗中风的地位不断下降，在影响颇大的《圣济总录·诸风》里仅把小续命汤作为"治产后血虚脑卒中"，而金元四大家的著录中更少见该方的影子。至明朝《普济方·诸风》更认为小续命汤治疗中风是"不治其本"，张景岳认为中风"悉由内伤""本无外感"，故用小续命汤治疗中风是"速其危耳"，完全颠覆了该方的作用。对小续命汤进行最严厉抨击的当属近代张山雷，直接批评用小续命汤治疗中风，是"不可思议"，属"侥幸图功"，谓"小续命汤之治卒中风欲死，本是附会《伤寒论》之太阳中风，而制此鸿蒙未判之奇方。乃后人之论中风，有中经络之一证，又附会小续命之可以治太阳经，而造此不可思议之病证。要知昏瞀卒仆之中风，既非在表之风邪，必非小续命汤之庞杂，所能侥幸图功。且卒中风欲死之证，本不在《伤寒论》六经中风例中，又何尝有一是六经之形证。然则凡百医书，对此昏瞀卒仆之中风，恒嘤嘤然教人辨别六经，而仿用洁古老人之加减续命法者，最是此病之魔障。"由于张景岳和张山雷在中医界的巨大影响，他们的评论对小续命汤的运用造成了极为不利影响，也是后世对该方怀疑，甚至不敢使用的主要原因。

三、通治六经中风，"为中风之基本方"

其实在小续命汤屡遭责问的朝代，仍有不少医家对小续命汤持肯定态度，以明清两代医家为例，他们从小续命汤的成方、配伍含义进行了详细的分析论述，对该方治疗中风病的效果进行了有力的论证，尤为难能可贵的是，他们对该方的运用范围进行了有意义的探讨，如《医学正传》认为小续命汤蕴含了中风急症宜"标本兼治"的思想，"故本方用附子，以其禀雄壮之资，而有斩关夺将之势，能引人参辈并行于十二经，以追复其散失之元阳，又能引麻黄、防风、杏仁辈发表、开腠理，以驱散其在表之风寒，引当归、芍药、川芎辈入血分，行血养血，以滋养其亏损之真阴……此急则治其标，与夫标而本之之治也"。强调小续命汤可用于中风急性期。《本草纲目》则强调小续命汤要灵活应用和加减化裁，不但筋脉拘挛、言语不利之中风病随证加减可疗，而且脚肿面肿、水泄、痔血等证亦可应用，大大拓展了该方的使用范围。明代吴昆在《医方考》中言："麻黄、杏仁，麻黄汤也，仲景以之治太阳证之伤寒；桂枝、芍药，桂枝汤也，仲景以之治太阳证之中风。如此言之，则中风而有头疼、身热、脊强者，皆在所必用也。人参、甘草，四君子之二也，《局方》用之以补气；芍药、川芎，四物汤之二也，《局方》用之以养血。如此言之，则中风而有气虚、血虚者，皆在所必用也。风淫末疾，佐以防风；湿淫腹疾，故佐以防己；阴淫寒疾，故佐以附子；阳淫热疾，故佐以黄芩。盖病不单来，杂糅而至，故其用药，亦兼该也。"清代汪昂曾说："小续命汤……通治六经中风，喝邪不遂，语言謇涩及刚柔二痉。亦治厥阴风湿……此方今人罕用，然古今风方，多从此方损益为治。"把小续命汤作为治疗中风的基本方，与清代徐灵胎："续命为中风之主方，因症加减，变化由人，而总不能舍此以立法"观点相同。清代张秉成对该方也极为推崇，他在《成方便读》中指出："此方所治之不省人事、神气溃乱者，乃邪气骤加，正气不守之象。筋脉拘急者，筋得寒则收引也。半身不遂者，乘人所禀阴阳之偏盛，气血之盈亏，以致虚邪客于身半也。语言謇涩者，风中于络而舌本强也；口眼㖞斜者，受邪之处反缓，正气为邪所引而急也。方中用麻黄、桂枝、防风、防己大队入太阳之经祛风逐湿者，以开其表。邪壅于外，则里气不宣，里既不宣，则郁而为热，故以杏仁利之，黄芩清之；而邪之所凑，其气必虚，故以人参、甘草益气而调中；白芍、川芎护营而和血；用附子者，既可助补药之力，又能济麻黄以行表也；姜、枣为引者，亦假之以和营卫耳。"而近代名医陈耀堂在《古今名医临证金鉴中风卷》谓："唐时代治中风并不忌用麻、桂，如《金匮》附有古今录验续命汤等，因此对阳虚之体，受外风所中而导致的中风常用之。"程门雪教授也提出，在治疗中风时"外风、内风可分，但不必强为划分。外风之药不一定限于羌、防、麻、桂，如菊花、桑叶、桑枝、豨莶草、天麻、蒺藜、僵蚕，甚至地龙、全蝎等均为祛外风药也。首先在先兆时期，如所谓'手指麻，数年之内必中风'，而无其他症状者，可用祛外风之药，肥白人合益气化痰用，瘦黑人合养血药用"。可惜的是，虽然有不少医家已经意识到小续命汤在治疗中风病的重要作用，但在江浙医家占优势时期此论处于劣势，并未引起中医界的太大关注。

四、病机、方药认识不同步，方解片面

　　小续命汤从创始之初直到今天历经千百年，其衍生方数目众多，由最初的中风首剂到其后的被忧疑，甚至到了弃之不用的地步，该方所引起的争议直到今天也没有停止过。小续命汤在治疗中风方面所引起争议的问题有以下几个方面：①医家对中风病因病机的认识发生了变化，但对小续命汤的认识仍局限于从"外风"立论。②对小续命汤的组成：麻黄、桂枝、防风、防己等的认识欠全面。此方既有辛温发散，又有补益气血，既有寒凉清热，又有温里扶阳，组方甚为奇特，但历代医家的理解各有偏重，并无全面的解释。③把小续命汤局限于治疗"中风"，一定程度上阻碍了对该方的认识和扩大运用。对于问题①，从中医学产生之初分析：远古时代，人们的认知非常朴素，对疾病的认识大多采用"取象比类"的方法，通过外界事物和变化来认识疾病，即从"外因"着手，这也是中医多以症状来命名疾病、解释疾病的主要原因。因此，唐宋以前以"外风"立论中风是有时代和认识根源的。医家强调"外风"是引致中风的主要病机，而组方有诸多祛除"外风"药的小续命汤在治疗中风病中所取得突出的效果，给医家留下了该方是治"外风"为主的印象，因此围绕着小续命汤组方的讨论也是从祛除外风着手。从这个角度来说，小续命汤治疗以"外风"立论的中风并无不妥。随着对中风研究的不断深入，医家对中风病因病机已发生了很大变化，但是对小续命汤的认识却仍停留于治"外风"的阶段。对于问题②，从续命汤的组成及功效分析：麻黄是该方的主药，在《神农本草经》里明确记载麻黄作用为："主中风，伤寒头痛，温疟，发表出汗，去邪热气，止咳逆上气，

除寒热，破癥坚积聚。"从续命汤的组成及临证使用来看，用麻黄并不仅仅在于发汗，同时取其温经通阳、活血之用；同理，药物也各有不同解释。从这个意义来讲，小续命汤不仅可发汗、祛除"外风"，而且对阳虚寒凝、脉络阻滞等所导致的"内风"也起重要作用，单纯从"外风"角度看待小续命汤显然有失偏颇。对于问题③，小续命汤只是治疗"中风"吗？《金匮要略方论》中写得很明确："治中风痱，身体不能自收，口不能言，冒昧不知痛处，或拘急不得转侧……并治但伏不得卧，咳逆上气，面目浮肿。"这并不仅仅是今天我们所看到的"中风"病的表现，而是与脊髓神经病变如运动神经元病、多发性硬化、急性感染性多发性神经炎、急性脊髓炎等相类似。换句话说，小续命汤的治疗范围不应只用于类中（脑溢血、脑血栓之类疾病），它对各种风病（神经系统疾病）也具有良好效果，不仅治疗"中风"，也能治疗"痿证"，它的治疗范围实在广泛。

学术界对中风病机的认识在动态发展，对小续命汤的认识却处于停滞状态。如果小续命汤仅仅是治疗"外风"，那么为什么在唐宋以前使用该方能取得很好的效果，而在"内风"甚嚣尘上的唐宋以后使用所谓的"清热、解毒、平肝、潜阳"等法治疗中风十不效一呢？难道是中风病本身发生了变化？古代的中风与今人之中风不同？这显然是谬论。另外一个重要原因在于长期以来对组方中麻黄、细辛类的偏见。麻黄作为发汗第一药早有定论，但它的作用不限于此，《神农本草经》就指出麻黄具有"破癥坚积聚"之效，但是由于后来种种偶然的原因，人们认为麻黄、细辛有毒（其实是副反应，或"莫须有"的罪名），虽然并无确凿证据，但给后人运用此类药物造成了很大的困扰。众所周知，麻黄有兴奋大脑神经的作用，古方还魂丹中用麻黄，今天的冰毒也是利用麻黄的这一特点制成的。从这个方面来讲，使用以麻黄为君药的小续命汤治疗中风是有客观依据的。我们怎能因为它的"毒性"而不顾其临床疗效弃之不用？何况并没有确切的证据证明其"毒性"表现在哪里，中药的配伍及量效关系也没有提供证据，怎么能凭臆测来断定一个本来非常有前途的药物或是经方呢？反观一下西药如洋地黄等强心药，其治疗量与中毒量并无明显界限，但人们没有因噎废食，在抢救心衰等患者时仍作为主力使用。我们治疗中风却不用疗效肯定而又安全的麻黄饮片，十分可惜。所幸，在不断的争论中，小续命汤无论是在组方的意义上，还是在治疗范围上都得到了不同程度的充实和完善。今人认识该方更多地从六经传变、寒热错杂、经络虚实等多角度进行了深入的探讨，并辨证使用。如朱心红等在《小续命汤与脑卒中——小续命汤之文献研究》谓："小续命汤用多味入太阳经的药物，平足太阳经之逆气，更以人参补气，附子、桂枝生阳、温经，芍药、川芎活血消瘀，黄芩清上焦之热，如此寒热相济、补消共施，使真气自生、邪热自清、逆气得平、经络以顺、气血得行。其义深如此，而非谓之扶正祛风一语所能概，更非疏散外风也。"郑国庆等在《风药治血与中风病证治》一文中更指出，中风"病位在脑"，而"高巅之上，唯风可到"，部分风药有确切的活血、止血之功，可直接入脑发挥治血作用，认为小续命汤在治疗脑血管意外方面有不可替代的作用。

除了理论上的完善，临床中对小续命汤的认识也在不断加深。如余小平用小续命汤加味治疗急性缺血性脑卒中 60 例，总有效率达 96.7%，明显优于未加中药的对照组（总有效率83.3%，$P < 0.05$）。近代名医赵锡武治疗中风，在脑出血急性

期用《古今录验》续命汤（当归、生石膏、干姜、麻黄、杏仁、桂枝、人参、甘草、川芎）配以再造丸，脑梗死急性期则用温热性的小续命汤（麻黄、防己、人参、黄芩、桂心、川芎、甘草、芍药、杏仁、附子、防风、生姜）佐桃红四物汤温通之，重用生地黄，配合再造丸。河南省名老中医张惠五用小续命汤治疗中风偏枯 88 例，结果总有效率为 98.86%。认为小续命汤对中风偏枯有确切疗效，甚至对某些曾用多种药物治疗效果不佳或病程长久者，只要辨证准确，均可获效。但他强调，本方决非中风偏枯之通用方剂，如肝风内动或热极生风，其脉急实大数或沉而滑，有阳盛或阴虚征象者（高血压、脑出血类），当属禁忌。值得一提的是，当代名老中医李可教授，结合自己长期临床实践和自身中风后服用小续命汤痊愈的切身体会，认为内风、外风截然分开是不符合临床实际的，临床不必在内风、外风胶着，应以六经统中风，以小续命汤为基础方进行加减。他治疗中风的观点如下：外风可引内风动，诸急、卒、暴皆是风；麻黄利窍通脏腑，汗法可治脑水肿；阳气不到便是病，麻附细法透伏邪；中风危证不避麻，活血化瘀望莫及；闭证大续虎承汤，针药并施促苏醒；脱证小续破潜汤，上闭下脱苏合丸；中风后遗续命衍，麻细四五止痉散；不在内外钻牛角，六经辨证统中风。其对小续命汤的独特见解和临床思辨，打破了长期以来对本方的偏见，令人耳目一新，是历代以来中医大家对小续命汤最鲜明的支持。

　　小续命汤的实验研究也取得了可喜的进展。如王月华等观察中药复方"小续命汤"有效成分组（GEC）对衰老大鼠的影响。方法：应用 D- 半乳糖加鱼藤酮建立衰老模型，采用 Morris 水迷宫法检测大鼠学习记忆能力，并测定大鼠脑中谷胱甘肽（GSH）、丙二醛（MDA）、超氧化物歧化酶（SOD）、乙酰胆碱酯酶（AchE）及胆碱乙酰转移酶（ChAT）活性。结果：D-半乳糖可引起拟衰老效应，学习记忆能力下降，脑内GSH含量减少、SOD活性降低、MDA含量升高，但对AchE、ChAT无影响。GEC可改善D-半乳糖诱导的衰老大鼠的学习记忆能力下降及某些生化功能改变。结论：中药复方"小续命汤"GEC可改善D-半乳糖引起的衰老效应，其作用机制可能与抗氧化有关，对开发防治AD新药有积极作用。

五、展望

小续命汤之所以能流传千百年，在于它治疗中风具有其他任何方剂所不能比拟的疗效，而且除了中风病，该方对于肢体关节病、中风有关的病症，只要病机有"风""滞"等表现者，用之皆效。但是，任何一首方剂都不能包治百病，小续命汤亦然。它对"外风"已被证明显效，但仍缺乏大样本的临床观察，而对于"内风"方面的疗效评价尚需临床进一步验证。对小续命进行客观、全面的评价是我们临床工作者的一个重要任务。通过回首小续命汤历史演变，从实践出发，在临证中反复应用、反复思考，同时吸纳前人的经验进行归纳，从而不断发展和进步。随着对小续命汤研究的不断完善，这一古老的方剂将会重新焕发新颜。

第三节　从"开玄府，透伏邪"
探讨小续命汤

小续命汤出自孙思邈《备急千金要方》，是《古今录验》续命汤（麻黄、桂枝、当归、人参、石膏、生姜、甘草、川芎、杏仁）去当归、石膏，加附子、防风、防己、黄芩、白芍而成。《备急千金要方·卷第八·诸风》谓："小续命汤治卒中风欲死，身体缓急，口目不正，舌强不能言，奄奄忽忽，神情闷乱，诸风服之皆验，不令人虚方。"临床证实，该方治疗中风、偏瘫、偏枯等病疗效显著。

在临床上，大多时候治脑病多重视风、火、痰、瘀等实邪，以潜之，以降之，正是因为这种观念的驱使，往往忽略了脑为清阳之府的特性，在《内经》与《难经》中均有头为"诸阳之会"的论点。《灵枢·邪气脏腑病形》篇中说："诸阳之会，皆在于面。"《难经·四十七难》中说："人头者，诸阳之会也。"脑窍生理功能的正常维持，依赖于阳气阴血的充盈，脑病的发生多因气病而起，气为血之帅，病中多见气血同病。

小续命汤方中麻黄、防风、杏仁、生姜开表泄闭，疏通经络而祛风邪外出，人参、甘草、附子、桂心益气温阳以扶正，川芎、芍药调气血，有助正气恢复；并取苦寒之黄芩，以清泄风邪外入、里气不宣所产生之郁热，且缓方中诸药之过于温燥；共成祛风扶正、温经通络之剂。再查其中之妙处可见，麻黄、杏仁、甘草，麻黄汤也；桂心、芍药、生姜乃桂枝汤之意，四药相合意在和营卫调气机、开玄府以透伏邪，又合以防风、川芎之风药，中风、偏瘫等脑血管疾病病位在脑，"高巅之上，唯风可到"，风药在方中可升举清阳、鼓舞正气、宣通气机、枢转邪气外出，是其能于"逆流中挽舟楫上行"的主要配伍。与调节营卫之麻、桂相合，鼓动正气祛浊阴，从汗而解，此法以言逆流挽舟，是由内而外，使邪有出路，这也是古代大医圣贤言道而不闭门留寇之意。附子与人参的配伍在《伤寒蕴要》中有这样的记载："附子，乃阴证要药。凡伤寒传变三阴及中寒夹阴，虽身大热而脉沉者必用之，或厥冷腹痛，脉沉细，甚则唇青囊缩者，急须用之，有退阴回阳之力，起死回生之功。近世阴证伤寒，往往疑似，不敢用附子，直待阴极阳竭而用之，已迟矣。且夹阴伤寒，内外皆阴，阳气顿衰。必须急用人参，健脉以益其原，佐以附子，温经散寒。舍此不用，将何以救之？"虞抟言："附子禀雄壮之质，有斩关夺将之气，能引补气药行十二经，以追复散失之元阳。引发散药开腠理，以驱逐在表之风寒。引温暖药达下焦，以祛除在里之冷湿。"以附子与麻黄汤、桂枝汤之类相配，其旨在以辛温之气行壅滞之气机，畅痹阻之脉络，调和营卫，开玄府，即从汗孔导阴邪自出。《本经》载防己："味辛，平。"《本草通玄》言其"入太阳"。其功效利水消肿，祛风止痛。《名医别录》曰："主治水肿，风肿，祛膀胱热，伤寒，寒热邪气，中风，手脚挛急。"小续命汤用防己透伏邪从玄府、州都而出。黄芩为方中之唯一苦寒之品，有制约辛温之意，以防辛燥太过，有燥湿解毒之功，安已受邪伤之地。诸药相合，以辛温之气宣发清阳，调畅营卫，开通玄府，鼓阴邪从表而解，使清窍自和，诸风邪气得以枢转，诸阳脉中气机不热不寒，温和流行。

众多医家对小续命汤有误解：小续命汤为《古今录验》之方，孙思邈对其治疗诸风脑疾的疗效有所描述，更是言其大良之效，而今却甚少用之，究其原因得从金元时期说起。金元时期众多医家开始对中风的外风入侵理论提出了质疑，着重以"内风"立论。刘河间、李东垣、朱丹溪各持一说，视心火、气虚、痰热等为中风症结，而未提及小续命汤治疗脑卒中的功效，虽未完全否定，但多不提倡使用。笔者思之，是恐方中主药辛温之性，人参甘温补益之功以助热而设。至清代医家张山雷则对其用于治脑卒中大加批判，谓："非小续命汤之庞杂所能侥幸图功。"自此肝风之论大行，平肝潜阳、活血化瘀之药被广泛运用，并被广泛研究，证明有效。而小续命汤因其用药辛温，众多医家恐其助风助热，而被批判亦无提及。

思考：从近年来诸多名医用小续命汤治疗中风经验结合自己多年临床体会谈谈自己的心得。一般从内外立论。一从外风立论：从外邪而言之，因风与寒、湿、热相合而伤人，猝然中风者，仅究于外邪？《灵枢·百病始生》云："风雨寒热不得虚，邪不能独伤人。卒然逢疾风暴雨而不病者，盖无虚，故邪不能独伤人。"故中风的发生，外在感受诸风邪气，而本在内虚，虚在脾肾之阳，阳虚则营气不能守脉内而卫不能守脉外，是以诸风邪气皆从腠理而致，停于脉中则血伤，停于脑络则发为中风。轻则四肢麻木，口眼㖞斜；重者猝然扑倒，昏不知人，手撒气脱，有元阳即将随风而散之象。一从内风立论，以金元各家所谓之痰湿、火邪、气虚为基础，痰湿、气虚与人体脾肾之阳关系甚密，正是因阳气不能振奋，人体一身之阳的虚损导致了脾胃不能升发清阳，泻降浊阴，而致阳亏阴盛，伏邪停于脑络，使人中风。以辛散透邪、宣阳益气之法，投以小续命汤治之，使伏邪从表而出。方中以附子大振脾肾之阳，人参大补元气，此处正是中医治病求其本的体现，导邪而不攻邪的优势所在。而争论的观点在于内热之说，自刘完素以内热立论而后，热论盛行，肝阳上亢，风火上扰清窍之说多如牛毛。笔者多年临床见到的中风患者多为年老体弱，患病日久，阳气已伤者，《素问·上古天真论》中记载："（女子）六七，三阳脉衰于上，面皆焦，发始白；七七任脉虚，太冲脉衰少，天癸竭，地道不通，故形坏而无子也""（丈夫）五八，肾气衰，发堕齿槁；六八，阳气衰竭于上，面焦，发鬓颁白。"可见人自中年以后阳气开始亏虚，而此时正是中风多发的起始年龄，从而可以联系到阳气强弱与中风的发生存在密切关系。肝阳暴亢、阴虚阳亢之说，关键在于对阳亢的理解，在于对阳亢临床表现背后真正原因的挖掘探索。《次注黄帝内经素问·四气调神大论》说："阳气根于阴，阴气根于阳。无阴则阳无以生，无阳则阴无以化。"阴阳一荣俱荣，一损俱损，阴虚何以言阳之亢？阳亢多被后世医家理解为阳气实则热，气有余便是火的概念。其实，阴虚阳亢中的亢是一种标象，而本在肾中元阳不能温煦、内潜，虚阳上扰出现的热象应视为标证，而不应该妄投苦寒镇潜之品，用重潜之品救虚惫之元阳，只能救其一时，元阳旋即会离散，因从本而言，是阳虚寒盛。中风之证，阴邪停于脑络，脑络之娇嫩极易受损，应速救之。麻黄、桂枝诸辛之品与风药相合，疏导营卫，使血络中之伏藏阴邪以汗的方式散出，比活血化瘀之法疗效更甚；用参附回阳救逆以治其本，温通之性以复气机运行，命门得温则虚火自潜，火自归元。

　　总结：小续命汤以辛温之性，开玄府，透伏邪，宣发阳气以治疗中风病，近年来在很大程度上被证实有效，但广大的中医学习者还没有认识到其优势，对辛温通络、辛散透邪法治疗脑病依旧捉襟见肘，这从某种程度说明了现代中医师在辨证施治、治病求本上还存在不足。笔者深刻体会当代医患关系的严峻局面导致临床不敢大胆用药的尴尬现状，也对中医无法治疗急症的观点陷入深深地担忧。笔者不惭浅陋之见，做过一些尝试，旨在抛砖引玉，藉以更完善的学术理论、实践依据和研究来丰富小续命汤的临床基础，使被埋没已久的千年古方重新焕发出华丽的光彩。

临证新论

第四章　小续命汤临证概论

第一节　古代临证回顾

《张氏医通·卷十六·祖方》记载："小续命汤（《千金》），治中风外显六经形证。续命汤去石膏，加芍药、防风、黄芩各一钱四分，防己一钱，熟附子七分，生姜五片，大枣一枚。（《崔氏》《外台》不用防己、大枣）。无汗恶寒，倍麻黄、杏仁。有汗恶风，倍桂枝、芍药。无汗身热、不恶寒，去附子，倍甘草加石膏、知母。有汗、身热、不恶风，倍桂枝、黄芩加葛根。无汗身凉、脉沉细，倍附子加干姜。有汗无热、畏寒、脉沉，倍桂枝、附子、甘草。肢节挛痛、麻木不仁、脉缓，加羌活、连翘（上易老加减法）。张景岳曰：按历代相传，治中风之方，皆以续命等汤为主，考其所自，则始于《金匮要略》，附方中有《古今录验》续命汤，然此必宋时校正之所增，而非仲景本方也。此自隋唐以来，则孙氏《千金方》，乃有小续命、大续命、西州续命、排风等汤，故后世宗之，无不以此为中风主治矣。夫续命汤以麻黄为君，而与姜、桂并用，本发散外邪之方，至小续命、大续命、西州续命等汤，则复加黄芩以兼桂、附，虽曰相制，而水火冰炭，道本不同，即有神妙，终非余之心服者，其他无论，独怪乎河间、东垣、丹溪三子者，既于中风门，皆言此病非风矣，何于本门并首列小续命汤，而附以加减之法，又何前后之言不相应耶！"

　　小续命汤历代用于通治六经中风，在治风门中列为首方。《小品方》已被当时众医认为"此方为诸汤之最要"的记载。宋·王执中《针灸资生经》引《集效方》说："治风莫如续命、防风、排风汤之类，此可扶持疾病。"然自明代当前，此方已罕用。其因是真中风用本方最合，类中风则不合而已。何况小续命汤更适于各种风病，比类中（只局限于脑溢血、脑血栓之类疾病）诸方运用更广，现今诸位医家也是用于类中的多，却忽视了其为治风首方，江尔逊用小续命汤治急性脊髓性、神经性疾患治愈颇多，临床宗其法用于各种疼痛及脑血管疾患方面的治疗，抓住要点，用小续命配伍麻、桂皆成救命、除痛、治"废"良药，实无奇怪之处。我在麻黄十六用中已说到麻黄用于脑血管疾患之妙。方名可知，古人不欺我。

　　小续命汤见《千金要方》，主治"卒中风欲死，身体缓急，口目不正，舌强不能语，奄奄忽忽，神情闷乱，诸风服之皆验，不令人虚"。后来的书引用本方，大都宗《备急千金要方》条。

　　小续命汤：麻黄、防己、人参、黄芩、桂心、甘草、芍药、川芎、杏仁各一两，附子一枚、防风一两半，生姜五两。

　　上十二味，㕮咀，以水一斗二升，先煮麻黄三沸，去沫，内诸药，煮取三升，分三服，甚良。不瘥，更合三四剂，必佳。取汗，随人风轻重虚实也。有人脚弱，服此方至六七剂得瘥。有风疹家，天阴节变，辄合服之，可以防暗。（一本云：恍惚者，加茯神、远志；如骨节烦疼，本有热者，去附子，倍芍药。《小品方》《千金翼方》同。《深师》《古今录验》有白术，不用杏仁。《救急》无川芎、杏仁，止十味。《延年》无防风）。

　　小续命汤在《备急千金要方》三见，其他续命诸汤不包括

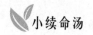

在内。其一，即是上述十二味小续命方。第二方"治中风冒昧，不知痛处，拘急不得转侧，四肢缓急，遗失便利，此与大续命汤同，偏宜产后失血，并老小人方"。第三方"治风历年岁，或歌，或哭，或大笑，言语无所不及，宜服小续命汤方"。

小续命汤虽有三方，以第一方为准。第一方治真中（诸风），第二方治血痹，第三方治失心。三方主治、主症均属风病。

用此方的指征不难。很多症，表现出来的是标，其本是内外。外本为风邪，不管是五脏六腑之风，还是脑风、目风、肠风、漏风等风均可治之，此用来指点治疗真中；内本为中焦，脾胃升降异常。关于脾病，江尔逊论述颇详，观徐灵胎和孙先生案等，大都从脾胃入手，苔可白、可黄、可厚、可腻，关脉或沉、或大、或滑等，但见脾胃升降之异常皆可用之，而不拘泥于风、痹。有人从痰治验，也无非师治中焦之法，此用于指点治疗脑损伤（类中）。

其他宜忌指征也有，非议者如东垣等，诸位有兴味可参，一个内外、一个交互、一个体用，等我们的认识再高一个层次了，自然会领会到《内经》所言"正气存内，邪不可干"了，到时的治疗当比此方更好。

关于古代所言的中风（脑损伤）的治疗中，在开窍与填窍之间，在醒脑开窍与息风填窍二个相反相成的准绳上，似乎近百年来的论述中少之又少，一个开合窍的选择，决定了颅脑损伤患者治后的神志与谋虑，虽然肢体能力恢复，但近期记忆力、定向力等能力下降。小续命汤今人多用，不能灵活运用、辨证加减，遂至危殆，故举几则案例。

陈延之记，余昔任户部员外，忽婴风疹，便服此汤，三年之中，凡得四十六剂，风疾迄今不发。见《外台》引《小品方》。

寇宗奭记，有人年六十，脚肿生疮，忽食猪肉，不安。医以药下之，稍愈。时出外，中风汗出，头面暴肿，起紫黑色，多睡，耳轮上有浮泡小疮，黄汁出。乃与小续命汤倍加羌活服之，遂愈。见《李时珍医学全书》。

寇氏又记，有人年五十四，素羸，多中寒，小年尝服生硫黄数斤，近服菟丝有效。脉左上二部、右下二部弦紧有力。五七年来，病右手足筋急拘挛，言语稍迟。遂与仲景小续命汤，加薏苡仁一两，以治筋急，减黄芩、人参、芍药各半以避中寒，杏仁只用一百五枚。后云：尚觉大冷。因尽去人参、芩、芍，加当归一两半，遂安。见《李时珍医学全书》。

陈自明记，小续命汤大治白虎历节，痛不可忍。有一妇人，先自两足踝骨痛不可忍，次日流上于膝，一、二日流于髀骨，甚流至于肩，肩流于肘，肘流于后溪。或如锤锻，或如虫啮，痛不可忍，昼静夜剧，服诸药无效。召仆诊之，六脉紧。余曰：此真历节证也，非解散之药不能愈。但用小续命汤，一剂而愈。见《妇人大全良方》。

虞抟的长嫂何氏，年57岁，突患中风，跌倒在地，不省人事，全身僵直，嘴唇紧闭，不能言语，滴水不进，喉咙里发出像拉锯似的混浊响声。虞抟闻讯赶至急救，诊其脉象为"六脉浮大弦滑，左甚于右"。于是，虞抟用藜芦末一钱，加麝香少许，制成汤药，灌入鼻窍。不一会，何氏连吐痰液一升左右，神志开始清醒，身体也略能转动。接着，虞抟又给她煎小续命汤并倍加麻黄，连服2次，让她和衣覆被而睡，出汗后人渐苏醒，能转身活动。但右手、右脚尚不能活动，说话迟缓不畅。

后又以东垣导滞丸、二陈汤，加芍药、防风等多种药物服用治疗，终使语言、行动皆灵活如初，活至64岁才得他病而卒。乡人称赞虞抟医术精湛超群，"不啻华佗，扁鹊再生"。见《医学正传》。

一锦衣夏月饮酒达旦，病水泄，数日不止，水谷直出。服分利消导升提诸药则反剧。时珍诊之，脉浮而缓，大肠下弩，复发痔血。此因肉食生冷茶水过杂，抑遏阳气在下，木盛土衰，《素问》所谓久风成飧泄也。法当升之扬之。遂以小续命汤投之，一服而愈。见《本草纲目》。

郑重光治一武介，因嬉戏铜挖刺伤耳底流脓，头痛体僵，成破伤风，项强，用小续命汤重加桂枝、附子、干姜，去黄芩，一剂微汗，头痛减半，再剂颈软，十数剂后，脑涎不流，但其耳竟无闻矣。见《素圃医案》。

第二节　古方治验

验案一

吴某，男，25岁，林业工人。一周前于山上汗出受风，自觉耳后酸胀，脖颈强急而不灵活，因工作关系并没有引起重视。三日后，脖颈处略好一些，但却发现左面部歪斜，皱眉、努嘴、眨眼时与右侧明显异样，肌肉发板，用手抚摸，皮肤感觉麻痹。经偏方及西药治疗4日，没有效果，面部状态和感觉如初。来诊时患者心理负担很大，怕遗留后遗症而影响美观。叫其做微笑、努嘴等动作，可见左额皱纹消失，左眼皮眨动失灵，左鼻唇沟变浅，但舌尖伸出时并不歪斜，苔薄白，湿润，言语清晰，皮肤偏白，病后一直无汗，微恶寒，脉沉细寸微浮。根据病史和症状，此非中枢性血管、脑血管之病变引起，乃周围性面瘫。辨为风邪袭络，中风口歪，用《千金》干姜附子汤温阳通络，散寒和痹。

处方：麻黄12g，附子15g，干姜20g，桂枝12g，川芎12g，细辛3g。用水1000mL煎至500mL，分早晚温服，晚间服药后，盖被取汗，汗透为度，及时擦干，避风而卧，不可令其过汗。并针右侧地仓、颊车、合谷等穴，隔日1次。三日后，效果很明显，左鼻唇沟已见转常，但额纹、眼睑等处如前。予上方续服四剂。注意休息，忌烟酒、熬夜、寒凉、疲劳等不良刺激。再诊，除口干及抬头上挑眉毛时左额纹不现外，余皆正常。停用针灸，避免伤其气血，转用小续命汤加栝楼根、石楠叶，寒热并用，攻补兼施，三剂而愈。

验案二

王某，女，38岁。数年前，身体受风，起初并未在意，后来瘙痒加重，便用防风、艾叶煎水熏洗而愈。已经好多年没有发作了。近期因工作于野外，汗出黏衣，未及时擦干，而着风邪侵袭。表现为皮肤瘾疹如蟾蜍皮，瘙痒难耐，昼夜搔抓，皮肤可见抓痕累累，血色渗出，患者甚为痛苦。又用防风等熏洗而无效。诊见其皮肤暗红、干燥，搔抓处有渗出，口唇干呈暗红色，大便略干，2日排便1次，小便黄少，夜间睡眠极差，心烦易怒，饮食无味，舌红苔白干，脉象略浮。此乃瘾疹，当活血祛风，益气养血，用《千金》石楠汤。

处方：石楠叶20g，麻黄10g，黄芩12g，干姜6g，当归12g，细辛3g，党参15g，生地20g，川芎6g，桂枝10g，甘草6g，吴茱萸6g。用水1500mL煎至1000mL，取500mL分两次早晚温服，取汗，另 500mL 温洗周身，洗后避风，并忌生冷、黏滑、肉面、鸡等物。三剂后，收明显疗效，瘙痒大大减轻，夜间也不心烦了，白日工作中已不觉此病之存在，夜间略有瘙痒，但不重，患者的情绪也比来前转好，能很积极的谈话嬉笑。嘱其饮食要清淡，并注意情绪的不良影响。又予三剂收功。

小结：古人以风为百病之长，善行数变，又常兼夹它邪致病，造成顽疾痼疴。但初起往往因为症状轻微，而不易被人察觉，当发作时又常被误诊，在当代更容易被人所忽视。所以此类疾病，宜及早预防和治疗。《千金要方》言："在皮肤间亦易愈；在筋骨则难瘥也；久痹入深，令荣卫涩，经络时疏，则不知痛。"大多风痹、偏枯、瘾疹、风痹等都是由风邪所致。所以在汉唐之际，大小续命汤及其加减方使用的机会和频率是很高的。

第三节　李可运用小续命汤临证经验

李可，主治医师。男，1933 年出生，山西灵石人。毕业于西北艺专文学部。逆境学医，经全省统考取得中医本科学历。曾任灵石县中医院院长，中华全国中医学会山西分会会员，《中医药研究》特邀编委，香港《中华医药报》医事顾问，世界华人交流协会特邀研究员。

李可致力于中医临床与研究 47 年，崇高仲景学说，虚怀若谷，善于学习历代百家及当代大师之长，形成自己的学术思想、独特的治疗用药风格。自创方剂 28 首，擅长融寒温于一炉，以重剂救治重危急症与各种疑难杂症。自创破格救心汤，抢救肺

心病、风心病、冠心病及各型各类心衰濒危患者百余例，全部
起死回生。自创攻毒承气汤，以急症急治，日夜连服之法，治
疗2000余例外科急腹症、多种脓毒败血症，均在30小时内化
险为夷。自创攻癌夺命汤对头部、甲状腺、淋巴系统、食道、
胃、宫颈等恶性肿瘤有卓效。自创头风散治愈各类头痛痼疾数
千例。自创培元固本散对多种老年性退化性病变、中风后遗症、
心梗后遗症、帕金森氏病有卓效。对多种大出血症，儿科、五
官病急症，皮科顽症，肺结核，结核性胸、腹膜炎有独到的救
治经验。

　　李可认为，大小续命汤已流传2000年以上，是古代治疗中
风的一个经方，但是现在用得少了，为什么？这和中医向西方
靠拢，最先提出中西汇通，中西汇通派有位重要人物——张山
雷，写了两三万字的文章，重点批判大小续命汤。加上现代药
理学认为，方中附子、麻黄、桂枝有升高血压的弊病，基本就
被禁用了。李可曾经和力红谈过，要给大小续命汤平反，恢复
它的本来面目。大小续命汤处方差不多，大续命汤多了一个生
石膏。李可曾在6月份患中风，当时右侧麻木，舌头发硬，讲
话困难，吃这个药，半个月后基本恢复。

　　李可介绍两个方子：续命煮散《备急千金要方·卷八·诸
风门》，这个方子是在孙思邈老人家近100岁时写的，他自己中
风了，整天被患者包围，劳累过度，然后就病倒了。这个病有
什么表现呢？"吾尝中风，言语謇涩，四肢痿曳，处此方"，他
自己开方，让弟子给他煎好。"日服四服，十日十夜服之不绝，
得愈"。古代写书的，还没有谁自己得了病以后写出来，所以这
个病，孙思邈最有发言权。此方主治诸风不分轻重，节至则发，
比大小续命汤更广泛，可以治急中风、慢中风、中风后遗症。

组成：麻黄、川芎、独活、防己、甘草、杏仁各三两，肉桂（紫油桂较好）、附子（生附子比较好，李老这次中风就用的生附子）、茯苓、升麻、辽细辛（原来只有细辛，李老说辽细辛比普通的细辛效果好）、人参、防风各二两，透明生石膏五两，白术四两。打成粉，1 天 14g，绢包，煮出来的汤如白开水，药出不来，李老改成两层纱布，李老考虑绢包是但取其气，不让药末漏到汤里，但是李老认为漏出一点来问题不大。加生姜45g，1000mL 水煮到 500mL 左右，一天分 4 次服。3 小时 1 次。如果病很重，可以加倍。24 小时不断药。

对于出现中风预兆，或手指麻木，或肌肉跳动抽搐，比较重的麻木，可以用它预防。急性期用此方也有效，需要加减，先用三生饮：生南星、生半夏、生川乌，用 150g 蜂蜜，适量水煮好后加九节菖蒲 30g，麝香 0.5g，把患者救醒以后再用这个方子来纠正四肢偏瘫。

还有一个大续命散：主八风十二痹（比较严重的包括类风湿性关节炎，甘肃地方的柳拐子病，最后患者完全不能动），偏枯不仁，手足拘挛，疼痛不得伸屈，头眩不能自举，起止颠倒，或卧苦惊如堕状，盗汗，临事不起（就是阳痿），妇人带下无子，风入五脏，甚者恐怖，见鬼来收录，或与鬼神交通，悲愁哭泣，忽忽欲走等病。

大续命散的组成：麻黄、乌头、防风、油桂、甘草、川椒、杏仁、石膏、人参、芍药、当归、川芎、黄芩、茯苓、干姜等份，研末，酒服方寸匕，3g，日二次。不知稍加，加到以知为度，以出现一些轻微反应为度，口舌麻木，不至于引起其他问题。

可治：中风后遗症，类风湿性关节炎，癔病，各种精神神经症状，男子阳痿，女子宫寒无子，各种抑郁症（可以使肝阳升发，少阴的阳气得到升发）。李老曾治100多例抑郁症，基本就是四逆汤，逐日加附子量，到一定程度，出一身臭汗，就说明有效了。临床发现，抑郁症患者大部分是大学生，家庭比较困难，环境压力比较大者。李老计划用这个方子，试用于运动神经元疾病（这是个顽症，不但外国人治不了，我们也治不了），这个方子加等量制马钱子粉，看看会不会对这个病起到一定的效果。

在南通会议时李老写过一篇文章《从麻黄汤治愈蛛网膜下腔出血并发暴盲引发的思考》，文章的关键点：麻黄、桂枝、附子在高血压中能用不能用？用了后有什么后果？破疑解惑，如果这个解决不好，谁也不敢用。

2000年秋，李老的一位年轻弟子治疗了一位农妇，此人有20多年的高血压病史，其夫为煤矿老板，有钱在外边胡作非为，女的就生气，突然蛛网膜下腔大量出血，出血后不久，双眼什么也看不到了。这种暴盲，按照六经辨证，属寒邪直中少阴，当时用的麻黄附子细辛汤，大汗后，血压正常了。第二天，可以看到人影，人也醒过来了。为什么会有这样的结果？麻、辛、附按照现在医学观点，是升高血压的，为什么能治出血，而且对20年的高血压有这么好的疗效。当时李老讲了这样一段话："麻、桂升压已成定论，近百年来列为脑血管病的禁药。而麻黄汤却能治愈高血压岂不成了千古奇谈？为什么用了药出大汗后，第二天所有的症状都解除……古代治疗中风用大小续命汤，收录在《古今录验》，是古代验方。孙思邈在《备急千金要方》就注明，流传时间很长。《金匮要略》也收录，可见效应毫无疑问，就是机理，为什么大汗出后，血压下降，脑水肿减轻，小便也多了，病好了后，8年时间，血压稳定，一劳永逸。当时考虑的是暴盲，少阴直中，但没有想到有这么好的效果。

现在我们有这样一个误区，麻、桂、辛、附都是升散的药，而血压高，脸红好像也是升散的结果，因为有这样的认识，所以对血压高的治疗就只懂得平肝潜阳、镇肝息风，不知道麻、桂、辛、附这样辛温的药物也可以起效，而且还有这么好的效果。《思考中医》里也谈到这个问题，血压为什么会高？实际上就是机体有阻滞。机体是非常奥妙的，因为有阻滞，所以只有提高压力才能够为末端供血，这是个物理道理。而现在西医普遍还没认识到这个问题，所以西医对高血压的治疗方法就是要终生服药，血压高，那我就降压，这样使机体末端微循环始终处于缺血的状态。由于末端缺血，所以升高血压的这个指令就一直存在，那我们自然就要不停地降压，不停地用药。

这个案例，出一身汗后，血压就降下来了，就不再升高了，这是什么原因呢？麻、桂、辛、附这些升散的药，为什么也可以降血压？因为这些药可以宣通，宣通可以解除阻滞，阻滞一去，机体不再需要那么高的压力就可以灌溉了，所以血压自然就下来了。我们应该读懂机体这个系统，去琢磨它的用意。"

第四节　小续命汤临床研究进展

小续命汤出自孙思邈《备急千金要方·卷第八·诸风》，谓："小续命汤治卒中风欲死，身体缓急，口目不正，舌强不能言，奄奄忽忽，神情闷乱，诸风服之皆验，不令人虚。"方用麻黄、桂心、防风、杏仁、生姜、人参、附子、川芎、芍药、防己、甘草，既辛温发散，又补益气血，既寒凉清热，又温里扶阳。在唐宋以前，被广泛应用于中风。然宋以后至近代，由于"内风说"的盛行，本方受到了严重质疑，甚至被否定。随着对中医药研究的不断深入，小续命汤的研究也有逐年增加的趋势，使我们对这一沉寂千年的古方——小续命汤也有了更深刻的认识。临床实践表明，只要有"风""滞"等表现，用该方治疗均可取得疗效。现对 1984 年以来发表的 92 篇关于小续命汤的临床及实验研究文献概述如下。

一、临床研究

1. 急性脑梗死

脑梗死归属中医学"中风"范畴，是由于正气虚弱，加之饮食不洁，情志过极，内伤积损，致阴阳失调、气血逆乱、上犯于脑所致。小续命汤在中风领域应用较广。临床研究表明，小续命汤能显著改善中风患者的神经功能缺损，且具有明显的调脂和抗动脉粥样硬化作用，对缺血性脑卒中防治有积极作用。

2. 脑梗死后遗症

小续命汤治疗中风后遗症，能有效改善中风偏瘫，使神经功能缺损降低，从而提高患者生活质量。

3. 面神经炎

面神经炎是由于感染、受寒、外伤、肿瘤、中耳炎并发症，以及多发性神经炎等原因，致面神经损伤出现的面部表情肌瘫痪。属中医学"中风"范畴，又称"口僻"。为风寒入侵面部经络，经络麻痹而致气血运行受阻，经脉拘急，疭缓不收而发病。严寒等以小续命汤配合艾灸治疗面神经麻痹 35 例，总有效率为94.3%，效果明显优于单用西药治疗。

4. 糖尿病周围神经病

糖尿病周围神经病是糖尿病常见的并发症之一，大多数在发现糖尿病 2～3 年后出现，病程 10 年以上约 90% 患有此症。该病与高血糖毒性、氧化应激、自身免疫、微血管病变、神经生长因子缺乏等多种因素相互作用导致神经细胞损伤，神经纤维脱髓鞘有关。此病属中医学"痹病"范畴。为消渴日久，耗伤气血，而致气血虚弱，风、寒、湿邪侵袭皮毛，客于营卫肌腠之间痹阻经络为病。黄荣春等在运动、饮食、降糖基础上，加用小续命汤治疗糖尿病周围神经病变 38 例，总有效率 84.21%，并可提高神经传导速度，疗效明显优于加服弥可保组。

5. 类风湿性关节炎

雷明星等以小续命汤治疗类风湿性关节炎 46 例，总有效率为 91.67%，且能有效减少晨僵时间，减轻关节疼痛，改善关节功能障碍，降低血沉。

6. 颈椎病

颈椎病多因脏腑气血亏虚，经脉失养，外感风寒湿，或湿热蕴结，或瘀血阻滞经脉而发病。李波等以小续命汤治疗颈椎病 68 例，显效率 76.5%。认为该方能使颈部肌肉恢复正常，使慢性炎症性疼痛（无菌性）所引起的肌肉、关节囊及韧带的紧张、挛缩松解，促进无菌性炎症吸收、消退。

7. 鼻炎

鼻炎属中医学"鼻鼽"范畴。张金梅以小续命汤加减治疗中重度持续性变应性鼻炎，总有效率可达 97.3%。

8. 个案报导

除了一些临床试验研究外，也有不少学者报道了小续命汤的特殊治疗案例。

（1）有人用大剂量小续命汤治愈格林巴利综合征2例。该病属中医学"痿病"范畴。多因素体痰盛，卫外失固，风邪乘虚袭入，引动痰湿，流窜经络，痹阻气血，致肌肤失荣而发病。

（2）有学者用小续命汤治疗输尿管结石。输尿管结石既已形成，或脱落而阻于输尿管，则经络不畅，风邪内生，络脉拘急，结石嵌顿，难以自行排出。《素问·举痛论》说："寒气客于脉外，则脉寒，脉寒则缩蜷，缩蜷则脉绌急，绌急则外引小络，故卒然而痛。"彭培初教授认为疏风通络有利于输尿管软化、松弛，使结石容易排出。以小续命汤治之，大有效验。

（3）有人用小续命汤治疗末梢神经炎、雷诺氏病有效。此二种疾病均属中医学"血痹"范畴，为风、寒、湿邪侵于四末血脉，阻滞气机，营卫不调，脉络不通，阴阳之气不相顺接所致。此外，还有学者将之用于高血压病、哮喘、多发性硬化等疾病的治疗，均取得了满意疗效。

二、药理研究

现代药理实验研究表明，小续命汤能改善慢性脑缺血引起的神经元数目减少、脑白质病变程度，降低星形胶质细胞的活化，从而改善慢性脑缺血大鼠的脑血管储备功能；能够减轻缺血、缺氧导致的线粒体功能异常及其结构损伤，减少线粒体活性氧的产生和凋亡。在对脑出血的研究中发现，小续命汤可减轻脑水肿，加速脑内血肿的吸收。此外，小续命汤可明显降低胆固醇、三酰甘油和低密度脂蛋白，增高高密度脂蛋白含量，起到调脂作用。

小续命汤组成药物的药理研究表明，生姜能显著升高全脑缺血再灌注小鼠脑组织 Na^+、K^+-ATP酶、Ca^{2+}-ATP酶和SOD

活性，显著降低脂质过氧化物丙二醛（MDA）含量，降低血液纤维蛋白原含量，延长凝血酶时间，改善血液凝血功能，显著降低大脑海马组织神经细胞凋亡。麻黄具有中枢神经兴奋作用，较大治疗量能够引起大脑皮层和皮层下中枢，特别是脊髓的兴奋。人参皂苷对缺血再灌注大鼠脑组织具有神经保护作用，减少神经细胞的凋亡，保护神经元，提高中枢神经组织的抗缺血能力。黄芩苷可有效降低再灌注模型组小鼠脑组织纹状体的Bax/Bcl-2比值，可能进而防止小鼠脑组织纹状体区更多神经元凋亡，有效恢复学习记忆功能。

三、结语

小续命汤在治疗中风领域，历代医家虽褒贬不一，但历经千年的实践证实，其在中风治疗领域是疗效确凿的，而且除了中风病外，只要有"风""滞"等表现，该方用之皆效。虽然历代医家已证实小续命汤对"外风"有效，但仍缺乏大样本的临床观察，而于"内风"的疗效评价仍需进一步的临床试验来验证。

第五章　小续命汤临证思维

一、小续命汤临证思路

小续命汤，治中风外有六经形证，及风痹脚气。（张璐《伤寒绪论》）

组成：麻黄（去根节，泡）、桂枝、甘草（炙）、杏仁（去皮尖，炒，研）、芍药（酒洗）、川芎、防风、人参、黄芩各一钱四分，防己（酒洗）二钱，大附子（炮）七分。

上作二剂，每剂加生姜五片，大枣一枚，水煎温服。

此本《古今录验》续命汤去当归、石膏、干姜而加黄芩、芍药、防己、防风、附子、姜、枣之制也。以其无分经络，不辨虚实寒热，故易老有六经加减诸例。按吴鹤皋曰：此方治中风未详其证，麻黄、杏仁，麻黄汤也，仲景治太阳证之伤寒；桂枝、芍药，桂枝汤也，仲景治太阳证之中风。如此言之，则中风而有头疼、身热、脊强者，皆在所必用也。人参、甘草，四君子之二也，《局方》用之以补气，芍药、川芎，四物汤之二也，《局方》用之以养血，如此言之，则中风而有气虚、血虚者，在所必用也。风淫末疾，故佐以防己，阴淫寒疾，故佐以附子，阳淫热疾，故佐以黄芩。盖病不单来，杂揉而至，故其用药亦兼该也。至于痉病、脚气等类伤寒证，往往借用此方，然必按证增损，始为合宜。设不辨表里虚实而妄投之，宁无耗血伤津抱薪救焚之患乎？（张璐《伤寒绪论》）

夏月多有感冒非时寒气，伤风，中湿，风湿，湿热，湿温，与喝暑热病，最要辨析。其伤风感寒，已辨如上，但热病则脉盛身热，不恶寒但恶热，而烦渴，中喝则脉洪大汗出，喘渴引饮，中暑则脉虚，背微恶寒，身拘急，湿温则脉濡小急，汗多足冷，湿热则形盛喘胀，中湿则一身疼重而或发黄，风湿则关节肿痛，自汗恶风，不欲去衣，为异耳。

湿家大发其汗则致痉，中风头痛，常自汗出而呕者，汗之必发痉。新产血虚，汗出伤风亦作痉，故仲景有疮家虽身疼痛，不可发汗之戒。皆发汗太过，经虚生风所致。其证颈项强急，头热面赤，目脉赤，足冷胫寒，头摇背反张，口噤咬牙，手足挛搐，通用小续命汤，刚痉为阳去附子，柔痉为阴去麻黄。（《张璐医学全书·总论》）

二、小续命汤易老六经加减法

小续命汤治中风不省人事，渐觉半身不遂，口眼歪斜，手足战掉，语言謇涩，肢体麻痹，精神昏乱，头目眩晕，痰火并多，筋脉拘急，不能屈伸，骨节烦疼，不得转侧，诸风服之皆验，脚气缓弱，久服得瘥。久病风入，每遇天色阴晦，节候变易，预宜服之，以防喑哑。

防风、桂心、黄芩、杏仁（去皮尖，炒）、芍药、甘草、川芎、麻黄（去节）、人参各一两，防己一两半，大附子（炮）一枚，生姜五两。

麻黄续命汤，治中风无汗恶寒。本方中麻黄、杏仁、防风各加一倍。

桂枝续命汤，治中风有汗恶风。本方中桂枝、芍药、杏仁各加一倍。二证皆太阳经中风也。

白虎续命汤，治中风有汗，身热不恶寒。本方中加知母、石膏各一钱四分，去附子。

葛根续命汤，治中风身热有汗，不恶风。本方中加葛根、桂枝、黄芩各一倍。二证皆阳明经中风也。

附子续命汤，治中风无汗，身凉。本方中加附子一倍，干姜、甘草各一钱。此证乃太阴经中风也。

桂附续命汤，治中风有汗无热。本方中加桂枝、附子、甘草各一倍。此少阴经中风也。

羌活连翘续命汤，中风六证混淆，系之于少阳、厥阴，或肢节挛痛，或麻木不仁。本方中加羌活、连翘各一钱半。（《医门法律·中风门》）

第六章 临床各论

一、急性脑梗死

急性脑梗死又称急性缺血性卒中，是最常见的脑卒中类型，其占全部脑卒中的 60% ~ 80%。小续命汤首见于《备急千金要方》，历代医家多用其治疗中风病。近年来，众多学者应用小续命汤治疗急性脑梗死，但各研究结论之间仍然存在较大差异。万氏等拟应用系统评价和 Meta 分析的方法，综合定量评价小续命汤治疗急性脑梗死的临床疗效和安全性，为临床实践提供更为可靠的证据。

（一）资料与方法

1. 纳入与排除标准

根据国际循证医学 Cochrane 协作网的工作手册，制定小续命汤治疗急性脑梗死临床随机对照试验的纳入标准和排除标准。

（1）纳入标准：按照 PICOS 原则构建，研究对象参照《全国第 4 届脑血管病学术会议脑梗死诊断标准》《中国脑血管病防治指南》《中国急性缺血性脑卒中诊治指南 2010》等临床规范和指南中制定的诊断标准确诊为急性脑梗死患者；干预措施，在急性脑梗死常规西医治疗的基础上加用小续命汤；对照措施，上述临床规范和指南推荐的常规西医治疗，包括吸氧、血压及血糖控制、营养支持、溶栓、抗凝、抗血小板、神经保护等措施；结局指标包括临床总有效率和美国国立卫生院神经功能缺损评分；研究类型采用随机对照试验。

（2）排除标准：随机方法不恰当的研究，研究对象诊断标准不明确的研究，对照组为中药相互对照的研究，结局判定标准不明确的研究，存在明显干扰或沾染的研究。

2. 文献检索

检索中国知网系列数据库（CNKI）、万方数据库、维普数据库（VIP）、中国生物医学文献数据库（CBM）、The Cochrane Library 和 PubMed 数据库。以"小续命汤""脑梗死""中风""脑卒中"等为中文检索词，以"Xiaoxuming decoction""acute ischemic stroke""cerebral infarction"等为英文检索词，按各数据库特点进行主题词和自由词检索，获得题目与摘要，并进行重复文献筛查。

3. 文献筛选

阅读文题及摘要，排除明显不符合纳入标准的研究文献，初步筛选可能符合纳入标准的研究文献，进行全文阅读及评价，确定纳入研究，完成文献筛选。

4. 资料提取及偏倚风险评估

根据事先设计好的纳入研究资料提取表，提取纳入研究的相关资料。根据 Cochrane Handbook5.0 推荐的"偏倚风险评估工具"对纳入研究进行方法学偏倚风险评估，包括以下 6 个方面：随机分配方法；隐蔽分组；对研究对象、治疗方案实施者、研究结果测量者和统计人员实施盲法；结局数据的完整性；选择性报告研究结果；基线一致。针对每个纳入研究依据上述 6 条做出具体描述。

5. 统计学处理

应用 Cochrane 协作网提供的系统评价专用软件 RevMan 5.3 进行异质性检验和 Meta 分析。应用 Q 统计量检验法进行异质性检验，用 I^2 值估计异质性的大小：Q 统计量检验法 $P > 0.1$，$I^2 \leqslant 50\%$，可认为多个同类研究具有同质性。指标效应量的合并选用固定效应模型；Q 统计量检验法 $P \leqslant 0.1$，$I^2 > 50\%$，可认为各个研究间具有异质性，指标效应量的合并选用随机效应模型。计数资料和计量资料分别以相对危险度（RR）和均数差（MD）为合并效应量，并计算其 95% 可信区间（CI）。通过改变效应模型进行敏感性分析，以考察结果的稳定性。用倒漏斗图分析并判断其对称性，以检验发表偏倚。

（二）结果

最终共纳入 9 项合格研究，共计 631 例患者，试验组 335 例，对照组 296 例。纳入研究均存在较高的方法学偏倚风险。

Meta 分析结果：临床总有效率的 Meta 分析：用固定效应模型进行统计分析，结果显示 9 项研究合并效应量 RR=1.15，95%CI［1.08，1.23］，结果具有统计学意义。神经功能缺损评分的 Meta 分析：结果显示 6 项研究合并效应量 MD=−3.52，95%CI［−4.45，−2.59］，结果具有统计学意义。

敏感性分析：为考察上述结果的稳定性，采用改变合并效应量统计分析模型进行的敏感性分析，改用随机效应模型对 9 项研究进行 Meta 分析。结果显示，临床总有效率合并效应量 RR=1.12，95%CI［1.04，1.20］，神经功能缺损评分合并效应量 MD=−3.51，95%CI［−4.66，−2.36］，均具有统计学意义。表明改用随机效应模型未使固定效应模型合并结果的意义发生改变。

提示该结果稳定性较好。

倒漏斗图分析：对9项随机对照试验进行倒漏图分析，结果显示倒漏斗图不对称。提示存在偏倚。

安全性评价：对3项研究进行了安全评价，均未见相关不良反应发生。

（三）讨论

1.临床疗效与安全性分析

与单纯常规西药治疗相比，小续命汤在提高急性脑梗死患者的临床总有效率及改善神经功能缺损评分方面，结果具有统计学和临床意义。敏感性分析提示，结果稳定性较好。现有证据表明，小续命汤治疗急性脑梗死可提高临床疗效。未见与小续命汤相关的不良反应，提示其安全性良好。现代药理研究亦证实，小续命汤具有较好的脑缺血保护作用。

王月华等研究表明，小续命汤有效成分组可显著改善局灶性脑缺血大鼠的神经症状障碍，延长倾斜板停留时间，调节脑内氧化－抗氧化平衡及降低诱导型一氧化氮合成酶活性，减少脑梗死体积。周天梅等研究表明，续命汤能降低局灶性脑缺血大鼠血清白介素－1β和肿瘤坏死因子－α过度表达，减轻缺血中心区和周围区神经元损伤、脑缺血和水肿，保护血脑屏障。

2.局限性

纳入的9项研究均为小样本试验，偏倚风险评估结果显示其方法学质量普遍较低，内部真实性均较差，仅有1项研究提及采用随机数字表法分组，但并未具体描述随机序列的产生，其余研究所能鉴定为随机对照试验的标志仅是文中提及采用"随机分组"；所有研究均未提及如何进行分配方案的隐藏；均未采用盲法。虽然各研究间无明显统计学异质性，但各研究所用处方具体剂量和疗程亦不尽相同，导致各研究间存在一定的临床异质性。

3. 未来研究展望

本研究的偏倚风险评估结果示，小续命汤治疗急性脑梗死临床试验的方法学质量仍有待提高，今后尚需进一步开展样本量充足、设计合理、执行严格的临床试验进行验证，同时建议临床试验的报告参照临床试验报告统一标准进行，切实提高临床试验的报告质量，为中医药治疗急性脑梗死提供更加真实、可靠的证据。

二、急性缺血性中风

脑血管病是人类三大致死性疾病之一，目前已成为我国死亡原因的第一位。在我国，缺血性脑血管病发病率极高，约占脑血管病的 70%，严重危害人类健康，给社会和家庭带来了巨大的负担。虽然重组组织型纤溶酶原激活剂（rt-PA）的问世给发病 4.5 小时以内的急性脑梗死患者带来了福音，但是因为治疗时间窗的限制或其他禁忌证，获得溶栓治疗的患者不到 5%，大多数患者只能接受支持治疗。更令人遗憾的是，迄今为止仍然缺乏有效的神经保护和神经修复药物。近年来，中医药治疗脑血管病的研究日益受到重视，但其确切机制尚不清楚。

小续命汤乃古代名方，流传至今已经 2000 多年，中医古籍记载了小续命汤具有治疗急性脑卒中的功效，但是从循证医学的角度其推荐证据和级别相对较低。周氏等采用随机、对照研究方法，通过美国国立卫生院卒中量表（NIHSS）、中医证候积分等量表的测定、统计和分析，评价小续命汤治疗风痰瘀阻型急性缺血性中风的临床疗效。

（一）资料与方法

1. 临床资料

周氏等评价小续命汤对风痰瘀阻型急性缺血性中风患者的有效性和安全性，为缺血性中风的中医治疗提供临床依据。

选择 2013 年 3 月至 2013 年 12 月在神经内科住院病例，符合中医风痰瘀阻型急性缺血性卒中患者 90 例为研究对象，遵循随机对照的原则分为治疗组和对照组。两组治疗前性别、年龄、发病时间和卒中高危因素比较，差异无统计学意义（$P >$ 0.05）。

2. 诊断标准

西医诊断参照中华医学会神经病学分会脑血管病学组《中国急性缺血性脑卒中诊治指南 2010》标准。中医证候分型诊断标准参照 1996 年国家中医药管理局脑病急症科研协作组制订的《中风病诊断疗效评定标准》。

3. 纳入标准

西医诊断符合《中国急性缺血性脑卒中诊治指南 2010》的诊断标准；中医证候符合《中风病诊断疗效评定标准（试行）》中的风痰瘀阻证；患者年龄 ≥ 40 岁，≤ 85 岁；发病时间 > 4.5 小时，≤ 72 小时；NIHSS 评分 ≥ 4 分，≤ 21 分；签署知情同意书者。

4. 排除标准

患者有服用抗血小板药物的禁忌证；孕妇及哺乳期妇女；精神病、癫痫、酗酒、药瘾或智力严重损害，不能按时服药和配合检查者；意识障碍；合并有心、肝、肾和造血系统严重原发病；过敏体质或对实验药物和对照药物已知成分过敏；溶栓患者；既往骨关节疾病，或脑梗死遗留明显残疾影响本次神经功能评分者。

5. 治疗方法

（1）对照组：按照《中国急性缺血性脑卒中诊治指南2010》给予抗血小板药物、他汀类药物等，控制血压、血糖、体温，予以康复指导。治疗组在对照组治疗基础上加用小续命汤。组方：炙麻黄6g，防风12g，防己10g，党参10g，黄芩10g，桂枝10g，甘草10g，赤芍10g，川芎10g，杏仁10g，附子10g，生姜6g。每天煎取200mL，分2次服用，服用1周。

（2）观察指标：用美国国立卫生研究院卒中量表评价中风患者的神经功能缺损程度。中医证候积分包括主症、次症和舌脉的评分。安全性指标包括：血常规、肌酐、尿素氮、谷丙转氨酶、谷草转氨酶、心电图。两组观察时间均为4周。疗效评定标准、神经功能改善标准：在治疗前和治疗后4周进行NIHSS评分，根据各项评分的差值比较两组神经功能缺损的改善情况。参照《中药新药临床研究指导原则》制定中医证候积分标准：临床痊愈：中医证候积分减分率95%以上；显效：中医证候积分减分率70%～94%；有效：中医证候积分减分率30%～69%；无效：中医证候积分减分率29%以下。

（3）统计学处理：采用SPSS 18.0统计学检验均采用双侧检验，$P < 0.05$差别有统计学意义。计量资料属正态分布者采用t检验，非正态分布者采用秩和检验；计数资料采用χ^2检验，等级资料采用秩和检验。

（二）结果

1. 神经功能缺损程度比较

比较治疗前后 NIHSS 评分，根据 NIHSS 评分 < 7 分和 NIHSS 评分 ≥ 7 分。两组治疗前 NIHSS 评分对比，差异均无统计学意义（$P > 0.05$），两组具有可比性。治疗组和对照组治疗 4 周后 NIHSS 评分较入院时均有所改善（$P < 0.01$）。但治疗组的 NIHSS 评分改善程度：NIHSS 总分组、NIHSS 评分 < 7 分组、NIHSS 评分 ≥ 7 分组均优于对照组（$P < 0.05$）。

2. 中医证候积分

两组治疗前中医证候评分对比，差异无统计学意义（$P > 0.05$）。组内比较，两组治疗 4 周后中医证候评分均较治疗前下降（$P < 0.01$）。组间比较：两组治疗 4 周中医证候评分差值，差异有统计学意义（$P < 0.01$）。

本研究是为期 4 周的临床药物研究，共观察 90 例患者，得出中风病风痰瘀阻证患者在发病 3 天内加用古方小续命汤治疗后，治疗组在神经功能缺损方面较对照组有进一步改善。治疗后两组 NIHSS 评分均有降低趋势，治疗组评分显著低于对照组（$P < 0.01$），两组中医证候积分均有改善，但治疗组优于对照组（$P < 0.01$）。

3. 结论

小续命汤能有效改善风痰瘀阻型急性缺血性中风患者的神经功能缺损，对中医证候的缓解亦有疗效。小续命汤结合西医规范化治疗能有效改善急性期缺血性中风风痰瘀阻证患者的神经功能缺损和中医证候积分，具有很好的应用和研究前景。

按： 小续命汤是从外风立论来救治中风的经典名方，此方

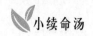

最早的记载可追溯至南北朝时期著名医家陈延之的《小品方》，后被唐代名医孙思邈收录在《备急千金要方》中，谓："小续命汤，治卒中风欲死，身体缓急，口目不正，舌强不能语，奄奄忽忽，神情闷乱，诸风服之皆验，不令人虚方。"汪昂在《医方集解》中称其是"此六经中风轻者之通剂也"。李可老中医常采用大小续命汤治疗中风，患者获益良多。黄煌先生在《经方100首》中续命汤一篇罗列了许恩普、丁甘仁等名医应用小续命汤治疗脑卒中"一剂知、二剂已"的神奇效果。历代医家用小续命汤治疗中风的医案也屡见不鲜。小续命汤组方，明代吴昆《医方考》中曰："麻黄、杏仁，麻黄汤也，仲景以之治太阳证之伤寒；桂枝、芍药，桂枝汤也，仲景以之治太阳证之中风。如此言之，则中风而有头疼、身热、脊强者，皆在所必用也。人参、甘草，四君子之二也，《局方》用之以补气；芍药、川芎，四物汤之二也，《局方》用之以养血。如此言之，则中风而有气虚、血虚者，皆在所必用也。风淫末疾，故佐以防风；湿淫腹疾，故佐以防己；阴淫寒疾，故佐以附子；阳淫热疾，故佐以黄芩。"

作为中药复方制剂，不能忽略小续命汤中各味中药组合后的综合疗效。王月华等应用现代分离技术和高通量筛选技术后提取出了小续命汤复方中抗缺血损伤的有效成分，发现小续命汤复方有效成分组可通过多组分、多靶点途径发挥药理作用，具有抗氧化、抗过氧化氢损伤、抗谷氨酸损伤、耐低氧损伤、抗线粒体脂质过氧化损伤的作用。关建红等研究表明，小续命汤具有降低血脂、抗动脉粥样硬化的作用。

现代药理学研究表明，小续命汤中的很多单味药对脑血管病有很好的疗效。芍药苷是芍药的主要化学成分，具有抗炎抗氧化、抗自由基、改善血脑屏障通透性、增加大脑局部血流量的作用。川芎具有扩血管、抗血小板聚集、抑制黏附分子表达、抑制血管平滑肌细胞增殖、抗缺血再灌注损伤的作用。生姜具备抗氧化、抗炎、降低胆固醇、调节免疫的作用。

附一　小续命汤治疗急性中风研究进展

中风亦名卒中，指以突然昏倒、不省人事，或未经昏倒，不省人事，偏身活动不利、麻木，言语不利，口眼歪斜等为主要表现的病症。西医急性脑血管意外出现上述临床症状时可归属本病论治。卒中具有高发病率、高致死率、高致残率，以及低治愈率的特点。西医治疗本病的方法及效果有限。小续命汤为治疗中风经典方剂，临床上常获佳效，备受历代医家推崇。

（一）历史源流

多数文献研究认为，南北朝时期陈延之《小品方》首先记载小续命汤，后因本方在治疗中风方面备受唐·孙思邈推崇，被列为《备急千金要方》首方，云："小续命汤，治卒中风欲死，身体缓急，口目不正，舌强不能语，奄奄忽忽，神情闷乱，诸风服之皆验，不令人虚方。"并列有小续命汤方及数首续命汤类方。张志峰研究认为，续命汤为张仲景所创，首载于晋·葛洪的《肘后备急方》，曰："治卒中急风，闷乱欲死方……又别有续命汤。"而后《范汪方》对本方药物组成进行了明确阐述，经《备急千金要方》及《外台秘要》收录后广为流传。

李海霞等追溯历代关于小续命汤文献记录指出，唐宋以前医家对中风病因多认为"内虚邪中"，本方为治风之首方，具有补益祛邪之功，故应用广泛。至金元时期，各大医家对中风病因均有不同阐述，小续命汤使用渐少。明·张景岳认为，古人将其用于中风病乃误解"风"字；清·张山雷则批判了小续命汤用于治疗中风，而诸如徐灵胎等结合临床效果认为"续命为中风之主方"，对其大为赞赏。近现代以来对本方临床应用及机制探讨逐渐升温，实验研究更为广泛，并指出治疗中风"小续命汤具有无法替代的优势"。

崔金涛等结合临床经验及文献研究，提出小续命汤临床作用是开玄府、调营卫、透伏邪，最终达到宣通阳气。陈党红等指出小续命汤临床疗效显著，评价需以临床实践为首要标准。

（二）临床应用

张丽瑛等将 30 例卒中患者在常规西医治疗的基础上加服小续命汤加味，连续治疗 14 天后发现小续命汤加味对风痰瘀阻、痰湿蒙神、气虚血瘀型卒中疗效较好。比较两组治疗后血脂变化情况，发现小续命汤具有明显的调脂和抗动脉粥样硬化作用。

赵红宁对 60 例风痰上扰型脑梗死患者进行常规治疗加小续命汤加减，口服 14 天疗效显著。

周山在常规西医治疗基础上加用小续命汤口服治疗中风患者 40 例，治疗 28 天后，运用美国国立卫生研究院卒中量表（NIHSS）评分，结果小续命汤组较对照组明显降低，差异有统计学意义，指出小续命汤可改善中风患者神经功能缺损。

刘辉武等将 38 例急性脑梗死患者在常规西医治疗的基础上加用小续命汤口服，治疗后第 2 周及第 3 周，用 NIHSS 评分，结果小续命汤组改善均优于对照组，且总体有效率高于对照组，认为中西医结合治疗急性脑梗死疗效显著。

贡国付等通过观察 30 例西医联合小续命汤口服治疗的急性

脑梗死患者，发现加用小续命汤组在 NIHSS 评分及临床疗效改善方面均优于对照组，认为小续命汤联合西药治疗能提高急性脑梗死临床疗效。

常宗范观察 214 例在常规治疗基础上加用小续命汤联合双嘧达莫口服的缺血性卒中患者，连续治疗 15 天后比较入组前后 NIHSS 评分及简式 Fuglmeyer 运动量表（FMMS）评分上的差异，指出小续命汤联合双嘧达莫治疗缺血性卒中疗效显著，可明显缩短病程，且无不良反应。

李振瑞等通过对 28 例无高血压病史的中风患者使用小续命汤治疗，发现总有效率达 92.8%。

李宏伟等通过使用小续命汤胃管注入治疗一例脑基底节出血 20mL 患者，取得了良好疗效，指出本方所治为正虚邪中之证，不可过于拘泥于出血而畏用辛热之剂。

（三）机制研究

小续命汤治疗急性中风的机制研究主要包括体内实验研究和体外实验研究，其主要作用机制为抗氧化应激、抗神经细胞凋亡、保护血管神经单元以及降脂等，具体如下：

1. 抗氧化应激作用

一氧化氮（NO）是人体重要的效应分子，与脑血管内皮功能密切相关。相关研究提示，急性脑梗死患者 NO 和一氧化氮合酶（NOS）水平均显著上升，并与神经功能缺损程度和脑梗死面积相关。

王晋平等给急性脑梗死模型大鼠用小续命汤灌胃，发现小续命汤组血浆中 NO 含量和 NOS 活力较模型组显著下降，认为降低急性脑梗死大鼠血浆 NO 含量和 NOS 活力可能是小续命汤抑制脑组织缺血损伤的机制之一。

文献报道提示，小续命汤可能通过调节脑内氧化－抗氧化平衡及降低诱导型 NOS 活性对局灶性脑缺血起到保护作用。早期文献报道，在慢性缺血大鼠模型中给予小续命汤有效成分，可显著改善脑线粒体结构、降低功能损伤。最新的实验研究进一步证实小续命汤可减轻缺血性改变、保护线粒体完整性，并认为线粒体 P53 途径可能部分参与了其保护作用。

王月华等研究发现，小续命汤复方有效组分具有抗氧化、抗过氧化氢损伤、抗谷氨酸损伤以及调节神经细胞内钙离子作用。认为小续命汤可能是通过多组分、多靶点途径发挥上述药理作用。

贺晓丽等通过动物实验研究发现，低、中剂量小续命汤有效成分通过降低脂质过氧化水平及增强脑组织谷胱甘肽过氧化物酶（GSH-Px）活性抑制大鼠长期缺血缺氧所造成的氧化应激反应。

2. 抗神经细胞凋亡作用

Zhu XH 等在体内和体外模拟缺血再灌注损伤模型，通过观察缺血后神经损伤的反应、海马 CA1 区半胱氨酸天冬氨酸蛋白酶 -3（Caspase-3）的活性以及 B 细胞淋巴瘤 -2（Bcl-2）的表达来评价小续命汤的作用，并在缺血 7 天后通过 Morris 水迷宫实验评价认知能力。发现小续命汤增加了海马 CA1 区的存活神经元密度，降低了大鼠空间认知缺陷，抑制了 Caspase-3 的激活，并上调 Bcl-2 的表达，进而抑制细胞凋亡。

贺晓丽等通过实验进一步证实了小续命汤有效成分通过升高脑组织 Bcl-2/Bax 比值、抑制下游 Caspase 凋亡级联反应，减少神经细胞凋亡。

3. 保护血管神经单元作用

Wang YH 等通过实验研究发现，小续命汤有效成分能够减轻慢性缺血大鼠脑血管储备功能的降低，改善神经元数目的减少及形态分布异常，并能有效降低星形胶质细胞的活化。

Lan R 等通过给予局部缺血再灌注卒中模型大鼠不同剂量小续命汤煎剂灌胃治疗，发现小续命汤可减少脑梗死面积、改善行为功能、降低因缺血再灌注引起的细胞超微结构损伤和血－脑脊液屏障的通透性，并指出可能是通过抑制基质金属蛋白酶 –9、–2 和血管内皮生长因子的表达造成的。实验研究提示，小续命汤对神经血管单元的保护作用可能是通过对磷脂酰肌醇 –3 激酶 /Akt 蛋白通路的激活引起的。

4. 降脂作用

关建红等通过给高脂饮食造模的鹌鹑用小续命汤煎剂灌胃 30 天后比较给药前后体质量、总胆固醇和三酰甘油变化，发现小剂量 9g/（kg·d）给药组与高脂组在上述 3 项指标上存在显著差异，指出小续命汤具有抑制胆固醇、提高三酰甘油的调脂作用。

（四）结语

小续命汤对于治疗急性中风具有重要的地位，通过对历史源流的回顾可以帮助我们更好地认识其主治病症及作用机制。近年来对小续命汤的临床研究日趋升温，进一步验证了本方的疗效，但目前的临床研究仍局限于单中心、低水平、小样本的研究，高质量随机对照研究尚匮乏；实验研究提示本方在治疗急性中风上具有多靶点、不良反应低的特点。但上述研究未能全面揭示其作用机制，仍有待后续深入研究。

附二　小续命汤治疗脑卒中之文献研究

小续命汤用来治疗脑卒中（俗称中风）历来褒贬不一。据文献考证，唐以前多用。《备急千金要方·诸风》（以下简称《千金》）首列小续命汤方，并列有续命汤类方数首，《外台秘要》（以下简称《外台》）亦如此。自宋始，小续命汤治疗脑卒中的地位下降，《圣济总录·诸风门·中风》言："治中风昏昧不知痛处，或拘急不得转侧，或四肢缓痕，遗失便利，小续命汤方……日午夜卧各温服，要发汗，空腹并三服。如人行五里，用热生姜稀粥投之。汗出慎外风。"金元时期，河间主火、东垣主气、丹溪主痰，虽未完全否定其治疗脑卒中的功效，但多不提倡使用。明·朱橚《普济方·诸风门·治中风论》中虽载有小续命汤，但已非开篇之首，谓："夫中风者，盖五脏俱虚，乃得是病，医者不治其本，先以治风药，如续命汤排风之类投之。"作以告诫。至于用小续命汤之时，言："治中风气逆有痰涎（卫生宝鉴），苏合姜调灌下咽，次用省风小续命汤，多增木麝二香煎。往往中风之证，多因喜怒不常。"明·张景岳亦在选《金匮要略》续命汤、《千金》小续命汤、大续命汤以及愈风汤后，加一按语，"中风一证，病在血分，多属肝经，肝主风木，故名中风，奈何自唐宋名家以来，竟以风字看重，遂多用表散之药，不知凡病此者，悉由内伤，本无外感，既无外感而治以发散，是速其危耳。若因其气血留滞，而少佐辛温，以通行经络则可。若认为风邪，而必用取汗以发散则不可。倘其中抑或有兼表邪而病者，则诸方则不可废。故择其要者详之，亦以存古人之法耳"。及至清·张山雷则对其用治脑卒中大加责乏，谓："小续命汤之治卒中风欲死，本是附会《伤寒论》之太阳中风，而制此鸿濛未判之奇方。乃后人之论中风，有中经络之一证，又附会小续命汤之可治太阳证，而造此不可思议之病理。要知昏瞀卒仆之中风，既非在表之风邪，必非小续命汤之庞杂所能缴幸图功。"今之医者用之治疗脑卒中者亦少，那么小续命汤能否治疗脑卒中？其治疗脑卒中的机制是什么？对此拟从以下几个方面略作探讨。

（一）小续命汤方考证

古以"续命"命方者甚多，多意取其能延续性命、言其神效也。方名有小续命汤，还有大续命汤、加减续命汤以及独活续命汤、蛇蝎续命汤等。方中用药有相近者，亦有截然不同者。用治脑卒中的小续命汤当首出《小品方》，谓："小续命汤，治卒中风欲死，身体缓急，口目不正，舌强不能语。奄奄惚惚，精神闷乱，诸风服之皆验，不令人虚方。"药用：甘草、麻黄、防己、人参、桂心、黄芩、川芎、芍药各一两，防风一两半，生姜五两，附子一枚。《千金》《外台》所引小续命汤方与此大致相同，《千金》仅多杏仁一两，而《外台》多杏仁一两，少防己。那么，《千金》所载之小续命汤为什么多杏仁一味呢？考《金匮要略·杂疗方》中载"还魂丹"方，药用麻黄、杏仁、甘草；又，《太平圣惠方》中列有"杏仁散方，治卒中风，言语謇涩，肢体不仁"。可见《千金》所载小续命汤较为完善。再考，《千金》所载小续命汤方有三：两方治脑卒中、偏枯，一方"治风历年岁，或歌或哭或大笑，言语无所不及"，该方较前二者少生姜，而其治迥异。可推测，小续命汤治疗脑卒中，生姜似不可少，且方中其用量最大——五两。

脑卒中治疗中应用生姜，作者有一点临床体会。曾治疗一女性患者，48岁，农民。因左半身麻木半月来诊。主症：左半身麻木，头晕，时有头痛，口眼歪斜，纳差，有时急躁易怒，睡眠差，记忆力下降，舌质红，苔薄白，脉弦细。脑部 CT 示，右侧基底节区梗死。诊为脑梗死（阴虚阳亢型）。给予小续命汤加减，并嘱煎药时加入生姜一两，3剂。3天后复诊：谓服前两剂时无明显效果，于第3剂煎药时加入生姜一两，服用后左半身麻木明显好转，头晕、头痛消失，查舌脉如前。如前方10剂，每煎加入生姜一两。10天后复诊：左半身麻木、头晕、时有头痛、口眼歪斜等诸症均消失，仍有纳差，记忆力下降，舌质淡红，苔薄白，脉细稍弦。以六君子汤善后。

又治一女性患者，70岁。右侧瘫痪。肺部 CT 示，右肺下野见可疑阴影。因患者年迈，家属不愿进一步检查确诊而要求中医治疗。脑部 CT 示，左侧基底节区梗死。给予小续命汤加减，并嘱煎药时加入生姜一两，20剂。复诊时竟拄杖而至诊室。可见，小续命汤用生姜当有深意，有待于进一步研究。

（二）小续命汤治疗脑卒中的临床和理论基础

小续命汤千百年来得以流传，是因为显著的临床疗效。清·徐灵胎《兰台轨范》谓："（小续命汤）续命为中风之主方，因症加减，变化由人，而总不能舍此以立法。"徐灵胎乃清朝临床大家，其说当有深底。近代乃至当今医者用之治疗脑卒中多有获效。丁光迪在论及脑卒中的治疗时，强调了小续命汤治疗脑卒中的重要地位。余小平用小续命汤加味治疗急性缺血性脑卒中60例，总有效率达96.7%，明显优于未加中药的对照组（总有效率83.3%，$P < 0.05$）。后世医者畏用小续命汤，可能由于对其功效的错误认识以及圈于内风、外风之说。《千金》载

小续命汤方而未言明其功效。后世医家多认为其功在疏散外风，即便是在分析方剂时前后矛盾，但终不能超越这一法则。内风、外风乃后世之论，非《内经》本旨；再则，既见麻黄、桂枝、防风，即谓之疏散外风，恐亦不妥，还魂丹中用麻黄，五苓散中用桂枝，俱不言其发散。那么，小续命汤组方的真正含义是什么呢？考，《素问·厥论》："巨阳之厥，则肿首头重，足不能行，发为眴仆。"如此句逗，含义晦涩，"肿首头重"不知作何解？本句当句逗为"巨阳之厥，则肿首；头重，足不能行，发为眴仆"。其含义为：巨阳之厥，有两种表现，一者肿首，二者头重，足不能行，发为眴仆；厥者，逆气也。再考，肿首一病，《普济方·卷八十九·诸风门》中言："本草序例云，有男子年六十，脚生疮，因食肉不安，医利得愈。时出外，中风汗出，头面暴肿，紫黑色，多睡，耳叶上有浮胞小疮。黄汁出，乃与小续命汤，倍加羌活，服之而愈。"据此，小续命汤可治足太阳经之逆气，亦即可治"眴仆"之证。"头重，足能行"与高血压的临床表现相似；眴，即眩，眩晕之谓；所谓"眴仆"之证即类似高血压并发的脑卒中。

姚国楞用小续命汤加减治疗高血压病 30 例，显效 18 例，有效 10 例，无效 2 例，总有效率 93.3%，明显优于复方罗布麻治疗的对照组（总有效率 45%，$P < 0.05$）。因而，小续命汤用多味入太阳经的药物平足太阳经之逆气，更以人参补气，附子、桂枝生阳、温经，芍药、川芎活血消瘀，黄芩清上焦之热，如此寒热相济、补消共施，使真气自生、邪热自清、逆气得平、经络以顺、气血得行。其义深如此，而非谓之扶正祛风一语所能概，更非疏散外风也。

（三）小续命汤治疗脑卒中的现代研究

1. 单味药研究

从剂量上说，小续命汤中生姜的用量最大，用至五两。现代研究表明，生姜对中枢神经系统有抑制作用，6- 姜酚、6- 姜烯酚抑制小鼠自发运动，延长戊巴比妥钠睡眠时间，增强催眠作用，又能抗戊四氮引起的惊厥，降低酵母所致大鼠体温及疼痛。生姜的水提取物还能显著减少人血小板标记花生四烯酸生成血栓素 B_2 及前列腺素的量，降低前列腺素体内的过氧化物形成，并强烈抑制血小板聚集，减少大鼠主动脉中标记花生四烯酸合成 6- 酮 -PGF 的形成和大鼠肺匀浆液中标记花生四烯酸生成血栓素 B_2 和酮前列环素 F12 的量。有实验报道，以 ADP 引起的血小板凝集为指标，6- 姜酚对大鼠大动脉前列环素的游离具有显著的抑制作用，即抑制了血小板及动脉壁中的双环氧合酶活性。在急性全脑缺血模型上，生姜还能显著增高超氧化物歧化酶的活性，降低丙二醛的含量，从而提高大脑总抗氧化活性，同时通过保护再灌注时 Na^+-k^+-ATP 酶的活性，减轻脑水肿。人参、芍药、川芎，益气活血，能够改善急性缺血性脑卒中的自由基损伤、血流动力学异常以及组织形态学的异常。其余诸药可参阅其他文献，兹不赘述。

2. 复方研究

小续命汤煎剂灌胃可有效防止高胆固醇饮食引起鹌鹑血浆总胆固醇和三酰甘油水平的急骤升高，具有显著的降脂作用。进一步研究发现，小续命汤降脂作用是通过降低胆固醇、三酰甘油、低密度脂蛋白胆固醇、载脂蛋白（APO）B100，提高高密度脂蛋白胆固醇、APO-Al、APO-A/APO-B 比值来实现的，因而具有抗动脉粥样硬化作用。小续命汤还具有改善脑出血模型大鼠的局部脑血流、降低脂质过氧化物的活性、防止细胞外 Ca^{2+} 内流，以控制及减轻脑水肿。

（四）小结

当然，单味药的作用不能等同于复方的药理作用，而小续命汤治疗高血压所致的急性脑卒中，目前研究尚少，有待进一步研究。

三、颈椎病

颈椎病病因病理复杂，临床表现多样而严重影响患者的生活，又称颈椎综合征，是颈椎骨关节炎、增生性颈椎炎、颈神经根综合征、颈椎间盘脱出症的总称，是一种以退行性病理改变为基础的疾患。主要由于颈椎长期劳损、骨质增生，或椎间盘脱出、韧带增厚，致使颈椎脊髓、神经根或椎动脉受压，出现一系列功能障碍的临床综合征。表现为颈椎间盘退变本身及其继发性的一系列病理改变，如椎节失稳、松动；髓核突出或脱出；骨刺形成；韧带肥厚和继发的椎管狭窄等，刺激或压迫了邻近的神经根、脊髓、椎动脉及颈部交感神经等组织，并引起各种各样症状和体征的综合征。临床上颈椎病主要包括神经根型、颈型、交感型、椎动脉型、脊髓型五种，其中神经根型发病率较高，对患者造成的身体影响也较为严重。

（一）针灸理疗联合小续命汤加减治疗神经根型颈椎病

1. 一般资料

选取 2013 年 11 月至 2014 年 10 月我院收治的 33 例神经

根型颈椎病患者作为研究对象，随机分为观察组（n=17）和对照组（n=16）。其中，观察组男10例，女7例，平均年龄（51.29±2.76）岁，平均病程（16.63±2.87）年；对照组男9例，女7例，平均年龄（50.87±3.04）岁，平均病程（17.05±2.79）年。两组患者性别、年龄、病程等基本资料比较差异无统计学意义（$P > 0.05$），具有可比性。

2. 方法

（1）对照组：患者采取针灸理疗治疗。①针灸治疗：取风池穴、大椎穴、颈夹脊穴、颈阿是穴四大主穴，根据患者具体病情，上肢麻木疼痛者取肩髃穴、曲池穴，颈肩疼痛者取天宗穴、肩髃穴，拇指、食指、中指麻木疼痛者取合谷穴、外关穴，无名指、小指麻木疼痛者取后溪穴、外关穴，留针30分钟后，艾灸10分钟。②理疗治疗：患者取坐立姿势，进行枕颌牵引治疗，牵引力度控制为4～7kg，时间控制为15～20分钟；患者取卧床姿势进行中频电治疗，以患者稍微强烈的动、麻、颤感觉为标准，控制适宜电流强度，时间控制20分钟左右。每日1次，10天为1个疗程，共治疗两个疗程，期间休息两天。

（2）观察组：患者在对照组基础上，联合小续命汤加减治疗，方中包括防风、麻黄、防己、党参、制附子、人参、甘草、桂枝、鸡血藤、芍药、豨莶草、甘草、葛根、川芎、黄芩等药材。制附子先煎30分钟后，加入其他中药，加清水400mL煎制，分早晚饭后温水服用。

（3）观察指标：观察两组患者的临床症状、生命体征，上肢、颈肩、手指等麻木改善程度，监测患者血常规指标、尿常规指标、大便常规指标、心电图变化、肝肾功能等情况，记录不良反应。

（4）疗效标准：治愈：患者临床症状、生命体征恢复正常，上肢、颈肩、手指等没有麻木情况；显效：患者临床症状、生命体征得到明显改善，上肢、颈肩、手指等有轻微麻木；有效：患者临床症状、生命体征有所改善，上肢、颈肩、手指等麻木情况有所缓解；无效：患者临床症状、生命体征没有改善，严重者病情加重。总有效率：（治愈例数＋显效例数＋有效例数）/总例数 ×100%。

（5）统计学处理：数据采用 SPSS 18 软件进行统计学处理，计量资料以均数加减标准差（$\bar{x} \pm s$）表示，采用 f 检验；计数资料以率（%）表示，采用 χ^2 检验。$P < 0.05$ 表示差异具有统计学意义。

3. 结果

观察组患者总有效率为 88.2%，高于对照组的 68.8%，差异具有统计学意义（$P < 0.05$）。

（二）小续命汤为基本方加减治疗颈椎病

颈椎病亦称颈肩痛，是一种退行性病变。西医学分为 5 型，即神经根型、脊髓型、交感神经型、颈动脉型及混合型。近年来发病较多，其中以神经根型发病率最高，李氏采用小续命汤加减治疗颈椎病 68 例，取得较好疗效，现报道如下。

1. 一般资料

本组 68 例均为门诊病例，其中男性 50 例，女性 18 例，年龄 40 ～ 50 岁 20 例，51 ～ 60 岁 32 例，61 岁以上 16 例。病史：1 年以内 38 例，1 ～ 5 年 20 例，5 年以上 10 例。症状：以颈、肩及上肢疼痛为主 68 例，伴活动受限 30 例，伴畏寒（恶寒怕冷）46 例，伴头晕头痛者 28 例，伴上肢麻木者 32 例，伴口黏

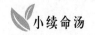

便结者 12 例。以上病例根据病史，症状、体征及 X 线片确诊，符合颈椎病（神经根型）诊断。部分患者配合 CT 及脑血流图协诊。

2. 治疗方法

以小续命汤为基本方加减随证分型治疗。

风寒痹阻型：以颈、肩及上肢冷痛为主症。发病多因气候变化，或长期从事低头工作致颈项强困不适，但休息后可缓解；严重者颈痛逐渐加重并引及双肩及上肢，时冷时麻，伴恶寒怕冷，颈及上肢活动受限，颈牵拉试验（+），舌质淡，苔白，脉弦。X 线片示，颈椎椎体下前后缘增生，椎间隙略变窄，生理曲度变平直。提示颈椎病。西医诊断：颈椎病（神经根型）。中医诊断：痹病。证属风寒痹阻型。治则：祛风散寒，温经通痹。处方：桂心、党参、防风、防己、羌活各 10g，白芍、葛根各 15g，制附子、川芎各 5g，细辛、甘草各 3g，麻黄 1g。

湿热蕴结型：以颈、肩、上肢困痛，恶寒喜凉为主症。颈肩及上肢困痛难忍，活动明显受限，以右侧为著，昼夜不能侧卧，痛无休止，时逢天热而特恶热，伴口黏，纳呆，大便稀而不爽，小便黄，舌质红，苔黄腻，脉弦滑数。诊为痹病，湿热蕴结型。治则：清热燥湿，宣痹通脉。处方：黄芪、桑枝、赤芍各 15g，防己、全蝎各 10g，桂心、川乌、草乌各 3g，川芎 5g，麻黄 1g，滑石 18g，黄连 10g。

气血亏虚型：以颈、肩轻痛，伴头晕气短，劳则加重为主症。颈肩疼痛，上肢麻木，抬举无力，遇劳加重，伴头晕乏力，重则心慌气短，大小便可，舌淡苔白，脉弱。颈椎 X 线片示，颈椎骨质增生，提示颈椎病（神经根型）。脑血流图提示，基底动脉供血不对称。中医诊断为痹病，证属气血亏虚型。治则：

益气补血，通络止痛。处方：党参、黄芪、白芍各 15g，防风、防己、当归各 10g，桂心、川芎各 3g，制附子、炙甘草各 6g，麻黄 1.5g。

瘀血阻络型：以颈肩刺痛，固定不移为主症。颈痛常以不慎扭伤颈部，并引及上肢不能活动，痛如针刺，固定不移，查舌淡有瘀斑，苔薄，脉弦细，纳差，大便秘结，小便次数多。颈椎 X 线片提示：5～7 颈椎退行性变，诊断为颈椎病（神经根型）。中医诊断为痹病。证属瘀血阻络，经脉不通型。治则：活血化瘀，通痹止痛。处方：赤芍、当归各 15g，防己、防风各 10g，川芎、党参、红花各 5g，桂心 8g，桃仁 12g，麻黄 1g，制附子、甘草各 3g。

治疗疗程：10 天为 1 个疗程，最长不超过 6 个疗程。

疗效标准：显效：症状消失，功能恢复，随访 3 年未复发；有效：症状消失，功能恢复，随访 1 年以上未复发，或遇冷、劳累后小发作；无效：治疗无明显变化。

治疗结果：显效 52 例，有效 16 例，无效 0 例，显效率 76.5%，总有效率 100%。

按：小续命汤出自《备急千金要方》。组成：人参、赤芍、附子，桂心、川芎、麻黄、防风、防己、黄芩、杏仁、甘草。在临床上常用此方治疗痹病，取得显著疗效。小续命汤有温阳益气、通痹止痛之效。临床若能随症加减，灵活运用，则可治诸痹。若寒重去黄芩；湿热重易附片为川草乌，重用黄芩加清热燥湿之黄连；血瘀去黄芩加当归、桃仁；气血虚去黄芩加黄芪、当归；痛重加全虫、蜈蚣搜风通络之品。《千金要方》称小续命汤通治八风五痹痿厥等症。神经根型颈椎病，是退行性颈椎体压迫周围软组织使上肢神经根受压所导致的一系列证候群，以颈、肩、上肢疼痛为主，甚则引起功能障碍。属中医学痹病范畴。该病多因脏腑气血亏虚，经脉失养，外感风寒湿，或湿热蕴结，或瘀血阻滞经脉而发病，故临床应审证求因，辨证施治，祛除病因，方能奏效。该病的主要病机，是脏腑亏虚，经脉痹阻，治疗大法应以通为主，或温经通络，或补气通络，或祛瘀通络，或清热燥湿通络，从而达到通则不痛。该方对风寒痹阻证、气血亏虚证疗效显著，对湿热蕴结证、瘀血阻络证疗程较长，但疗效肯定，总体疗效肯定、复发率低。该方能使颈部肌肉恢复正常，使慢性炎症性疼痛（无菌性）所引起的肌肉、关节囊及韧带的紧张、挛缩松解，促进无菌性炎症吸收、消退。

四、慢性咳喘

小续命汤出自《备急千金要方》，方由麻黄、防己、人参、黄芩、桂心、甘草、芍药、川芎、杏仁各一两，附子一枚，防风一两半，生姜五两组成。主治正气内虚，风邪外袭，中风卒起，筋脉拘急，半身不遂，口目不正，舌强不能语，或神志闷乱等。本方具有祛风扶正，疏通经络，温阳利水的功效。近年来在慢性顽固性疾病的治疗中，采用异病同治的理念，充分拓宽了中医异病同治的思路，提高了临床疗效。兹举典型案例如下。

患者李某，男，70岁，农民。患慢性咳喘病史20余年，每遇冬春两季发作频繁，屡经中西医治疗，终未根治。近半年常眩晕，肢麻，走路不稳，全身抖动，气短，喘息，咳痰不爽，下肢浮肿，小便不利。经对症治疗，静滴盐酸川芎嗪注射液，症状时好时坏。刻诊：气短喘息，怕冷易感，痰多泡沫，下肢水肿，小便不利，颜面发绀，眩晕肢麻，语言謇涩，舌质暗红，苔白滑，脉弱涩滑。脑部 CT 提示，"间隙性腔梗"。门诊按肺心病并脑梗收住入院。中医诊断：喘证，中风。证属正虚受风，瘀水互阻型。治以益气扶正，温阳利水，祛风通络，养血调营。方用小续命汤。处方：麻黄 10g，桂心 6g，防风 10g，防己 10g，黄芩 15g，杏仁 10g，红参 5g，甘草 6g，赤芍 20g，川芎 15g，制附子 10g（先煎），生姜 10g，大枣 10 枚。原方略出入加减治疗两月余，遂咳喘平，眩晕除。

按：本例患者年高体衰，咳喘日久，肺气亏虚难以贯通心脉，血行不畅而致血瘀；亦即年高之人，心肺气衰，运血无力，血行失常，脉道瘀阻，故可从气虚瘀阻立论。肺心病似中医学的"肺胀"。肺胀者虚满而喘咳，咳而上气，目如脱状，唇甲紫绀，此为痰夹瘀水，故可从瘀水互阻立论。脑为元神之府，至高至上，清灵之地，纯者灵而杂者钝。若正气受风，瘀水痰互结，蒙蔽脑窍，必当扶正祛风，疏通脑络，清脑开窍，化瘀利水，温阳扶正。此等危重病候，非小续命汤不能克敌制胜。

五、急性面神经炎

急性面神经炎多数患者为急性起病，表现为一侧面部表情肌突然瘫痪，可于数小时内达到高峰。多数患者经治疗后能基本痊愈，但仍有一部分患者留有后遗症，影响患者面部美观，甚至使患者产生心理和社交障碍。曹氏等于 2011 年 5 月至 2014 年 6 月采用鼠神经生长因子联合小续命汤加减治疗急性面神经炎，疗效确切，现报告如下。

1. 一般资料

选择 2011 年 5 月至 2014 年 6 月住院治疗的病例 67 例，均在发病 1～3 天内就诊，常规检查血常规、生化、血沉、头颅

CT、头颅 MRI、肌电图，入选病例均符合《实用中西医结合神经病学》（第 2 版）中急性面神经炎的诊断标准，并排除中枢性面瘫、急性炎性多发性脱髓鞘性神经根神经病、脑桥小脑颅底病变等疾病，排除合并严重心肺疾病、肝肾功能不全的患者。将患者按随机数字法分为联合治疗组、对照组。联合治疗组 34 例，男 18 例，女 16 例，年龄 19 ~ 53 岁，平均（32.2 ± 5.4）岁，发病距初次治疗时间（1.86 ± 0.25）天；对照组 33 例，男 17 例，女 16 例，年龄 18 ~ 53 岁，平均（33.8 ± 6.7）岁，发病距初次治疗时间（1.76 ± 0.68）天。治疗组与对照组年龄、性别、治疗前 Portmann 评分及面神经 CAMP 波幅、就诊时间差异无统计学意义（$P > 0.05$），具有可比性。所有患者均签署知情同意书。

2. 治疗方法

对照组：采用生理盐水 250mL 加阿昔洛韦（亚宝，亚宝药业太原制药有限公司）0.5g 静脉滴注，甲钴胺注射液（弥可保，Misato Plant of Eisai Co., Ltd.）加壶，泼尼松（天津药业集团新郑股份有限公司）10mg，3 次 / 日，口服，并指导患者进行面部功能锻炼，1 周后开始针灸治疗，每日 1 次，1 周后停用阿昔洛韦及泼尼松。

治疗组：在对照组的基础上肌内注射鼠神经生长因子（恩经复，厦门北大之路生物工程有限公司）18μg。每日 1 次，口服小续命汤加味。基本方为：麻黄 10g，防己 10g，杏仁 10g，桂皮 10g，防风 10g，川芎 10g，白芍 10g，党参 10g，黄芩 10g，白附子 10g，生姜 6g，甘草 6g，僵蚕 10g，全蝎 5g。加减法：若骨节烦热痛有热者去附子，倍芍药，乏力自汗者加生黄芪、白术，面肌抽搐者加天麻、蜈蚣。加 500mL 水煎，取汁

300mL，分 2 次口服，每日 1 剂。两组患者均予夜间睡眠时保护结膜、止痛等对症处理。两组均连续治疗 15 天，在第 7 天、第 15 天分别评判疗效。

3. 观察指标及疗效评价标准

检查治疗前后血、尿常规，肝肾功能、电解质、血糖、血脂、心电图，记录用药不良反应情况。治疗前及治疗后第 7 天、第 15 天时分别采用改良 Portmann 简易评分法积分评定患者面神经功能缺损情况，总分 20 分，评价项目包括：皱眉、闭眼、动鼻翼、微笑、鼓腮、吹口哨 6 项自主运动，每项 3 分，与健侧比较基本相同为 3 分，减弱为 2 分，稍可活动为 1 分，完全不能活动为 0 分；安静时印象分计 2 分。治疗前及治疗后第 7 天、第 15 天时分别检测肌电图，测定患者面神经（口轮匝肌）CMAP 波幅。

4. 统计学方法

统计软件采用 SPSS 19.0 软件包，计量资料以 $(\bar{x} \pm s)$ 表示，进行 t 检验，$P < 0.05$ 为差异有统计学意义。

5. 结果

各项安全性指标：联合治疗组、对照组在治疗前后的血、尿常规，肝肾功能，电解质，血糖，血脂，心电图均在正常范围，差异无统计学意义（$P > 0.05$），显示药物安全可靠。神经功能缺损疗效分析：治疗前两组 Portmann 评分差异无统计学意义（$P > 0.05$），说明治疗前两组病情程度无明显差异。治疗后 7 天、15 天 Portmann 评分组间比较，差异有统计学意义（$P < 0.05$）。以上结果提示，鼠神经生长因子联合小续命汤加味治疗能够明显提高患者的面神经功能缺损 Portmann 评分，说明其临床疗效优于对照组。

治疗前两组面神经（口轮匝肌）CMAP 波幅差异无统计学意义（$P > 0.05$），说明治疗前两组病情程度相当。治疗 7 天后联合治疗组与治疗前比较，CMAP 波幅下降幅度小于对照组，差异有统计学意义（$P < 0.05$），治疗 15 天后与治疗前比较，CMAP 波幅恢复幅度大于对照组，差异有统计学意义（$P < 0.05$）。

按： 急性面神经炎发病时，由于面神经有一段局限于一个狭小的骨性管腔中，局部神经容易出现缺血、水肿、脱髓鞘及轴突变性。肖祥林等发现神经生长因子具有保护交感神经、感觉神经和中枢胆碱能神经的作用，在损伤发生时可维持其存活。黄俊红等将神经生长因子注入新生大鼠脑膈区、海马和新皮质时，这些部位胆碱能神经元的环状核苷酸（cAMP）活性明显升高，其中胆碱乙酰化酶（CHAC）活性增高 2 倍，说明神经生长因子具有促进神经细胞分化发育的作用。王竞涛等发现小续命汤可能通过抑制 easpase-3 的激活、上调 BclZ 的表达，从而抑制神经细胞的凋亡。王峥等用鼠神经生长因子治疗 115 例普通面神经炎及面神经炎并发糖尿病或疱疹病毒感染患者，获得良好疗效，尤其是并发糖尿病及疱疹的患者。王月华等发现小续命汤有效成分可显著改善神经障碍症状，延长倾斜板停留时间，改善局灶性缺血引起的组织中丙二醛含量升高、超氧化物歧化酶活性降低及一氧化氮合酶活性增高。严寒用小续命汤加减配合艾灸治疗面神经炎 35 例，疗效显著高于单用西药的患者。故鼠神经生长因子联合小续命汤加减能加强神经保护，促进其恢复再生，取到更好的临床疗效。

采用鼠神经生长因子联合小续命汤加减治疗急性面神经炎，治疗 7 天、15 天后 Portmann 评分与治疗前相比明显提高，差异有统计学意义，说明其能有效改善患者症状，恢复患者神经功能缺损。治疗 7 天后联合治疗组面神经 CMAP 波幅下降幅度小于对照组 [（0.86±0.31）VS.（0.45±0.56）]，差异有统计学意义（$P < 0.05$），治疗 15 天后联合治疗组面神经 CMAP 波幅上升幅度大于对照组 [（1.27±0.56）VS.（0.85±0.49）]，差异有统计学意义（$P < 0.05$），说明该治疗方法能有效促进面神经损伤的修复，更快恢复面神经功能，同时预示有更好的远期预后。结果表明，联合使用鼠神经生长因子、小续命汤加减治疗急性面神经炎疗效更高，预后更好。

六、偏瘫

偏瘫是最常见的中风后遗症。它是指一侧肢体肌力减退、活动不利或完全不能活动。偏瘫患者常伴有同侧肢体的感觉障碍，如冷热不知、疼痛不觉等。有时还可伴有同侧的视野缺损，表现为平视前方时看不到瘫痪侧的物品或来人，一定要将头转向瘫痪侧才能看到。因此帮助中风偏瘫患者恢复肢体功能具有十分重要的意义。胡氏运用小续命汤加减治疗中风偏瘫患者 45 例，疗效满意，现报道如下。

1. 一般资料

所有病例均来源于住院（45 例）及门诊（41 例）患者，按就诊顺序编号随机分为 2 组。治疗组 45 例，男 25 例，女 20 例；年龄 48 ～ 75 岁，平均（58.3±5.6）岁；病程 12 天～ 7 个月，平均 28 天。其中脑血栓形成 21 例（基底节区梗死 8 例，多发性脑梗死 10 例，其他 3 例），脑出血 24 例（内囊出血 6 例，丘脑出血 8 例，基底节出血 7 例，其他 3 例）。对照组 41 例，男 23 例，女 18 例；年龄 50 ～ 80 岁，平均（58.7±5.3）

岁，病程 15 天～6 个月，平均 25 天。其中脑血栓形成 22 例
（基底节区梗死 8 例，多发性脑梗死 9 例，其他 5 例），脑出血
19 例（基底节出血 8 例，内囊出血 6 例，丘脑出血 3 例，其他
2 例），两组一般情况比较无显著性差异（$P > 0.05$），具有可
比性。

2. 病例选择

西医诊断标准参照 1995 年中华医学会第四次全国脑血管
病学术会议修订的《各类脑血管疾病诊断要点》，中医诊断符合
1995 年国家中医药管理局脑病急症协作组制定的《中风病诊断
及疗效评定标准》，并经脑 CT 检查而确诊。

选择标准：①经内科诊断并经 CT 或 MRI 检查证实有脑出
血或脑梗死者；②半身不遂，言语不利，口眼歪斜，反应迟钝；
③无严重并发症及其他严重疾患，病情处于稳定期。

排除标准：①先天性脑发育不全患者；②核黄疸、胎盘因
素、分娩过程异常等原因所致新生儿脑瘫患者。

3. 治疗方法

（1）对照组：给予常规西药治疗，即低盐低脂饮食，口服
尼莫地平，静滴低分子右旋糖酐和胞二磷胆碱，加强支持疗法，
维持水电解质平衡，必要时给予氧气吸入。如合并高血压可用
依那普利（怡那林）10mg，每天 2 次，口服（控制在原有水平
150/90mmHg）；合并脑水肿者可静滴 20% 甘露醇 125mL，每 8
小时 1 次。

（2）治疗组：在对照组治疗的基础上加用小续命汤加减。
基本方：麻黄 9g，防己 10g，防风 10g，炙甘草 9g，杏仁 10g，
大枣 3 枚，桂心 9g，黄芩 9g，川芎 10g，生姜 3 片，白芍 15g，
炮附片 10g，党参 10g。形寒肢冷，大便稀溏，苔白滑，脉沉

细者，去防己、黄芩，加当归、干姜；身热，面赤潮红，大便干，舌红苔少，脉细数者，去附片、生姜、黄芩、麻黄，加熟地黄、山茱萸、龟板、酒大黄；头晕头痛、面赤、苔黄舌红、脉弦有力者，去党参、附片、麻黄，加钩藤、石决明、夏枯草。痰热偏盛者，去附片、麻黄，加全瓜蒌、竹茹、川贝母、胆南星；咽干口燥者，加天花粉、天冬；血虚甚者，加枸杞子、何首乌、熟地黄。每天1剂，水煎分2次，温服（附片另包，先煎50min），治疗两个月后统计疗效。

4. 观察指标与统计学处理

（1）观察指标：①疗效性观察：语言情况、上肢活动、下肢活动等情况。②中医症状学观察，如面色、语言、舌脉等。③每例患者用药前、后做头颅CT检查，以观察用药前、后病灶的变化。中风病计分方法按文献的方法进行。

（2）统计学方法：应用SPSS 11.0统计软件。样本均数比较采用t检验，样本率比较采用x^2检验。

5. 疗效评定标准与治疗结果

疗效评定标准：[（治疗前总分－治疗后总分）÷治疗前总分]×100%，以百分数表示。基本痊愈：100%；显效：不低于70%；有效：不低于30%；无效：低于30%。

治疗结果：治疗组45人，其中基本痊愈15人、显效16人、有效9人、无效5人，总有效率88.9%。对照组41人，其中基本痊愈8人、显效8人、有效14人、无效11人，总有效率73.2%。治疗组与对照组比较，差异有统计学意义（$P < 0.05$）。

按：中风偏瘫属邪恋经络，脏腑功能失和，阴阳失调，正气已衰，气不运血，血脉瘀滞，经隧不畅所致。气为血之帅，血属阴主静，赖气为之推动，气行则血行，气滞则血凝。气虚血滞，则脉络痹阻；肝藏血，主风。血虚则肝失所养，致虚风内动而成本病。然瘀痰阻络亦为本病之重要成因，因气虚而中阳不运，致水湿停聚而生痰。正虚邪恋，风痰相合，阻滞经络则肢体不仁；痰浊上蒙清窍，则见神志不清，语言不利；痰随气升，出上窍则口角流涎；瘀痰阻络则口眼歪斜，半身不遂。故气虚血滞、风痰阻络为本病之主要病机。本病多为本虚标实之证，治疗当以攻补兼施为法，本虚则补，实则泻之，须合理配伍以攻邪而不伤正，补虚而不滞邪，决不能顾此失彼。小续命汤出自唐·孙思邈《备急千金要方》，始为治正气虚弱，被外风侵袭之中风证而设。因这种正虚邪实的证候，治疗不当时易发生危险，而本方可扶正祛邪，转危为安，故名小续命汤。方中麻黄、防风、川芎、杏仁发表泄闭，温经通络；桂心、芍药、生姜、甘草调和营卫；党参、附子益气助阳，配伍芍、芎调和气血，使正气复而邪气去；防己、黄芩苦寒以清里热；防己并能祛风，诸药合用，共奏扶正祛风、温经通络之功效，而非纯解表之意。本研究表明，临床应用小续命汤加减联合西医治疗中风偏瘫疗效明显高于单纯常规西医治疗，提示本方可以有效改善中风偏瘫局部肢体血流和脑功能的障碍。

七、变应性鼻炎

变应性鼻炎是耳鼻喉科常见的多发病之一，西医治疗具有奏效快、近期控制病情的优势，但往往受不良反应和远期疗效不佳的影响；中医治疗在漫长的临床实践中对本病辨证思维和治疗方法积累了一定的经验，但对中重度持续性变应性鼻炎目前无论中医、西医大都给予对症治疗，以改善临床症状为目的，很难治愈。为了充分发掘中医学宝藏，更好地为患者服务，本研究针对变应性鼻炎反复发病、连年发病五年以上，甚至持续发作十数年，或虽经多方治疗仍持续发病的患者，采用药王孙思邈《备急千金要方》第八卷治风的首方小续命汤治疗，取得了一些疗效，现报道如下。

（一）临床资料

张氏观察小续命汤加减治疗中重度持续性变应性鼻炎的临床疗效。

1. 诊断和纳除标准

（1）诊断标准：经过病史问诊、耳鼻喉科常规检查，西医诊断标准依据《变应性鼻炎的诊治原则和推荐方案2004年·兰州》，其中医诊断参照王世贞教授主编的《中医耳鼻咽喉科学》及《中医病证诊断疗效标准》。

（2）纳入及排除标准

纳入标准：符合上述诊断标准，并反复发病、连年发病5年以上或经治疗仍持续发作的患者。

排除标准：妊娠、哺乳期妇女；有心、肝、肾、造血系统、精神系统疾病者；有酒精、药物滥用史者。

2. 一般资料

257例患者来源于2007年4月～2013年10月的门诊患者，其中男125例，女132例，年龄18～56岁，病程5～30年。

3. 治疗方法

《备急千金要方》的小续命汤加减，小续命汤原方：麻黄一两，防己一两，人参一两，黄芩一两，桂心一两，甘草一两，芍药一两，川芎一两，杏仁一两，附子一枚，防风一两半，生姜五两（原方中人参采用党参代之，桂心采用桂枝，附子采用

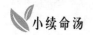

炮附子）。上十二味，㕮咀，以水一斗二升，先煮麻黄三沸，去沫，纳诸药，煮取三升，分三服。并增加药物羌活、细辛、通草、葶苈子以加强针对性，同时根据患者的体质及兼症的不同分成五个加味方：阳气亏虚，加黄芪、当归；气阴两虚，加麦冬、五味子；心肾不交，加知母、酸枣仁、茯神；肺经伏热，加生石膏；痰湿内盛，加薏苡仁、茯苓。

4. 疗效观察

疗效评定标准：依据 2004 年（兰州）《变应性鼻炎的诊断原则和推荐方案》。

症状计分：喷嚏（1 次连续个数）：3 ~ 9 个（1 分），10 ~ 14 个（2 分），≥ 15 个（3 分）；流清涕（每天擤鼻次数）：4 次（1 分），5 ~ 9 次（2 分），≥ 10 次（3 分）；鼻塞：偶有（1 分），介于两者之间（2 分），几乎全天用口呼吸（3 分）；鼻痒：间断发作（1 分），鼻痒有蚁行感能忍受（2 分），鼻痒蚁行感难以忍受（3 分）。

体征计分：下鼻甲与鼻底、鼻中隔紧靠，见不到中鼻甲或中鼻甲黏膜息肉样变，息肉形成（3 分）；下鼻甲与鼻中隔或与鼻底紧靠，下鼻甲与鼻底或与鼻中隔之间尚有小缝隙（2 分）；下鼻甲轻度肿胀、鼻中隔、中鼻甲尚可见（1 分）。

采用治疗前后症状和体征计分方法：（治疗前总分 – 治疗后总分）/治疗前总分 ×100%。≥ 66% 为显效，65% ~ 26% 为有效，≤ 25% 为无效。

5. 结果

257 例能坚持治疗并随访 3 年，脱落 144 例，保留完整病例 113 例。统计其显效 49 例，有效 61 例，无效 3 例。总有效率 97.3%。

（二）典型病例

案例 1

赵某，女，49 岁，公务员。于 2009 年 9 月 15 日初诊。

患者鼻塞，鼻痒，打喷嚏，流清涕 12 年，每年春、秋两季都要发作，秋季尤剧，持续 2 月，发病时鼻痒难耐，清涕不止，伴头昏头痛，睡眠短而浅，每天睡眠 4 小时左右，体型清瘦，纳可，便调，舌淡红苔薄白，脉滑数右寸略弦紧。无慢性病，血压、血糖正常。检查可见：双鼻黏膜苍白，下鼻甲肿大，可见水样分泌物。过敏原检测为杨树（++）、艾蒿（++++）、葎草（++++）、藜草（+++）、桃（++），曾在某三甲医院进行抗过敏、鼻喷激素治疗效果不明显。西医诊断：中重度持续性变应性鼻炎（季节性变应性鼻炎）。中医诊断：鼻鼽（风侵清阳之府兼心肾不交）。治则：扶阳祛风，交通心肾。方选：小续命汤加减治疗。处方：麻黄 6g，防己 10g，党参 15g，黄芩 15g，桂枝 10g，甘草 5g，白芍 10g，川芎 5g，杏仁 10g，黑附子 5g，防风 12g，酸枣仁 15g，茯神 15g，羌活 5g，蔓荆子 10g，通草 5g，细辛 3g，葶苈子 10g，生姜 10g。7 剂，水煎服，每日 1 剂，早晚各 1 剂。7 剂服后鼻流清涕、鼻塞、打喷嚏减轻，头昏睡眠症减，稍调整方剂又 7 剂至脉平症消。

2010 年 4 月春季再次发病来就诊，继续上方加减治疗 1 周，脉平症消。2010 年 9 月秋季发病前来就诊，又予小续命汤加减 10 剂，愈。该患者随访至 2012 年未再发病。

病例 2

患者郭某，男，38 岁，教师。2010 年 2 月 11 日初诊。

患者每晚和晨起时鼻痒、流清涕，喷嚏连作数 10 次 5 年余，伴头胀而昏蒙，畏风冷，好发于季节交替时，遇冷空气时、夏季入空调室时。近两年发病时血压不稳，高则165/85mmHg，低则105/60mmHg，体高略胖，气短，便溏每日2～3次，寐安，纳可，舌淡胖苔薄白，脉弦而滑，右关脉沉取无力，无慢性病史。检查可见：双鼻黏膜苍白水肿，下鼻甲肿大，可见水样分泌物。过敏原检测为粉尘螨（+++）、屋尘螨（++++）、霉菌（++）、花生（+），曾在某三甲医院进行抗过敏、鼻喷激素、脱敏治疗，久治不愈。西医诊断：中重度持续性变应性鼻炎（常年性变应性鼻炎）。中医诊断：鼻鼽（风犯清阳之府兼阳气亏虚）。治则：益气扶阳，祛风散寒。方选：小续命汤加减治疗。处方：麻黄6g，防己5g，党参25g，黄芩10g，桂枝15g，炙甘草5g，白术15g，当归10g，川芎5g，杏仁10g，黑附子5g，防风10g，羌活5g，细辛3g，炙黄芪25g，山药25g，薏苡仁15g，辛夷3g，生姜10g。水煎服，每日1剂，日3服，连服21剂。期间方剂稍有调整至脉平症消。

2010年11月再次发病就诊，以上方剂加减服之28剂，症消脉平。

2011年8月、12月该患者虽未发病仍来就诊，处以益气扶阳之剂10余剂，予以调理随诊至今未再发病。

按：近年来，变应性鼻炎的研究和防治取得了长足进展，但仍未得到有效控制，且发病率逐年增加，严重影响患者的日常生活和工作，因此变应性鼻炎的防治已成为全球性的健康问题。中医学对变应性鼻炎多以"鼻鼽"概之，其病因病机也有多种多样的探讨，无论导致其变态反应的变应原是什么，对风邪敏感是变应性鼻炎患者的共性。《内经》言："风者百病之长也。"清代名医陈修园在《医学三字经》中讲"人百病，首中风"，虽然是讲中风病，但其所言并不是仅仅局限于中风一种病。唐代有药王之称的大医孙思邈在其名著《备急千金要方·卷八治诸风方·论杂风状》也指出："夫风者，百病之长。"变应性鼻炎患者大都对风邪最为敏感，风邪久居体内，遇外界和自然界的春、秋两季，人为的空调等风邪，会引动内风，故而发病，如体内风邪不除则疾病迁延不愈，反复发作。本研究运用小续命汤是药王孙思邈《备急千金要方》第八卷治风的首方，此方有统治诸风的意思，有疗风第一方的地位，并誉此方"诸风服之皆验，不令人虚方"。《备急千金要方》著此方以疗大症，主要用于治疗急性危重病症。用药份量较重，其所用之"两"是隋朝的计量单位，比张仲景所用的东汉的"两"要大。所以在实际运用中对份量改动较大，变应性鼻炎病位在头，头为清阳之府，属上焦，应天气；鼻为清窍，司呼吸主气，亦应天气。所以在遣药的份量宜轻不宜重。温病学派亦有上焦如羽，用药宜轻的主张。同时头乃人身之颠顶，为至高之位，古人云唯风药能直达颠顶，小续命汤为疗风而立，药物以治风为要务，与变应性鼻炎之病位正相对应。中重度持续性变应性鼻炎很难用虚证、实证对应，多为虚实夹杂、寒热错杂之属，很难用一方一法统治之，治疗过程中多数患者很难一次治愈。而小续命汤药仅十二味，都是常见药物，文献中小续命汤有两个组方，不同的药物仅两味，另一方去杏仁、芍药，而增白术、当归，亦是平淡之品。无论《备急千金要方》还是《千金翼方》，很多方剂多为平淡之品而治疗的多为沉疴大症，这是值得我们深思的。以"续命"命名的方剂在唐人的著作中出现最集中，《备急千金要方》和《外台秘要》都记载了大量的以"续命"命名的方剂，对于古人以"续命"命名的立意虽研习多年却未得出令我们确信的解释，只知道这些"续命"命名的方剂，大多用以治疗各种风邪之病。从明清至今历代医家多有运用小续命汤的实践，审慎运用，多有奇效，为病患解除病痛，为我们拓展诊疗思路，增强信心多有益处。

综上所述，《备急千金要方》的小续命汤加减治疗中重度持续性变应性鼻炎，无论是季节性还是常年性鼻炎都有显著的疗效，对临床治疗思路的影响有深远意义，为患者提供了减轻疾苦、提高生活质量、既有效又经济的治疗方法，并值得验证和进一步探讨。

八、神经功能缺损

周氏用小续命汤加减治疗中风患者神经功能缺损疗效肯定，详情介绍如下。

1. 一般资料

观察病例来自于本院 2009 年 7 月～ 2010 年 7 月住院的中风患者。80 例患者随机分为 2 组，每组 40 例。治疗组男 22 例，女 18 例；年龄 45 ～ 76 岁，平均（61.45 ± 72.2）岁；平均病程（4.73 ± 0.62）天。对照组男 21 例，女 19 例；年龄 47 ～ 73 岁，平均（57.81 ± 7.36）岁；平均病程（4.25 ± 0.85）天。两组性别、年龄、病程等经统计学处理，差异均无显著性意义（$P >$ 0.05），具有可比性。

2. 诊断、纳入、排除标准

（1）诊断标准：参照《中国脑血管病防治指南》确诊，符合诊断标准的急性期及恢复期脑梗死患者。中医诊断标准参照《中药新药临床研究指导原则（试行）》。

（2）纳入标准：①符合诊断标准。②发病在 6 个月以内。

③无意识障碍，无严重认知功能障碍（MMSE 评分文盲 > 17 分，小学 > 20 分，中学 > 24 分）及语言障碍（BDAE 评分 > 3 级），神经功能缺损评分（NHISS 4 ~ 20 分）。④神经功能缺损无继续进展。⑤年龄在 50 ~ 80 岁。

（3）排除标准：①短暂脑缺血发作者、腔隙性脑梗塞、脑栓塞等。②由脑肿瘤、脑外伤、脑寄生虫、代谢障碍、风湿性心脏病、冠心病及其他心脏病合并房颤等引起脑栓塞者。③ CT 检查证实为脑出血者。④妊娠或哺乳期妇女，对本药成分过敏者。⑤合并有肝、肾、造血系统和内分泌系统等严重原发病及精神病者。

（4）中止试验标准：①临床试验中出现严重不良反应者应中止试验。②出现严重并发症或病情迅速恶化者应中止。

3.治疗方法

（1）对照组：基础治疗措施（14 ~ 28 天），按照《中国脑血管病防治指南》进行规范化的卒中 Ⅱ级预防。予抗血小板聚集，控制血压、血糖、血脂。①电针治疗（取穴：百会、人迎、内关、外关、合谷、尺泽、曲池、阳陵泉、足三里、三阴交），每天 1 次，留针 30 分钟；②康复锻炼（心理康复、言语康复、吞咽康复、肢体康复）。

（2）治疗组：在对照组基础上加用小续命汤口服，处方：麻黄（先煎）、川芎、制附子、人参、甘草各 10g，防己、黄芩、桂枝、白芍、杏仁、防风各 15g，生姜 3 片。用法：麻黄从小剂量 10g 开始，可耐受者麻黄可予递增，注意心律及汗出情况，麻黄递增时桂枝、甘草相应增加以制约麻黄的副作用。血脉凝滞较重者，可加用当归 15g。气虚证候较为明显的患者，可加用大剂量黄芪 60g，寓补阳还五汤之意，补气以行血，助

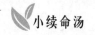

血脉通利。兼见热象者可加石膏 30 ~ 60g。

4. 观察指标与统计学方法

（1）观察指标：参照《中国脑血管病防治指南》及《各类脑血管疾病诊断要点》进行临床神经功能缺损程度评分（NHISS）评定。入组时及治疗第 14 天、28 天后进行相关评分。

（2）统计学方法：采用 SPSS 11.5 统计软件进行统计。计量资料采用方差分析，组间比较采用 t 检验（方差不齐采用秩和检验），等级资料组间比较采用秩和检验，计数资料组间比较采用 χ^2 检验。

5. 疗效标准与治疗结果

（1）疗效标准：基本痊愈：功能缺损评分减少 90% ~ 100%，病残程度 0 级。显著进步：缺损功能评分减少 46% ~ 89%，病残程度 1 ~ 3 级。进步：功能缺损评分减少 18% ~ 45%。无变化：功能缺损评分减少或增加在 18% 以内。恶化：功能缺损评分增加 18% 以上。

（2）结果：神经功能缺损评分比较：治疗组入院时与第 14 天、第 28 天比较，差异有显著性意义（ $P < 0.05$ ）；2 组第 28 天时比较，差异有显著性意义（ $P < 0.05$ ）。

（3）临床疗效比较：2 组治疗第 14 天后疗效检验，无显著性意义（ $P > 0.05$ ）；两组治疗第 28 天疗效检验，差异有显著性意义（ $P < 0.05$ ），治疗组临床疗效高于对照组。

按： 小续命汤是《古今录验》续命汤（麻黄、桂枝、当归、人参、石膏、干姜、甘草、川芎、杏仁）去当归、石膏，加制附子、防风、防己、黄芩、白芍而成，为古代治疗"真中"之方剂。《备急千金要方·卷八治诸风方》谓："小续命汤治卒中风欲死，身体缓急，口目不正，舌强不能言，奄奄忽忽，神情闷乱，诸风服之皆验，不令人虚。"又谓："治中风冒昧不知痛处，拘急不得转侧，四肢拘急，遗失便利。"此与大续命汤同。小续命汤得以流传至今，是因为其确切的临床疗效。但后世医者多畏用此汤，可能由于对其功效的错误认识以及囿于内风、外风之说的缘故。

周氏临床体会：使用小续命汤治疗中风不必拘泥于内风与外风之别，也不必畏惧方中麻黄、桂枝、人参、川芎、制附子等药物过于温燥。中风病多以虚为本，乃气血不足，日久痰瘀凝滞，气血不通而发病。中医治疗应以温通宣散，益气活血为主。而小续命汤方中以麻黄为君药，川芎、人参兼有补阳还五汤益气活血之能，并佐以桂枝、防风、防己宣散祛风、通利血脉，使用黄芩、白芍等防止药物过于温热，故该方治疗中风病丝丝入扣、疗效理想。本研究旨在观察小续命汤加减改善中风患者神经功能缺损的效果，为小续命汤临床疗效提供更加确切的科学依据，体现中医药治疗中风病的优势。临床观察结果显示，小续命汤可使得患者的神经功能缺损降低，疗效优于常规的综合治疗，且未发生严重出血等不良事件，从而证明小续命汤疗效确切，值得进一步运用和推广。

九、高血压病

高血压病是一种多发而常见的疾病，高血压的症状因人而异，早期可能无症状或症状不明显，仅仅会在劳累、精神紧张、情绪波动后发生血压升高，并在休息后恢复正常。头晕是高血压最多见的脑部症状，大部分患者表现为持续性沉闷不适感。随着病程延长，血压明显的持续升高，逐渐会出现各种症状。当血压突然升高到一定程度时，甚至会出现剧烈头痛、心悸等症状，严重时会发生神志不清。按中医辨证属"肝阳上亢"等范畴，临床上按此辨证多用清降方法治疗。我们根据中医头痛眩晕证"颠顶之上，唯风可到"之说；又根据现代医学高血压与外周小血管的舒缩有关之论。以祛风之剂小续命汤加减治疗，收到一定的效果，兹小结如下：

（一）临床资料

1. 病例选择

全部病例均是原发性高血压患者。收缩压高于 158mmHg，舒张压在 98mmHg。50 例中治疗组 30 例，其中男 18 人，女 12 人，对照组 20 例，其中男 12 例，女 8 人，年龄均为 40 ~ 70 岁。

2. 观察方法

治疗前血压值：患者在不用其他降压药物的条件下观察两周，在观察期间连续 3 次以上非同日血压，取其平均值。治疗期间每日测血压 1 ~ 2 次，并记录症状变化。治疗后血压：观察期不少于 1 月，最后 1 周血压的平均值。

3. 治疗方法

治疗组：单纯服用小续命汤加减，每日 1 剂，观察 1 月，随访 3 月。药用麻黄 9g，防己 12g，新参 12g，黄芩 12g，桂心 6g，甘草 3g，芍药 12g，川芎 12g，杏仁 9g，附子 9g，防风 12g，生姜 3g。

对照组：服用复方罗布麻片，每日 3 次，每次 1 ~ 2 片。观察 1 月，随访 3 月。

4. 疗效评定标准

（1）降压疗效：显效：收缩压、舒张压下降 15 ~

45mmHg，并达到正常范围，虽下降不及 15 ~ 38mmHg，但已达正常范围。有效：收缩、舒张压下降不及 15 ~ 30mmHg，但已达正常范围，或较治疗前下降 15 ~ 30mmHg，但仍未达到正常范围。无效：未达到以上标准者。

（2）症状疗效：症状包括头痛、头晕、恶心、胸闷、耳鸣、易怒、腰酸、失眠、多梦等。显效：治疗后全部或大部分的症状消失或明显改善。有效：治疗后一半或一半以上的症状消失或明显改善。无效：未达到以上标准。

5.治疗结果

降压疗效：治疗组显效 14 例，有效 12 例，无效 4 例；对照组显效 4 例，有效 5 例，无效 11 例。

症状疗效：治疗组显效 18 例，有效 10 例，无效 2 例；对照组显效 6 例，有效 6 例，无效 8 例。

降压疗效的治疗有效率：治疗组为 86.6%，对照组 45%。两组比较经统计学处理，有明显差异，$P < 0.05$。

（二）典型病例

案例 1

潘某，女，52 岁。住院号：67538。

患者有高血压史 10 余年，平时经常服用降压药物，此次因上消化道大量出血抢救，后未再服用降压药，故血压升至 195/113mmHg，伴头痛、头晕、胸闷、失眠、苔薄白、脉弦。入院后应用小续命汤加减治疗，3 剂后血压有所下降，7 剂后血压下降至 158/165mmHg，以后一直维持稳定，且头晕、头痛、胸闷、失眠等症状消失，1 月后出院。出院后随访 3 月，血压均维持于 143 ~ 158/90 ~ 98mmHg。

按：高血压归属中医学"头痛""眩晕"的范畴，一般高血压多见肝阳上亢之证，宜用清降方剂，如用助阴抑阳，平肝降逆，也有从脾胃治论，升脾气肺气以抑肝阳之上冲，但有时临床效果不够满意。我们在治疗中摸索用祛风药物治疗高血压，取得了满意效果。《内经》中最早提出"诸风掉眩，皆属于肝"。风气通于肝，头晕、头痛、颈项不适为高血压病中常见的症状，祛风药物既有上达颠顶之功，又有解痉之效。有人认为某些祛风药可直接反射性地扩张血管，抑制血管运动中枢或交感神经系统。我们在临床中体会到应用祛风药治疗高血压确获疗效，但对于舌质红、阴虚者宜慎用，如见舌质偏淡、苔薄的则可大胆应用，且易取效。

案例 2

马某，女，70 岁，1998 年 5 月 8 日初诊。

患者素有高血压病史，年初突然中风，发作时神志昏迷。醒后遗留左半身不遂，口眼㖞斜，语强，流涎，舌苔黄腻，脉弦滑有力。查体：心率 80 次 / 分，心律整齐，肺呼吸音正常。Bp：156/100mmHg。心电图诊断：左心室高电压。血液生化检查：总胆固醇 210mg/dL、β - 脂蛋白 360mg/dL、三酰甘油 105mg/dL。诊断：高血压病、脑出血。病机：气阴本虚，痰浊素盛，虚风卒中。治法：扶益正气、散风和络、化痰泄浊。方药：小续命汤加减。桂枝、麻黄、白附子各 3g，党参、钩藤、刺蒺藜各 15g，防风、防己各 6g，川芎 5g，赤白芍、苦杏仁各 10g，服 5 剂。

5 月 13 日二诊：药后左半身活动较利，口眼仍㖞斜，流涎已少，头晕亦轻，舌淡苔黄腻，脉弦滑。Bp：156/98mmHg。

前方加姜半夏 10g，仍服 5 剂。

5 月 18 日三诊：左半身活动已有好转，口眼歪斜亦改善，语謇口干，舌淡苔黄腻，脉弦。仍服前方，去姜半夏加玉竹 15g，再服 5 剂。该病例复诊共 6 次，症状日见好转，血压稳定，疗效满意。

案例 3

何某，男，63 岁。1998 年 7 月 20 日初诊。

患者昨晨突然右半身发麻，活动少力，头晕、口眼轻度向左㖞斜，言语尚清，有痰，舌苔薄腻，脉弦。查体：心率 78 次 / 分，心律整齐，肺呼吸音正常，Bp：160/106mmHg。心电图诊断：左心室肥大，心肌供血不足。诊断：高血压病，脑梗塞。病机：正气亏虚，风中经络，痰浊内蕴，痹阻筋脉，则肌肤不仁。治法：补气益阴，散风通络，化痰泄浊。方药：拟小续命汤加减。白附子、桂枝、麻黄、甘草各 3g，苦杏仁、白芍、太子参、炙地龙、竹茹各 10g，防风、防己、陈胆星各 6g，川芎 5g。

7 月 26 日二诊：头晕已轻，右半身发麻略减，有痰，舌淡黄腻，脉弦。仍以小续命汤加陈皮 10g、厚朴 3g，服 5 剂。该病例在本院共诊 8 次，方药均以小续命汤为主治疗，最后佐以当归、枸杞子、制何首乌、豨莶草、生地黄等养血柔肝之品，诸症渐平。

按：中风一证，由正气不足、气虚血衰所致。气虚则清阳不能上升，血虚则脉络空虚，邪风乘虚侵入。小续命汤出自孙思邈《备急千金要方》，在《古今录验》续命汤方基础上化裁，去掉当归、石膏，加上附子、防风、防己、黄芩、白芍，生姜易干姜。此方以麻黄、桂枝、防风、防己、生姜祛风逐寒，散肌达邪；杏仁、黄芩宣肺泄热；人参、甘草补中益气；白芍、川芎养血和营；附子温经助阳，全方扶正祛邪。故笔者治中风一证，取方多从小续命汤加减化裁，附子改用白附子，更有祛风痰、温经络之功。

现代研究

第七章 现代实验研究概述

第一节 小续命汤全方研究

一、小续命汤抗阿尔茨海默病有效成分组研究

小续命汤首载于《备急千金要方》（唐·孙思邈），后收入《医方集解》和《汤头歌诀》，被广泛应用。此方具有"温经通阳，扶正祛风"的功能，主治"正气虚弱，风寒初中经络所致半身不遂，口眼歪斜，语音失利，筋脉拘急，头痛颈强等"，主要用于中风及中风后遗症的治疗，小续命汤对神经系统具有保护作用。异病同治是中医辨证施治中常见方法，它体现了中医的整体观。由于阿尔茨海默病（Alzheimer's disease，AD）是一种慢性中枢神经系统退行性疾病，神经系统某些部位受到一定的损伤，因此本实验中观察了小续命汤连续组分在 AD 相关体外模型上的作用。

AD 主要临床症状为进行性认知功能障碍，患者脑内特征性病变主要为老年斑、神经纤维缠结、神经元丢失等。老年斑的核心成分主要是 β - 淀粉样蛋白（β-amyloid peptide，Aβ），β - 分泌酶是启动 Aβ 生成的关键限速酶，抑制 β - 分泌酶的活性可以有效减少 Aβ 的生成。Aβ 引起神经毒的主要作用机制是钙稳态的破坏、活性氧产生、神经细胞对各种伤害

性刺激的反应增强或放大及神经细胞的凋亡。根据这些理论，本实验建立了模拟 AD 的特征性病变的细胞模型（β-淀粉样蛋白损伤、过氧化氢损伤、谷氨酸损伤作用及 β-分泌酶抑制剂模型）用以研究复方成分作用，寻找防治 AD 药物作用的靶点。

高通量药物筛选方法（High throughput screening，HTS）改变传统的新药筛选过程，首先采用体外方法寻找对特定靶点具有生物活性的化合物，然后再根据生物学信息及相应的研究步骤，开发全新的药物。它以高效、快速、大规模为主要特点，在筛选药物活性方面表现出极大的优势。中药复方成分复杂，难以建立质量控制标准，阻碍了该方剂的进一步推广。应用高通量药物筛选技术研究中药复方，可以克服复方研究中的主要技术障碍，使中药复方研究进入自动化和规模化。

复方的有效成分组（group of effective compounds，GEC）是指中药复方中所有与该复方临床应用目的密切相关的药理活性成分。为研究中药复方的组方科学性和合理性，探讨中药复方基本作用机理，获得高效复方成分提供理论基础，本实验室对中药复方有效成分组的研究进行了尝试，首先将小续命汤中的各种成分尽可能全部提取，然后用快速分离层析技术对获得的提取物进行分离，得到 240 个连续组分（L1 ～ L120、A1 ～ A120）作为筛选用样品；根据 AD 的发病机制建立了相关体外筛选模型；采用高通量药物筛选技术对连续样品进行多靶点筛选；通过综合分析多模型筛选结果，找出共同的高活性组分，重新组合得到中药复方"小续命汤"抗 AD 的有效成分组（GEC）；得到的有效成分组在 AD 相关动物模型上进行评价。

1. 材料

SH-SY5Y 细胞（含 10% 胎牛血清，青霉素 100U/mL，链霉素 100μg/mL，于 37℃，5%CO_2 恒温培养箱中培养）由中国医学科学院基础所提供；β-淀粉样蛋白片段（A β$_{25-35}$ 溶于双蒸水中，微孔滤膜过滤除菌，于 37℃放置 7 天老化，分装后于 -20℃保存备用）、噻唑蓝（MTT）、胰蛋白酶、多聚赖氨酸均购自 Sigma 公司；标准胎牛血清（FBS）为 Hyclone 产品；1640 培养基为 Gibico 公司产品；L-谷氨酸、过氧化氢为北京化学试剂公司产品；重组人 BACE-1（72kD）及荧光底物 IV（分子量为 1999Da）购于 R & D 公司；0.1mol/L 醋酸钠缓冲液（pH4.0）；Fluostar galaxy 微板光学测定仪及配套荧光测定 384 孔板（BMG 公司产品）；显微镜；Bechman2000 测定仪。

2. 方法

（1）样品制备：取 10 剂量药材，依次用石油醚、95% 乙醇和水分别提取 3 次，得到低极性成分、中极性成分和高极性成分三部分。将低极性和中极性成分经 HPLC 分离。流动相：低极性部分，石油醚-丙酮（8∶2，v/v）；中极性部分，氯仿-甲醇-水（9∶1∶0.1）梯度洗脱；分离温度：室温；洗脱速度：1mL/min。等时连续收集样品，供筛选用。

（2）复方连续组分对 A β$_{25-35}$ 损伤的保护作用：SH-SY5Y 细胞用 0.125% 胰酶消化，1×10^5mL 种植到 96 孔板上，待铺成单层后，加入终浓度为 100μg/mL 中药复方连续组分，1 小时后加入终浓度 50μM 的 A β$_{25-35}$，作用 48 小时后进行细胞活力检测。不加 A β$_{25-35}$ 的为正常对照，只加 A β$_{25-35}$ 而不加样品者为损伤模型，其余培养条件相同。

（3）复方连续组分对 L-谷氨酸损伤的保护作用：SH-

SY5Y 细胞用 0.125% 胰酶消化，按每毫升 1×10^5 个种植到 96 孔板上，铺成单层后，加入终浓度为 100μg/mL 中药复方连续组分，1 小时后加入 1mM 的 L-谷氨酸，作用 24 小时后进行细胞活力测定。

（4）复方连续组分对过氧化氢损伤的保护作用：SH-SY5Y 细胞铺成单层后，吸除原培养基，分别加入终浓度为 100μg/mL 的中药复方连续组分，1 小时后加入终浓度为 100μM 的 H_2O_2，24 小时后进行细胞活力测定。

（5）细胞活力测定：细胞处理后，弃去培养液，每孔加入 MTT 液 100μL，使终浓度 0.5mg/mL，于 37℃ 5%CO_2 继续培养 4 小时，去上清液，每孔加入 100μL DMSO，振荡后于 540nm 处测定吸光度 OD 值。

（6）复方连续组分对 BACE 活性的抑制作用：BACE 是突变型 APP 的 β-分泌酶，BACE 底物含有一个高荧光 7-甲氧基香豆素基团，BACE 能切割荧光基团和淬灭基团之间的肽酶活性，使荧光增强。384 孔板中依次加入样品、酶及底物（终浓度分别为 100μg/mL、4μg/mL、10μM），反应总体积 50μL，以 Fluostar galaxy 光学仪测定荧光强度值。设定参数：E_x=320nm，E_M=405nm，测定前振荡 10s 混合样品，逐孔测定，每孔记数 10 次，每隔 120s 测定 1 次。根据每孔获得的 10 个数据，计算荧光值变化斜率作为酶活性。

3. 结果

（1）复方活性成分对 $A\beta_{25-35}$ 损伤的保护作用：样品及模型的测定值与正常对照孔的比值为存活百分率，然后样品与模型进行比较。240 个样品孔的存活率减去模型损伤存活率后的比较，结果表明大部分样品对 $A\beta_{25-35}$ 的损伤有保护作用。中药复方 240 个组分对 A β $_{25~35}$ 损伤的保护作用有强有弱，细胞存活率高说明此组分对 A β $_{25~35}$ 损伤的保护作用较好，结果表明，在中药复方各成分中，表现复杂的活性变化，部分样品表现抑制作用，有些则表现相反作用。

（2）复方活性成分对 L-glu 损伤的保护作用：在中药复方的连续组分中，具有保护作用的组分相对集中，说明某些性质相近的组分具有类似的活性，提示中药复方中可能含有多种能够保护 L- 谷氨酸损伤细胞的组分，同时也含有没有作用或少量相反作用的组分。

（3）复方连续组分对 H_2O_2 损伤的保护作用：中药复方 240 个组分对 100μM 过氧化氢损伤的保护作用，部分组分有较好的保护作用，但有些部分不具备保护作用，有些甚至具有相反的作用。

（4）复方连续组分对 BACE 活性的抑制作用：中药复方连续组分对 β - 分泌酶的抑制作用差异较大，但多数成分发挥抑制作用。抑制率高说明对 β - 分泌酶抑制作用强，是本实验需要的高活性组分。

（5）复方连续组分抗 AD 有效成分组分分析：综合分析发现对 A β $_{25~35}$、L- 谷氨酸及过氧化氢损伤的保护作用存在很大的吻合性，最后发现有三部分组分的综合活性较好，一部分在多种模型中均表现相反或有害作用，可以认为是复方中影响疗效或产生不良反应的组分，而其他部位则作用强弱各有不同，表明发挥作用的途径各有差异。

4. 讨论

中药复方的有效成分不仅是每味中药有效成分的总和，因此不能孤立地去研究复方中的每味中药，而应该考虑从复方出发去进行研究。基于此理论，本实验的设计就是把复方作为一个整体，而不是单独去研究中药复方的单味药。中药复方对人体多途径、多靶点的整合调节作用符合中药复方作用的规律和机理，是中医药现代化的关键问题。在本研究中，把中药复方整体分成许多组分，然后对这些组分进行研究，找出高活性组分，去除无效部位，将能代表全成分的有效部位继续进行去粗取精，逐步优化重组，形成精简的方剂。中药复方的有效成分组是指中药复方中含有的所有与该复方临床应用目的相关的药理活性成分。在中药复方中引入有效成分组的概念，有利于全面认识中药理论和中药复方多成分、多靶点的治疗模式，摆脱目前研究中药复方的简单化研究方式，使中药复方的研究更符合中药组方的理论。同时也可用现代医学的理论解释复方的作用和作用机制，促进传统中药理论的发展。

对中药复方连续组分进行筛选，是认识中药有效成分、无效成分或有害成分的重要过程。实验表明，中药复方中的有效成分的作用并不相同，多种成分可以通过同一种途径发挥作用，也有的成分发挥各自不同的作用。这些活性成分在作用方面有交叉，也有不同。同一成分可能发挥多方面的作用，也有些成分只发挥一方面的作用。更重要的是通过筛选可以发现，在中药复方中不仅具有可以治疗疾病的有效成分，还有一部分成分不仅没有治疗作用，而且表现出相反的作用，甚至是细胞毒性作用。对多个模型的筛选结果进行综合性评价，找出综合活性较好的部分，对于提高治疗效果具有重要意义。实验发现，此中药复方连续组分的三部分综合活性相对较好。在后面的实验中，把这几部分组合成中药复方"小续命汤"治疗 AD 的有效成分组（GEC）。在 AD 相关动物模型上进行了评价，结果表明，精简后的有效成分组在剂量小于原方时药理作用相当或优于原方，验证了应用这种方法对中药复方研究的可行性。"异病同治"是中医辨证论治原则在临床上灵活运用的体现，辨证论治是中医精华之所在。通过本实验，还证实了中医的"异病同治"的药理学基础，小续命汤不仅对脑卒中有效，对 AD 也有一定的疗效。通过体外模型筛选结果的综合分析发现，两者的有效成分组大部分相似，但也有些不同，为中药复方的研究提供了一条新思路，为深入认识中药复方的作用机理、复方的组方原理提供实验依据，有利于临床治疗的应用。

二、小续命汤组分活性评价及抗脑缺血有效成分组制备

中药在临床上的应用以中药复方为主，通过多种药材的合理配伍，达到防病治病的效果。应用现代科学理论和技术方法探索中药复方的作用机制，成为中药现代化研究的重要内容，是中药走向国际市场的突破口。多年来国内外学者们一直致力于阐明中药复方的作用机制和物质基础，为其临床疗效提供科学依据。在总结中药现代化长期研究经验的基础上，结合实际工作中得到的认识，本实验室提出了复方有效成分组的概念和研究模式。此研究对阐明中医药理论，将中药复方推向国际具有重要意义，为中药复方的研究开拓一条重要且有效的途径。中药复方有效成分组是指中药复方中含有的与该复方临床应用目的密切相关的药理活性成分的有机组合，通过相互协调、相互补充，形成能够发挥"最佳"治疗效果的组合总体。

中药复方"小续命汤"是中医常用治疗中风的有效方剂，由芍药、杏仁、生姜、黄芩、防己、防风、麻黄、桂枝、川芎、

红参、甘草、附子12味中药组成。本实验室前期研究中，根据复方适应证——脑缺血的发病机制建立了相关体外筛选模型，应用现代分离技术与高通量筛选技术相结合的方法，观察了中药复方小续命汤240个连续组分的抗氧化、抗过氧化氢损伤、抗谷氨酸损伤活性以及对神经细胞内钙离子的影响，通过综合分析筛选结果，获得由L1~L40和A100~A120连续组分组成的小续命汤抗脑缺血损伤的有效成分组。应用HPLC研究抗脑缺血有效与非有效成分的分布，发现抗脑缺血有效成分主要集中在大孔吸附树脂40%乙醇洗脱部分。

　　本研究是在前期的研究基础上进行的深入研究，通过化学分析和活性分析相结合的方法，优化前期寻找的小续命汤有效成分组，确定含量稳定且适合工业化生产的有效成分组，建立了有效成分组的制备工艺路线，开发出一个疗效稳定可靠、工艺稳定可行的符合现代化对中药复方要求的新制剂。

　　1. 材料

　　（1）样品制备：按小续命汤组方在北京同仁堂集团药材公司购置药材，粉碎，混匀，加80%乙醇加热回流提取，得小续命汤提取物。将上述提取物用石油醚萃取，有大量中间层析出，过滤，真空干燥得中间层。同时获得萃取后的水层。柱分离-1：取石油醚萃取后的水层，用大孔吸附树脂HP20分离，分别用水、20%乙醇、40%乙醇、60%乙醇和95%乙醇洗脱，得20%乙醇组分、40%乙醇组分、60%乙醇组分。柱分离-2：取石油醚萃取后的水层，用大孔吸附树脂HP20分离，分别用水和40%乙醇洗脱，得到40%乙醇洗脱物。柱分离-3：取石油醚萃取后的水层少量，用大孔吸附树脂HP20分离，分别用水和50%乙醇洗脱，得到50%乙醇洗脱物。柱分离-4：取石油醚萃取后的水层少量，用大孔吸附树脂 HP20 分离，分别用水和 60% 乙醇洗脱，得到 60% 乙醇洗脱物。通过上述提取分离获得 10 个组分：总醇提物、石油醚组分、水层组分、中间层、20% 乙醇组分、40% 乙醇组分、60% 乙醇组分、40% 醇提物、50% 醇提物、60% 醇提物，在与脑缺血相关筛选模型上进行体外活性评价。通过活性分析后，确定了 40% 乙醇提取物和中间层按比例混合为小续命汤抗脑缺血有效成分组，并进行了体外活性评价比较。

（2）动物与试剂：雄性 Wistar 大鼠，体重 200 ~ 240g，购自北京维通利华实验动物技术有限公司，（Ⅱ级，合格证号 SCXK 京 2007-0001）；PC12 细胞株由中国医学科学院基础所提供。DPPH、噻唑蓝（MTT）、胰蛋白酶、多聚赖氨酸、L- 谷氨酸、牛血清白蛋白、Triton X-100 购自 Sigma 公司；标准胎牛血清（FBS）为 Hyclone 公司产品；1640 培养基为 Gibico 公司产品；其他试剂均为国产分析纯。

2. 方法

（1）DPPH 法测定自由基清除作用：取 costar96 孔板，加入新鲜配制的浓度为 6.5×10^{-5}mol/L 的 DPPH 溶液 190μL/ 孔，待筛样品 10μL/ 孔，空白孔加 10μL 含 1%DMSO 的生理盐水，充分混匀，封板膜封板后室温下避光静置 30 分钟，517nm 处测定吸光度。样品对自由基清除率 =（$A_{空白}$ — $A_{样品}$）/$A_{空白}$ × 100%。

（2）过氧化氢损伤 PC12 细胞：PC12 细胞吹打混匀，按 1×10^4 个 / 孔种植到 96 孔板上，铺成单层后，吸除原培养基，分别加入终浓度为 100mg/L 的小续命汤组分，1 小时后加入终浓度 100μmol/L H_2O_2 作用 24 小时。细胞处理结束后，弃去培养液，每孔加入 100μL 终浓度为 0.5g/L 的 MTT 溶液，37℃继续孵育 4 小时，弃上清，每孔加入 100μL 二甲基亚砜，振荡后于 540nm 处测定吸光度。未加 H_2O_2 者为正常对照，只加 H_2O_2 而不加样品为模型对照组。细胞存活率 =$A_{测试}$/$A_{正常}$×100%，通过与模型对照比较，观察样品对损伤的保护作用。

（3）谷氨酸损伤 PC12 细胞：PC12 细胞吹打混匀，按 $1×10^4$ 个 / 孔种植到 96 孔板上，铺成单层后，吸除原培养基，分别加入终浓度为 100mg/L 的小续命汤组分，1 小时后加入终浓度 2mmol/L L– 谷氨酸作用 24 小时。细胞处理结束后，MTT 法检测细胞存活率。细胞存活率 $A_{测试}$/$A_{正常}$×100%，通过与模型对照比较，观察样品对损伤的保护作用，数值越大则保护作用越强。

（4）缺氧损伤 Hy926 内皮细胞：Hy926 内皮细胞吹打混匀，按 $1×10^4$ 个 / 孔种植到 96 孔板上，细胞铺成单层后，吸除原培养液，换成无血清培养基，加入含有终浓度为 100mg/L 的小续命汤组分，1 小时后加入终浓度为 3mmol/L 的连二亚硫酸钠作用 4 小时，MTT 法检测细胞存活率。细胞存活率 =$A_{测试}$/$A_{正常}$×100%，通过与模型对照比较，观察样品对损伤的保护作用，数值越大则保护作用越强。

（5）大鼠脑线粒体脂质过氧化测定：取大脑皮层，称重，转入玻璃匀浆器中，加入 MSETB 缓冲液 10mL/g 组织（MSETB 缓冲液：210mmol/L 甘露醇，70mmol/L 蔗糖，0.5mmol/L EDTA，10mmol/L Tris–HCl 和 0.2% 牛血清白蛋白，pH7.4），手动匀浆 10 次。所得匀浆液以 2000×g 离心 3min，取上清 12000×g 离心 8min。以 MSETB 缓冲液将所得沉淀洗涤 1 次，12000×g 离心 10min，所得沉淀即为线粒体。将沉淀按

10：1悬于 SET 缓冲液（280mmol/L 蔗糖，0.5mmol/L EDTA，10mmol/L Tris–HCl，pH7.4）中，离心 10min。然后将沉淀悬于 SET 缓冲液中，整个线粒体制备过程均在 4℃进行。以 Lowry 法测定蛋白含量。大鼠脑线粒体每孔 100μg 加入 96 孔板中，以含有 50μmol/L FeSO，500μmol/L 半胱胺酸的 0.2mol/L 组氨酸缓冲液为缓冲体系。加入小续命汤各组分，混匀后置 37℃温育 30 分钟，然后加入 35% 高氯酸 100μL 终止反应，12000×g 离心 10min，取上清加入 100μL 的 TBA 反应液，100℃加热 15min 后于 532nm 处测定光度。

3. 结果

小续命汤各组分体外抗氧化活性。通过 DPPH 法检测样品的体外抗氧化活性，石油醚萃取后得到的石油醚层和水层抗氧化活性比总提物降低。中间层、40% 乙醇洗脱组分、40% 乙醇提取物抗氧化活性比总提物增高。50% 乙醇提取物和 60% 乙醇提取物抗氧化活性与 40% 乙醇提取物抗氧化活性相当。

小续命汤各组分对过氧化氢损伤的保护作用。石油醚组分和水层组分的对过氧化氢损伤保护作用均显著降低，而中间层组分对过氧化氢损伤保护作用比总提物强。20% 乙醇组分、40% 乙醇组分、60% 乙醇组分与水层组分相比，40% 乙醇组分对过氧化氢损伤保护作用最强。40% 乙醇提取物、50% 乙醇提取物、60% 乙醇提取物三者相比，抗氧化活性相当。

小续命汤各组分对谷氨酸损伤的保护作用。石油醚组分和水层组分的对谷氨酸损伤保护作用均显著降低，而中间层组分对谷氨酸损伤保护作用比总提物强。20% 乙醇组分、40% 乙醇组分、60% 乙醇组分中 40% 乙醇组分对谷氨酸损伤保护作用最强。40% 乙醇提取物、50% 乙醇提取物、60% 乙醇提取物三者保护作用相当，其中以 40% 乙醇提取物最强。

小续命汤各组分对低氧损伤的保护作用。石油醚组分和水层组分以及总提取物的对低氧低糖损伤保护作用均很低，而中间层组分对低氧低糖损伤保护作用比总提物显著增强。20% 乙醇组分、40% 乙醇组分、60% 乙醇组分对低氧低糖损伤的保护作用均显著增强。40% 乙醇提取物、50% 乙醇提取物、60% 乙醇提取物三者相比，以 40% 乙醇提取物最强。

小续命汤各组分对线粒体脂质过氧化的影响。石油醚组分和水层组分以及总提取物的抗线粒体脂质过氧化作用很低，而中间层组分抗线粒体脂质过氧化作用较强，与总提物相当。20% 乙醇组分、40% 乙醇组分、60% 乙醇组分与水层组分相比，40% 乙醇组分抗线粒体脂质过氧化作用最强。40% 乙醇提取物、50% 乙醇提取物、60% 乙醇提取物三者相比，抗线粒体脂质过氧化相当。

小续命汤有效成分组体外神经保护作用。通过综合分析以上体外多个模型的实验结果，确定中间层和 40% 乙醇提取物的组合为小续命汤抗脑缺血有效成分组。随后，将此有效成分组在以上模型上进一步体外活性评价和比较。在清除自由基、抑制脑线粒体脂质方面，40% 乙醇提取物比中间层略显优势，而在低氧、过氧化氢和谷氨酸损伤细胞模型上，中间层比 40% 乙醇提取物略显优势。二者组合后的有效成分组活性与 40% 乙醇提取物、中间层相比，体外活性与这两部分相当，活性介于二者之间或略显优势。

4. 讨论

西医学研究证明，缺血性脑血管疾病导致神经细胞的损伤与神经细胞的缺氧有关，也与自由基的产生、过氧化反应和神经细胞内游离钙离子浓度升高、炎症反应等有密切关系，尤其近年来的研究证明线粒体的损伤在缺血性脑损伤的发生中处于中心的调控地位。因此，基于脑卒中的发病机制，建立了与脑卒中损伤相关的体外评价模型。本研究对小续命汤各组分进行了抗氧化活性、抗过氧化氢损伤、抗谷氨酸损伤、抗低氧损伤以及抗脑线粒体脂质过氧化损伤的作用，以期综合评价其抗脑卒中的作用，对改进工艺后从中药小续命汤中得到的组分进一步进行活性筛选与评价。

在样品制备过程中采用了分步提取的方法，分别获得石油醚提取物、乙醇提取物、水提取物和中间层。经分析和初步检测证明，水提取物中主要为多糖、淀粉等物质，未发现明显的活性成分。因此，研究目标主要集中于石油醚提取物、乙醇提取物和中间层成分。结果表明，中药小续命汤中提取所得各组分分别在多个模型上发挥作用，但各组分的作用性质和程度并不一致，有些组分活性较高，有些组分活性很低甚至有相反的作用。对组分进行多靶点筛选后，通过综合分析多模型筛选结果，结合初步质量分析并与前期连续组分筛选中所得成分组进行比较后，将以上洗脱物以及上述中间层分别进行体外活性筛选，结果表明，以40%乙醇洗脱物和中间层的活性最强。根据上述实验结果，确定40%乙醇洗脱物和中间层按比例混合为小续命汤有效成分组。获得有效成分组后又重新在体外筛选模型上进行评价，并与40%乙醇洗脱物和中间层进行活性比较，研究发现组合后的有效成分组与40%乙醇洗脱组分、中间层相比，体外活性与这两部分相当，活性介于二者之间或略显优势，说明通过前期研究获得的小续命汤有效成分组体外综合活性很好，获得了适合工业化生产的小续命汤抗脑缺血有效成分组。

随后将在缺血性动物模型上进一步评价有效成分组的药效，并开展体内代谢特点研究。

在中药复方研究中引入有效成分组的概念，有利于全面认识中药理论和中药复方多成分、多靶点作用的治疗模式，摆脱目前简单化的中药复方研究方式，使中药复方的研究更符合中药组方的理论。同时，也可应用现代医学的理论解释复方的作用及其机制，以促进传统中药理论的发展。对中药复方有效成分组的研究，是提高中药制剂质量标准和质量控制水平的基础。认识与确定了复方治疗特定适应证的有效成分，就可以有针对性地进行含量监控，保证制剂中有效成分的含量，使质量监控具有明确的目的性，真正实现保证临床疗效的质量控制目的。本研究方法的特点是尊重中药复方原有的组方，将其作为一个有机的复杂整体，依据不同的适应证选择相关的模型考察复方这一复杂体系与机体在不同层面的相互作用，进而找出与其疗效相关的主要有效成分的组合，是中药复方有效成分辨识的重要内容，有助于了解复方的治病机制与物质基础，有助于针对其有效成分对中药质量进行监控，从而推动中药现代化的进展。

本研究是对中药现代化研究的一种新探索，为中药复方的研究提供了一条新思路。此方法将中药复方视为一个整体，采用现代分离技术方法对全方化学成分进行系统提取、分离，然后结合现代药理学方法及高通量筛选技术进行研究，寻找中药复方的有效成分组。此研究方法开拓了中药研究的新思路，为中药现代化理论提供了坚实的基础，极大地推动中药现代化事业的发展。

三、小续命汤的降脂作用

小续命汤水煎剂可显著上调高脂血症大鼠肝组织的 LDLR（低密度脂蛋白受体）基因表达，具有明显的降脂作用，这是山西中医学院和山西大学生物技术研究所专家经动物实验研究得出的结论。

小续命汤在唐宋以前是治疗中风的代表方剂，目前治疗缺血性中风作用已被临床实践所证实，但其降脂作用一直未曾进行过研究。山西中医学院和山西大学生物技术研究所的关建红、冯前进、梁爱华教授等首次将小续命汤用于降脂研究，并深入到分子水平。他们用 75% 新鲜蛋黄乳液和 1% 胆固醇饲料喂养小鼠、大鼠两周制成高脂模型后，用小续命汤水煎剂给予治疗，明显降低了小鼠和大鼠血中胆固醇（TC）和三酰甘油（TG）水平。前者降低 36%，后者降低 38%。1% 胆固醇高脂饲料喂养鹌鹑 15 天后，经小续命汤水煎剂给药治疗 TC 下降率可达 55%，同时还能明显降低大鼠和鹌鹑的 TG 水平。研究认为，小续命汤水煎剂之所以具有明显的降脂作用，主要是通过促进体内胆固醇从肠道和皮肤途径排泄而减轻动物肝细胞的胆固醇负荷，从而解除其对 LDLR 基因转录的下行抑制作用。近日专家鉴定认为，该研究从分子水平为中医药防治高脂血症提供了新的实验依据和理论依据。

四、小续命汤颗粒的质量标准研究

小续命汤颗粒为活血化瘀药，本复方由防风、人参等 12 味药组成。为了有效的控制该复方药的质量，建立了用薄层色谱法对方中防风、人参等主要药味进行定性鉴别方法。薄层色谱法简便、快捷、应用广泛。

（一）主要仪器和试药

主要仪器：EYELA 公司 WATER BATH SB-650 型旋转蒸发仪，KQ2200 超声波清洗器（昆山超声仪器有限公司）。主要试药：硅胶 G、GF254 薄层板（青岛海洋化工厂分厂），升麻苷、5-O-甲基维斯阿米醇苷、人参皂苷等对照品（中国药品生物制品检定所），羧甲基纤维素（CMC）、甲醇、氯仿、乙醇、丙酮等试剂（分析纯）。

（二）薄层色谱鉴别实验部分

1. 防风

防风为伞形科植物防风 Saposhnikovia divaricate（Turez.）schischk. 的素干燥根。色原酮和香豆素是防风中两类重要活性成分，如升麻苷、5-0-甲基维斯阿米醇苷、花椒毒素。①供试品溶液的制备：本品 3.8g，加 10mL 甲醇，超声处理 30 分钟，滤液蒸干，残渣加水饱和正丁醇 10mL 溶解，加 3 倍量氨试液，取上层液蒸干，加水 5mL 溶解，加于 D101 大孔吸附树脂柱上，加水 30mL 冲洗，弃去，再以 70% 乙醇 30mL 洗脱，洗脱液蒸干残渣加乙醇 1mL 溶解；②对照药材溶液的制备：防风药材 1g，加丙酮 20mL，超声处理 30 分钟，残渣加乙醇 1mL 溶解；③空白溶液的制备：制备不含防风空白样品，按对照药材溶液制备方法制备空白溶液；④对照溶液的制备：取升麻苷、5-0-甲基维斯阿米醇苷对照品，加乙醇制成 1mL 各含 1mg 的混合溶液；⑤点样：照薄层色谱发试验，取上述四种溶液各 10 ~ 12μL 点于同一硅胶 GF254 薄层板上；⑥展开：以氯仿-

甲醇（4:1）为展开剂，展开后取出晾干；⑦检视：紫外灯（254nm）下检视。在供试品色谱中，对照药材和对照品色谱相应位置上，显同样蓝紫色斑点，空白试验无干扰，专属性好。

2. 人参

人参为五加科植物 Panax ginsengC.A.Mey. 的干燥根。其主要含有皂苷类成分，如人参皂苷 Rg、Re、Rb。①供试品溶液的制备：本品 2.5g 加甲醇 10mL，超声处理 30 分钟，滤液蒸干，残渣加水饱和正丁醇 10mL 溶解，再加 3 倍量氨试液，放置分层，上层液蒸干，残渣加水 5mL 溶解，加于 D101 大孔吸附树脂柱上，加 30mL 水冲洗，弃去，再以 70% 乙醇 30mL 洗脱，将洗脱液蒸干残渣加乙醇 1mL 溶解；②对照药材溶液的制备：取人参药材 1g 加甲醇 10mL，超声处理 30 分钟，滤液蒸干，残渣加水饱和正丁醇 10mL 使溶解，再加 3 倍量氨试液，放置分层，取上层液蒸干，残渣加甲醇 1mL 溶解；③空白溶液的制备：制备不含人参空白样品，再制备空白溶液；④对照品溶液制备：取人参皂苷 Rg1、Re、Rb1 对照品，加入甲醇制成每 1mL 各含 2mg 的混合溶液；⑤点样：照薄层色谱发试验，取上述四种溶液各 1 ~ 2μL 点于同一硅胶 G 薄层板上；⑥展开：以氯仿 – 醋酸乙酯 – 甲醇 – 水（15:40:22:10）10℃以下放置的下层液为展开剂，展开后取出晾干；⑦检视：喷 10% 硫酸乙醇溶液，105℃加热至斑点清晰显色，置日光及紫外灯（365nm）下检视。供试品色谱中对照药材与对照品色谱相应位置，显同样紫褐色斑点，空白实验无干扰，专属性好。

3. 川芎

川芎为伞形科植物川芎 Ligusticum chuanxiong Hort. 的干燥根。其主要成分为川芎嗪、阿魏酸。①供试品溶液的制备：取本品2.5g，加乙醚20mL，超声处理20min，滤液蒸干，残渣加醋酸乙酯1mL溶解；②对照药材溶液的制备：川芎药材1g，加乙醚20mL，从"超声处理"起同法制成对照药材溶液；③空白溶液的制备：制备不含川芎空白样品，再制备空白溶液；④点样：照薄层色谱发试验，取上述三种溶液各1~2μL点于同一硅胶G薄层板上；⑤展开：以正己烷–醋酸乙酯（9:1）为展开剂，展开后取出晾干；⑥检视：置紫外灯（365nm）下检视。供试品色谱中，与对照药材色谱相应位置显同样亮蓝色荧光斑点，空白实验无干扰，专属性好。

4. 赤芍

赤芍为毛茛科植物芍药 Paeonia cactifcom Pall 的干燥根。其主要含有芍药苷。①供试品溶液的制备：本品2.5g加乙醇20mL，超声处理15min，滤液蒸干，残渣加乙醇1mL溶解；②对照药材溶液的制备：赤芍药材1g加乙醇20mL，从"超声处理"起同法制成对照药材溶液；③空白溶液的制备：制备不含赤芍空白样品，再制备空白溶液；④对照品溶液的制备：芍药苷对照品加乙醇制成每1mL含2mg的溶液；⑤点样：照薄层色谱发试验，吸取上述四种溶液各4~5μL分别点于同一硅胶G薄层板上；⑥展开：以氯仿–醋酸乙酯–甲醇–甲酸（40:5:10:0.2）为展开剂，展开后取出晾干；⑦检视：喷5%香草醛硫酸溶液，105℃加热至斑点清晰显色，日光下检视。供试品色谱中，对照药材和对照品色谱相应位置显同样蓝紫色斑点，空白实验无干扰，专属性好。

5. 麻黄

麻黄为麻黄科植物草麻黄（Ephedra sinica Stapf）、中麻黄或木贼麻黄的干燥草质茎。其主要含有麻黄碱。①供试品溶液的制备：本品 2.5g 加浓氨试液，加氯仿 15mL，超声处理 30 分钟，滤液蒸干，残渣加甲醇 1mL 溶解；②对照药材溶液的制备：麻黄药材 1g 加浓氨试液，加氯仿 15mL，从"超声处理"起同法制成对照药材溶液；③空白溶液的制备：制备不含麻黄空白样品，再制备空白溶液；④对照品溶液的制备：取盐酸麻黄碱对照品，制成每 1mL 含 1mg 的溶液；⑤点样：照薄层色谱发试验，吸取上述四种溶液各 4～5μL 点于同一硅胶 G 薄层板；⑥展开：以氯仿－甲醇－浓氨试液（20∶5∶0.5）为展开剂，展开后取出晾干；⑦检视：喷茚三酮溶液，105℃加热至斑点清晰显色，置日光下检视。供试品色谱中，与对照药材和对照品色谱相应位置显同样红色斑点，空白实验无干扰，专属性好。

6. 黄芩

黄芩为唇形科植物黄芩 Scutellaria baicalensis Georgi 的干燥根。其主要含有黄酮类成分，如黄芩苷。①供试品溶液的制备：本品 2.5g 加甲醇 20mL，超声处理 20min，残渣加甲醇 1mL 溶解。②对照药材溶液的制备：黄芩药材 1g 加甲醇 20mL，从"超声处理"起同法制成对照药材溶液。③空白溶液的制备：制备不含黄芩空白样品，再制备空白溶液。④对照品溶液的制备：取黄芩苷对照品，加甲醇制成每 1mL 含 1mg 的溶液；⑤ 4% 醋酸钠－羧甲基纤维素（CMC）－硅胶 G 板的制备：去硅胶 G（60 型）5g，加 0.3%CMC 溶液 15mL，加醋酸钠 0.8g，研匀后铺板晾干。105℃活化 1 小时，置干燥器中备用；⑥点样：照薄层色谱发试验，吸取上述四种溶液各 4～5μL 点于同一 4% 醋酸钠硅胶 G－羧甲基纤维素（CMC）薄层板上；⑦展开：将薄层板放入展开剂的展开箱中预平衡 30 分钟，以醋酸乙酯－丁酮－甲酸－水（5∶3∶1∶1）为展开剂，展开后取出晾干；⑧检视：

喷 2% 三氯化铁乙醇溶液显色，置日光下检视。供试品色谱中，与对照药材和对照品色谱相应位置上显同样颜色斑点，空白实验无干扰，专属性好。

（三）小结

药材的前处理对薄层色谱的鉴别结果有很大影响。提取苷类成分时，首先应考虑到苷类的溶解性，一般用甲醇、60% 以上的乙醇、正丁醇等溶剂提取。在提取液中亲水性强的植物成分如糖类、鞣质等常同时被提取出来，利用弱极性的 D101 大孔吸附树脂柱吸附后，很容易用水将糖类等成分洗下来，然后再用不同浓度的乙醇洗脱被大孔吸附树脂柱吸附的苷类成分，达到纯化的目的，如防风、人参。一般提取生物碱时，加入少量碱，使生物碱成游离态，易溶于有机溶剂，如麻黄。而黄酮类化合物的提取，主要根据被提取物的性质来选择适合的提取溶剂，如黄芩苷。

第二节　主要组成药物的药理研究

一、防己

（一）化学成分

粉防己根含生物碱约 1.2%，其中有汉防己碱（tetrandrine）、防己醇灵碱（fangchinoline）、一种酚性生物碱（$C_{32}H_{42}O_6N_2$）、门尼新碱（Menisine）、门尼定（Menisidine），以及轮环藤酚

碱（Cyclanoline）等。粉防己的生物碱，曾有种种异名，汉防己碱曾名汉防己甲素（HanfangchinA，Fanchinin），防己醇灵碱即去甲汉防己碱（Demethyltetrandrine），亦曾名汉防己乙素（HanfangchinB），酚性生物碱即汉防己丙素。门尼新碱原称木防己素甲，门尼定原称木防己素乙，分别为汉防己碱和去甲汉防己碱的异构物。粉防己根尚含黄酮苷、酚类、有机酸、挥发油等。木防己根含木防己碱（Trilobine）、异木防己碱（Isotri-lobine，Homotrilobine）、木兰花碱（Magnoflorine，广玉兰碱）、木防己胺（Trilobamine）、木防己宾碱（Coclobine）、甲门尼萨任碱（Menisarine）去甲门尼萨任碱（Normenisarine）等多种生物碱。汉中防己：根含马兜酸 A（aristolochicacidA）1.08% ~ 1.92%，尚含木兰碱（magnof-lorine）、尿囊素（allantoin）和 β - 谷甾醇。

（二）药理作用

1. 对循环系统的作用

（1）对心脏功能的影响：以猫右心室乳头肌或豚鼠左心房作标本，记录其等长收缩，发现粉防己碱 32μmol/L 5 分钟后心肌收缩力开始下降，15 ~ 20 分钟时下降十分明显，收缩力可降低 29%（猫乳头肌）及 64%（豚鼠心房），左心室内压最大上升速率（dp/dtmax）、左心室内压最大下降速率（-dp/dtmax）也同时下降，且比收缩振幅的下降更为显著。粉防己碱与氯化钙及异丙肾上腺素之间在收缩力方面有相互拮抗作用，后二药能取消粉防己碱的负性肌力作用，而粉防己碱也能非竞争性地拮抗氯化钙和异丙肾上腺素的正性肌力作用。兔左房肌条实验表明，它和心得安不同，它不能竞争性地阻滞 β 受体；麻醉犬，静脉注射（iv）粉防己碱 10mg/kg，用阻抗血流图测试一些心功能指标，表明其对心肌收缩性及泵功能均有抑制作用，还明显减慢心率，降低总外周血管阻力和张力时间指数，指示心肌能量消耗的降低，粉防己碱对以上各项指标的影响，能被氯化钙对抗，其结果与戊脉安十分相似。豚鼠离体右心房用粉防己碱后 15 分钟，在降低收缩力的同时，心房自发搏动频率可降至给药前的 1/3，表明粉防己碱对窦房结的自律性有明显的抑制作用。粉防己碱对心肌则未见有兴奋性发生的明显变化。应用细胞内微电极记录，用离体豚鼠右心室乳头肌观察粉防己碱对正常及高 K^+ 除极之心肌细胞动作电位和收缩力的影响，证实粉防己碱是一个慢通道阻滞剂。麻醉犬心阻抗血流图实验表明，粉防己碱 10mg/kg，iv，可降低血流阻抗一阶导数上升峰值（dz/dtmax），延长 Q-Z 其间，减小心肌收缩指数。对心输出量、心脏指数、心搏出量及每搏指数也都能明显降低。给清醒大鼠 iv 粉防己碱 15mg/kg 后，左心室内压最大上升速率，左心室内压及收缩压、舒张压、平均动脉压都下降。左室舒张末期压在给药后随心肌收缩性能指标的下降而上升。

（2）对冠脉的影响：粉防己碱在离体兔心灌流标本上，浓度在 $1 \times 10^{-7} \sim 1 \times 10^{-6}$ mol/L 时均有明显的增加冠脉流量的作用，对豚鼠、猫，浓度在 10^{-7} mg/L 时，同样有增加冠脉流量的作用。对垂体后叶素性冠脉痉挛有对抗作用。粉防己碱的扩张冠脉作用与肾上腺素、儿茶酚胺类无关；心收缩力、心率及血压等对冠脉流量的影响不大。离体停跳心脏标本也表现明显扩张。整体猫实验中，对冠脉流量的增加，主要是对冠状血管的直接作用。粉防己碱能对抗哇巴因所致的冠脉挛缩，其作用可被高 Ca^{2+} 所拮抗。猪冠状动脉螺旋条的实验提示，粉防己碱主要是抑制细胞膜上电位依赖性 Ca^{2+} 通道，阻止 Ca^{2+} 经此通道进入细胞内，而对受体激活性 Ca^{2+} 通道则无影响。此外，粉防己碱并不阻滞异丙肾上腺素松弛冠脉条的作用，因此粉防己碱不同于心得安 β–受体阻滞剂。

（3）对心肌缺氧缺血的保护作用：粉防己碱对异丙肾上腺素性急性心肌坏死无明显保护作用，但对垂体后叶素性缺氧缺血损害则有明显预防作用。但也有实验结果认为，对异丙肾上腺素所致大鼠心肌缺氧和坏死有保护作用。心外膜图标测显示粉防己碱对实验性心肌梗塞有一定保护作用，用药后血压轻度降低，心率稍减慢，有利于心肌抗缺血。

（4）抗心律失常：粉防己碱能对抗哇巴因、乌头碱、氯化钙、氯化钡、氯仿加肾上腺素等所致的动物心律失常。可使 Ba^{2+} 性心律失常迅速转为窦性心律；并可缩短哇巴因性室性早搏及室性心搏过速的持续时间；对大量 Ca^{2+} 引起大鼠心室颤动致死有一定的保护作用；也能推迟乌头碱性心律失常的发生时间，但对电致颤阈则不能提高。粉防己碱对强心苷的正性肌力作用无明显影响，并与其负性肌力作用无关，细胞外 Ca^{2+} 浓度可抵消粉防己碱的作用，故认为粉防己碱的抗心律失常作用可能是通过阻抑 Ca^{2+} 内流而实现的。

（5）降压作用：麻醉猫给以 iv 或肌内注射（im）或 ig 3～6mg/kg，均有显著降压作用，可使血压下降50%～65% 达1小时以上。降压时心收缩力仅有短暂削弱，心率及传导无显著变化。其降压原理是粉防己碱与氯化钙呈非竞争性拮抗。其降压原理是粉防己碱对血管的直接扩张与拟 M 样作用，以及抑制了血管运动中枢及交感中枢所致。近年来进一步证明粉防己碱的降压效应主要系通过扩阻力血管所致，它能有效地使后负荷减低，心输出量增加。与扩血管药肼苯哒嗪等不同，粉防己碱降压时不伴有明显的反射性心率增快。

2. 对平滑肌的作用

早年曾有报道，粉防己碱对离体兔肠是先兴奋而后抑制，较大剂量可部分抑制由毛果芸香碱、氯化钡引起的痉挛性收缩。对兔离体及在体子宫作用并不显著。对豚鼠、猫的支气管平滑肌引起收缩，这是由于组织胺的释放所引起。近年来，在研究粉防己碱对平滑肌作用中发现：在离体子宫实验中，86μmol/L 及 30μmol/L 的粉防己碱分别对催产素（3mU/mL）及高钾去极后 Ca^{2+}（0.2mmol/L）所引起的大鼠离体子宫的收缩有明显的松弛作用。其作用可视增加溶液中的 Ca^{2+} 浓度（2mmol/L）所对抗。在对 7 种血管平滑肌（家兔的胸主动脉、肺动脉、股动脉、肾动脉、肠系膜动脉、腔静脉及门静脉的血管平滑肌）的研究中也发现，对血管平滑肌有松弛作用，其作用与 Ca^{2+} 拮抗有关。实验结果提示，粉防己碱的作用与戊脉安的作用相似，阻断电压依赖性 Ca^{2+} 通道的作用较强于受体操纵的 Ca^{2+} 通道。在进一步对兔肺动脉条（离体）的实验中，观察到粉防己碱对氯化钾（40mmol/L）、氯化钙（2mmol/L）和去甲肾上腺素（0.01mmol/L）诱发血管平滑肌收缩的抑制强度与 Ca^{2+} 通道阻滞剂戊脉安相似，证明粉防己碱松弛血管平滑肌是选择性阻滞慢通道 Ca^{2+} 内流所致。对兔主动脉肌环的作用观察结果一致，再次证实粉防己碱和戊脉安均对平滑肌细胞膜 PDC（内皮细胞膜上电位依赖通道）Ca^{2+} 内流有选择性抑制作用。粉防己碱无论对离体兔输卵管平滑肌自发性收缩，还是对在体兔输卵管腔内压与卵转运，均显示出一致的抑制效应。其作用可能与性激素有关。

3. 对炎症的影响及抗过敏作用

粉防己碱对大鼠甲醛性关节炎有一定消炎作用。其作用与可的松相似，在切除肾上腺后作用消失。可使大鼠肾上腺中维生素 C 含量降低，末梢血液中的嗜酸性细胞减少；在切除脑下垂体后 7 天再给粉防己碱，仍有此作用，故可认为粉防己碱直接作用于肾上腺。用粉防己碱连续 7 天给正常大鼠，大鼠肾上腺中维生素 C 含量既不降低，两侧肾上腺也无肥大现象，尿中 17- 羟类甾醇的排出量亦不增加，说明它兴奋肾上腺皮质的作用是非特异性的。近年来的研究证明，粉防己碱 20mg/kg，10mg/kg，100mg/kg，iv 可使大鼠背部气囊角叉菜胶炎血管通透性降低、嗜中性白细胞游出和 β- 葡萄糖醛酸酶释放显著减少。粉防己碱亦可升高嗜中性白细胞内超氧化歧化酶（SOD）的活性，减少氧自由基生成，还能升高嗜中性白细胞内 cAMP 水平。由此认为粉防己碱的抗炎作用的机理可能与嗜中性白细胞内 SOD 活性和 cAMP 水平的升高有关。粉防己碱能抑制嗜中性白细胞的激活，抑制大鼠腹腔肥大细胞脱颗粒，对羟自由基有一定的清除作用，抑制羟自由基的生成速率等，可能是粉防己碱具有抗炎作用的机理。粉防己碱具有广泛的抗过敏作用，既是过敏介质的拮抗剂，又是过敏介质的阻释剂。粉防己碱 30mg/kg，iv，能抑制大鼠被动皮肤过敏反应（PCA），作用与剂量呈依赖关系。能抑制卵白蛋白致敏的豚鼠离体回肠的过敏性收缩。对抗过敏介质的作用如：能抑制组胺、乙酰胆碱引起的豚鼠哮喘和离体豚鼠回肠的收缩以及 5- 羟色胺引起的大鼠皮肤血管通透性增加。同时，还能抑制过敏介质的释放，如抑制致敏豚鼠肺由抗原引起的过敏介质或过敏性迟缓反应物质（SRS-A）释放及由右旋糖酐诱发的大鼠腹腔肥大细胞组胺的释放。粉防己碱对 SRS-A 的作用明显，对 SRS-A（100U/mL）引起的豚鼠离体气管条和肺条收缩作用的半数抑制量分别为 6.6μg/mL 和 6μg/mL；能明显拮抗 SRS-A 增加的豚鼠肺溢流作用；粉防己碱 7.5μg/mL 也能明显抑制 SRS-A（100U/mL）引致的人的支气管或肺条收缩；无论气雾吸入、腹腔注射（ip）、灌胃（ig）或预先给药，粉防己碱对豚鼠的 SRS-A 性喘息均能起到保护作用。粉防己碱对天花粉抗原、组胺释放剂 48-80、钙离子载体 A-23187 诱导的大鼠腹腔肥大细胞脱颗粒、组胺释放及肥大细胞 Ca^{2+} 内流均有抑制作用，说明粉防己碱是一个过敏介质阻释剂。它既能作用于肥大细胞 Ca^{2+} 通道，抑制 Ca^{2+} 内流，又能抑制肥大细胞动员、利用内源 Ca^{2+}。对犬、豚鼠气管平滑肌的研究证明，粉防己碱对气管平滑肌电位操纵通道（POC）与受体操纵通道（ROC）均有阻断作用。由于对高钾兴奋和/或打开 POC [4] 的 Ca^{2+} 内流阻断是完全的，而对组胺兴奋和打开 ROC 的 Ca^{2+} 内流阻断是部分的，提示粉防己碱优先阻断气管平滑肌的 POC。其钙通道阻断作用可能与其拮抗过敏介质收缩气管的作用有关。粉防己碱对嗜中性白细胞的静息胞浆游离 Ca^{2+} 浓度无影响，但能对抗血小板激活因子（PAF）、白细胞三烯 B_4（LTB_4）和 A-23187（卡西霉素）所致的胞浆游离 Ca^{2+} 浓度升高，说明粉防己碱是通过抑制 Ca^{2+} 内流而抑制胞浆游离 Ca^{2+} 浓度升高的钙拮抗剂，这很可能是它抗过敏作用的机理。

4. 镇痛作用

小鼠热板法测得汉防己总碱及粉防己碱、乙素、丙素均有镇痛作用。总碱作用最强，其有效剂量为 50mg/kg，LD_{50} 则为 241 ~ 251mg/kg。用电刺激小鼠尾巴法证明，甲素、乙素及粉

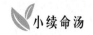

防己流浸膏或煎剂均有一定镇痛作用，甲素的作用强于乙素，其有效剂量比吗啡大 10 ~ 20 倍。抗组胺药物苯海拉明可显著增强甲素及乙素的镇痛作用，而不影响其毒性。临床上 30mg，po 或 sc，镇痛作用不显著。

5. 抗菌、抗阿米巴作用

汉防己煎剂在试管中有某些抗菌（如痢疾杆菌等）作用，有些具有抗皮肤真菌作用，如同心性毛癣菌、紧密着色芽生菌、星形奴卡氏菌等。粉防己碱在体外及体内（小鼠盲肠法）均有抑制或杀灭溶组织阿米巴作用，其强度为依米丁的 1/22。

6. 抑制血小板聚集作用

实验证明粉防己碱对血小板聚集反应的作用与异搏定相似，不但在离体条件下能拮抗花生四烯酸（AA）、二磷酸腺苷（ADP）、血小板活化因子（PAF）诱导的兔、猪血小板聚集反应，而且在整体实验中也证明对兔血小板聚集反应有抑制作用。粉防己碱在体外抑制 ADP、胶原或 AA 诱导的兔血小板聚集，其效应呈剂量依赖性，而利用放射免疫法测定 TXB_2（TXA_2 的稳定代谢物），发现粉防己碱不影响血小板利用外源性 AA 合成 TXA_2，说明粉防己碱不影响环氧酶和血栓素 A_2 合成酶的活性。但是粉防己碱对胶原诱导的 TXA_2 合成有明显的抑制作用，从而提示粉防己碱抑制了胶原诱导内源性 AA 释放。

7. 对大鼠脑内 M- 胆碱受体的作用

在研究 36 种四氢异喹啉类生物碱及其半合成衍生物对大鼠脑内 M- 胆碱受体的结合特性中发现，粉防己碱对 M- 胆碱受体有很高的亲和力。M- 胆碱受体与 Ca^{2+} 及 Ca^{2+} 拮抗剂之间有很复杂的相互作用。如 Ca^{2+} 拮抗剂 D_{600} 可非竞争性的抑制 [^3H] Quinuclidinyl benzilate（[^3H] QNB）与 M- 胆碱受体结合。

这是由于某些 M- 胆碱受体与 Ca^{2+} 通道相连接。故认为粉防己碱与 M- 胆碱受体有很高亲和力，使 [^{3}H] QNB 与 M- 胆碱受体结合下降，因此认为粉防己碱是一种外源性配体，可能是直接作用于受体。

（三）毒性和不良反应

1.实验表明，粉防己碱对大白鼠肝、肾和肾上腺具有一定毒性作用，其毒性损害程度与药物剂量大小有一定的正比关系。用与人相同的治疗剂量 20mg/（kg·d），连续给药 21 天时，大部分实验动物的肝、肾和肾上腺均出现不同程度的实质细胞变性、坏死，乃至发生灶状坏死和继发性炎性细胞反应。剂量增大 2 倍、4 倍时，毒性损害逐渐加重，当剂量达 400mg/（kg·d）时，全部大白鼠均于 7 天内死亡。

2.对肝、肾功能及血糖、血脂影响甚微，副作用很少，仅个别患者出现口干、嗜睡，注射部位出现皮疹。

二、防风

（一）化学成分

根含色酮类成分：防风色酮醇（lede-bouriellol），4'-O- 葡萄糖基 -5-O- 甲基齿阿密醇（4'-O-glucosyl-5-O-methylvisamminol），3'-O- 当归酰基亥酚（3'-O-angeloyl-hamaudol），亥茅酚（hamaudol），3'-O- 乙酰基亥茅酚（3'-O-acetyl-hamaudol），亥茅酚苷（sec-O-glucosylhamaudol），5-O- 甲基具阿米醇（5-O-methylyisamminol），升麻素（cimifugin），升麻素苷（prim-O-glucosylcimifugin）；香豆精类成分：佛

手柑内酯（bergapten），补骨脂素（psoralen），欧前胡内酯（imperatorin），珊瑚菜素（phellopte-rin），德尔妥因（deltoin），花椒毒素（xanthotoxin），川白芷内酯（anomalin），东莨菪素（scopoletin），印度榅桲素（marmesin）；聚乙炔类成分：人参炔醇（panaxynol）又称镰叶芹醇（falcarinol），镰叶芹二醇（falcarindiol），（8E）- 十七碳 -1,8- 二烯 -4,6- 二炔 -3,10- 二醇［（8E）-heptadeca-1,8-dien-4,6-diyn-3,10diol］；防风酸性多糖（saposhnikovan）A、C；挥发油含数 10 种成分，能鉴定的共 20 种，含量较高的有辛醛（octanal），β - 甜没药烯（β-bisabolene），壬醛（nonanal），7- 辛烯 -4- 醇（7-octen-4-ol），已醛（hexanal），侧柏烯（cuparene）和 β - 桉叶醇（β-eudesmol）等。还含 β - 谷甾醇（β-sitosterol），β - 谷醇 -β -D- 葡萄糖苷（β-sitosterol-β-D-glucoside），甘露醇（mannitol），香草酸（vanillic acid）等。

（二）药理作用

1. 镇痛作用

（1）对醋酸致小鼠扭体反应的影响：取体重 18 ～ 21g 小鼠 24 只均分二组，分别口服（po）防风水煎剂（1mL 含 2g 生药）40g/kg 和同体积水。1 小时后腹腔注射（ip）0.5% 醋酸 0.2mL/20g，观察 20 分钟内小鼠扭体反应次数。结果：防风组小鼠扭体反应数为 11.4 ± 1.8 次，明显低于对照组 19.2 ± 2.4 次（$P < 0.05$）。

（2）对小鼠痛阈的影响：采用热板法测定痛阈，其条件是热板温度为 $55 \pm 0.5 \,^{\circ}\!\mathrm{C}$。取体重 18 ～ 20g 雌性小鼠，经预测反应潜伏期后挑选其反应潜伏期不超过 30s 的小鼠 20 只，均分二组，分别 po 防风水煎剂相当生药 40g/kg 及同体积水，测定给药前后小鼠反应潜伏期，防风组小鼠的反应潜伏期在服药后 60s 及 90s 均明显延长，（$P < 0.05$）。

（3）电刺激鼠尾法：电刺激鼠尾法表明，防风乙醇浸剂给小白鼠 ig 21.18g/kg 及 sc 42.36g/kg，均有一定镇痛作用，给药后镇痛率分别为 46.4% 和 56.7%，60 分钟后的镇痛率则分别 3.0% 与 53.3%。

2. 镇静作用

（1）对戊巴比妥钠阈下睡眠剂量的影响：取体重 20 ~ 28g 小鼠 40 只均分二组，分别 po 防风水煎剂相当 40g/kg 和同体积水后 1 小时，ip 戊巴比妥钠 35mg/kg，记录 15 分钟内动物入睡数，以翻正反射消失 1 分钟以上为入睡指标。结果：防风组入睡小鼠（17 只，85%）比对照组（17 只，35%）明显增加（$P < 0.01$）。

（2）对小鼠自发活动的影响：取体重 20 ~ 22g 小鼠 24 只均分二组，分别 po 防风水煎剂相当 40g/kg 和同体积水后 50 分钟，记录 10 分钟内小鼠活动次数。结果：防风组为 226.3 ± 35.9、对照组为 326.7 ± 27.7，可见防风使小鼠自发活动明显减少（$P < 0.01$）。

3. 抗炎作用

取体重 24 ~ 26g 雄性小鼠 20 只均分二组，剂量同上，1 小时后，用巴豆油合剂 25μL 涂右耳致炎，4 小时处死小鼠，称重并观察炎症反应程度。结果：防风组的肿胀程度（13.9 ± 0.9mg）明显低于对照组（18.4 ± 1.2mg）（$P < 0.05$）。

4. 体外抑菌试验

采用平板法进行体外抑菌实验。结果：防风对金黄色葡萄球菌、乙型溶血性链球菌、肺炎双球菌及二种霉菌（产黄青霉、杂色曲霉）等有抑菌作用，而对流感杆菌、伤寒杆菌、福氏及志贺氏痢疾杆菌无抑菌作用。

5. 抗过敏作用

（1）对 2,4- 二硝基氯苯（DNCB）所致迟发型超敏反应的影响：取体重 25 ～ 28g 雄性小鼠 20 只均分二组，用 5%DNCB 丙酮溶液 0.01mL 背部皮肤致敏，次日再致敏 1 次，第 5 天开始给药，防风组小鼠每日 po 防风 20g/kg，对照组服用同体积水，连续给药 7 天，在末次给药后用 1% DNCB 丙酮 0.02mL 涂右耳，20 小时处死小鼠，取左右耳片（直径 8mm）称重，以二耳片重量之差表示迟发型超敏反应的程度。结果：防风组为 2.90 ± 0.45mg，明显低于对照组 4.88 ± 0.78mg（$P < 0.05$），说明防风有抑制 DNCB 所致的迟发型超敏反应的作用。

（2）对致敏豚鼠离体气管、回肠平滑肌过敏性收缩的影响：取体重 250 ～ 350g 豚鼠 10 只，于每只豚鼠腹腔注射 5% 卵蛋白 1mL，同时二后腿各注射 0.4mL 致敏，4 周后进行豚鼠离体气管回肠平滑肌过敏性收缩试验。结果：气管收缩（2.8 ± 0.5mm），比对照试验（7.8 ± 0.7mm）明显降低。回肠收缩试验结果：10 段回肠收缩高度为 31.8 ± 4.3mm 比对照组 10 段回肠收缩高度（42.4 ± 5.2mm）明显降低。

（三）毒性

取体重 18 ～ 20g 小鼠雌雄各半，分 4 组，每组 1 次分别 ig 不同剂量的防风，观察 5 天动物死亡数，按简化机率单位法计算 LD_{50}，结果 LD_{50} 为 213.8 ± 25.4g（生药 /kg）。

三、人参

（一）化学成分

根中含人参皂苷 0.4%，少量挥发油。挥发油中主要成分为人参烯（panacen，C15H24）0.072%。从根中分离出皂苷类：人参皂苷 A、B、C、D、E 和 F（panaxoside A、B、C、D、E、F）等。人参皂苷 A（C42H72O14），为人参皂苷 Rg1（ginsenoside Rg1）。人参皂苷 B 和 C 水解后产生人参三醇（panaxatriol）皂苷元，人参皂苷 D、E 和 F 水解后得 20-表人参二醇（20-epiproto panaxo-diol）皂苷元。又自乙醚提取物的低沸点部分分离出 β-榄香烯（β-elemene，C15H24）。高沸点部分分离出人参炔醇（panaxynol，C17H26O）。此外尚含有单糖类：葡萄糖、果糖、蔗糖，三种三糖：葡萄糖-果糖-果糖、三聚葡萄糖，葡萄糖-葡萄糖-果糖，人参酸（为软脂酸、硬脂酸及亚油酸的混合物），多种维生素（B_1、B_2、菸酸、菸酰胺、泛酸），多种氨基酸、胆碱、酶（麦芽糖酶、转化酶、酯酶），精胺（spermine）及胆胺（cholamine）。人参的地上部分含黄酮类化合物，人称人参黄苷（panasenoside）、三叶苷（trifolin）、山柰醇、人参皂苷、β-谷甾醇及糖类。

（二）药理作用

1. 人参对中枢神经系统具有兴奋作用，而大量时反而有抑制作用。能加强动物高级神经活动的兴奋和抑制过程。并能增强机体对一切非特异性刺激的适应能力，减少疲劳感（人参的根、茎、叶均能延长小白鼠游泳的持续时间）。

2. 人参对心肌及血管有直接作用。一般在小剂量时兴奋，大剂量时抑制。10% 人参浸液 1mL/kg 给猫（或兔）灌胃，对心肌无力有一定的改善作用。复温期间有相当程度的恢复，亦有抗过敏性休克及强心的作用。人参对大鼠心肌细胞膜三磷酸腺苷酶活性有抑制作用。

3. 增强机体对有害因素的抵抗力。能使感染疟原虫的鸡免于急性死亡，且鸡的体重还逐渐增加；能抑制实验动物由于注射牛奶或疫苗所引起的发热反应；能增强人体适应气温变化的能力；狗在大量失血或窒息而处于垂危状态时，立即注射人参制剂，可使降至很低水平的血压稳固回升；能延长受锥虫感染的小鼠的存活时间；能抑制注射松节油或由于兔耳冻伤而引起的全身炎症反应；能促进某些实验性损伤的愈合；有抗维生素 B_1、B_2 缺乏症的作用；能加速家兔实验性角膜溃疡的愈合作用；能减弱某些毒物（苯、四乙铅、三甲酚磷酸等）对机体的作用。

4. 对因肾上腺素引起的高血糖动物有降低血糖的作用。除能自觉改善糖尿病患者症状外，还有轻微的降血糖作用，并与胰岛素有协同作用。能促进动物的性腺功能，小白鼠吃少量人参，能产生举尾现象。用适当剂量，对家兔也能增加体重，使血浆白蛋白与球蛋白的比值上升。

5. 刺激造血器官，有改善贫血的作用。

6. 长期少量服用，可使网状内皮系统机能亢进；剂量过大，则呈相反作用。

四、黄芩

（一）化学成分

黄芩根含黄芩苷元、黄芩苷、汉黄芩素、汉黄芩苷和黄芩新素，还含苯甲酸、β-谷甾醇等。茎叶中含黄芩素苷。

（二）药理作用

1. 抗炎抗变态反应

黄芩苷、黄芩苷元对豚鼠离体气管过敏性收缩及整体动物过敏性气喘均有缓解作用，并与麻黄碱表现协同。苷元的磷酸钠盐较硫酸钠盐作用强，黄芩苷元能抑制离体气管及回肠之Sehultz–Dale反应，对豚鼠被动性皮肤过敏反应、组织胺皮肤反应亦表现抑制。在抗变态反应方面，苷元较苷作用强。黄芩此种抗变态反应，是由于伤害了肥大细胞的酶激活系统（SH-酶），抑制了过敏性介体的释放，因而不产生过敏反应。此外，它对平滑肌本身也有直接的松弛作用。黄芩苷元及黄芩苷均能抑制过敏性之浮肿及炎症，二者并能降低小鼠耳毛细血管的通透性，后者尚能防止低气压引起的小白鼠肺出血。

2. 抗微生物作用

黄芩有较广的抗菌谱。在试管内对痢疾杆菌、白喉杆菌、绿脓杆菌、葡萄球菌、链球菌、肺炎双球菌以及脑膜炎球菌等均有抑制作用，煎剂作喉头喷雾，对脑膜炎带菌者亦有效，即使对青霉素等抗菌素已产生抗药性的金黄色葡萄球菌，对黄芩仍敏感。试管内对人型结核杆菌的抑制作用，报告不一致，煎剂对小白鼠实验性结核病有效，但对豚鼠则无效。对多种皮肤致病性真菌，体外亦有抑制效力，并能杀死钩端螺旋体。

3. 解热作用

早年报告，对疫苗引起发热的家兔静脉注射6%黄芩浸剂4～6mL，有解热作用，以后有人用大剂量黄芩水煎剂（比上述报告静脉注射黄芩浸剂之量大4～30倍）口服或肌内注射均未能证实有解热作用，如静脉注射有轻微解热作用，此情况与静脉注射生理盐水一样。黄芩 5g/kg 亦不能使热穿刺法致热的家兔退热。但腹腔或静脉注射黄芩苷，口服黄芩煎剂，对疫苗或酵母致热的家兔均能解热。上述研究结果不一致，可能由于植物来源多未做生药学检定，品种混乱，粗制剂静脉注射影响血压，亦能干扰解热作用。因此黄芩是否有解热性质，有待进一步研究。黄芩提取物对正常家兔无降温作用。

4. 降压、利尿作用

黄芩酊剂、浸剂、煎剂、醇或水提取物、黄芩苷对麻醉犬、猫、兔静脉，用于肌内注射或灌胃均可引起降压作用。浸剂口服能降低正常及慢性肾性高血压犬的血压，酊剂可使神经性高血压犬血压回至正常。浸剂口服的降压作用，以云南产者为最佳，河北次之，西北的较差。黄芩的降压原理，一般认为系直接扩张血管，也可能作用于血管感受器，反射性引起降压。黄芩同属植物 Scutellaria galericulata 则无降压作用。在急性利尿实验中，黄芩苷元作用最强，汉黄芩素次之，黄芩苷更差。黄芩醇提取物及煎剂（正常人及家兔）亦有利尿作用。

5. 对血脂及血糖的作用

黄芩及三黄制剂（黄连：黄芩：大黄为 1：1：1）对正常家兔血清中总胆甾醇/总磷脂之比值无影响，但能降低饲养胆甾醇 7 周后家兔的此种比值，对切除甲状腺家兔的此种比值，三黄制剂亦能降低之。黄芩能使血糖轻度上升。

6. 和胆解痉作用

黄芩煎剂和乙醇提取液可增加犬、兔胆汁排泄量，黄芩苷元较黄芩苷作用明显，汉黄芩素无影响；黄芩苷使结扎总输胆管的家兔在 1～6 小时内胆红素（较对照组）增高，但 24～48

小时后则使之降低。黄芩酊剂、煎剂对在位肠管有明显的抑制作用，酊剂可拮抗毛果芸香碱引起的肠管运动增强现象，切断迷走神经后并不影响其作用。用小白鼠小肠段进行解痉的效价测定，汉黄芩素只有弱的解痉作用，黄芩苷元则无解痉效力。

7. 镇静作用

黄芩苷能抑制小白鼠的自发活动，作用强度与剂量有关。黄芩煎剂可抑制小鼠阳性条件反射，此作用可能是由于它加强了皮层抑制过程所致，可用于神经兴奋性增高及失眠的高血压患者。

8. 其他作用

黄芩根茎的酊剂静脉注射，对士的宁中毒的蛙、猫、狗，可消除强直性痉挛的症状，并使动物免于死亡。黄芩苷、葡萄糖醛酸可降低小鼠士的宁中毒死亡率，前者10mg就能提高其半数致死量约2.5倍。测定四氯化碳中毒小鼠的肝糖原含量，以葡萄糖醛酸组含量较高，黄芩苷次之，黄芩苷元最低。

（三）毒性

黄芩毒性极低。煎剂给兔灌胃，醇提取液静脉注射，仅呈活动减弱；黄芩浸剂4g/kg给狗灌胃8周，亦未见任何毒性反应。将黄芩浸剂2g/kg静脉注射于健康兔，先表现镇静，以后死亡，可见静脉注射比口服毒性大得多。黄芩提取物肌内及静脉注射，可使正常家兔白细胞总数短时间内明显降低。

五、桂心

（一）化学成分

桂心含挥发油，油中主要成分为桂皮醛（cinnamaldehyde）、少量乙酸桂皮酯（cinnamyl acetate）、丁香酚、桂皮酸、桂二萜醇（cinnzeylanol）、乙酰桂二萜醇（cinnzeylanine）。

（二）药理作用

1. 镇静作用

含油的桂皮醛对小鼠有明显的镇静作用。表现为自发活动减少，对抗甲基苯丙胺（Methamphetamine）所产生的过多活动、转棒试验产生的运动失调以及延长环己巴比妥钠的麻醉时间等。应用小鼠压尾刺激或腹腔注射醋酸观察扭体运动的方法证明它有镇痛作用。

2. 降温作用

对小鼠正常体温以及用伤寒、副伤寒混合疫苗引起的人工发热均有降温作用。对温刺引起发热的家兔，桂皮醛及肉桂酸钠都有解热作用。

3. 抗惊厥作用

桂皮醛可延迟士的宁引起的强直性惊厥及死亡的时间，可减少烟碱引起的强直性惊厥及死亡的发生率，对戊四唑引起的强直性惊厥则无效。

4. 降压作用

附子、肉桂复方对肾上腺皮质性高血压大鼠（灼伤一侧肾上腺所形成的模型）有降压作用；对肾性高血压大鼠（8字形结扎肾脏所形成的模型）则无作用。此作用可能是附子、肉桂促进机能降低了的肾上腺活动，使之趋向正常所致。

5. 预防血吸虫病的作用

小鼠每天口服浸剂（未注明品种）0.2mL/10g体重

（10.8g/180mL），共服 15 天，服药之第 3 天感染血吸虫，并无预防作用，如与雄黄、槟榔及阿魏同用则有一定效果。

6. 对血液的作用

肉桂体外及体内试验均有明显抑制 ADP 诱导的大鼠血小板聚集的作用。体外试验显示，肉桂水煎剂及溶甲醇部分有较强的抗凝作用。从肉桂中提取的单体——肉桂酸及香豆素抗凝作用不明显。体内试验，肉桂水煎剂无抗凝作用，不影响兔纤维蛋白溶解活性。

7. 对消化系统的作用

桂皮油刺激嗅觉，能反射地促进胃机能，也能直接地缓和刺激胃黏膜，使分泌增加，蠕动增强，呈芳香性健胃作用。桂皮油给家兔口服，能促进肠运动，使肠管兴奋。对离体家兔肠管亦具有同样作用，为古人暖脾胃、除冷积之说作了很好的解释。

（三）毒性

桂皮油 6 ~ 18g 可致狗死亡，死后可见胃肠道黏膜发炎、腐蚀现象。

肉桂醛对小鼠的 LD_{50}，静脉注射为 132mg/kg，腹腔注射为 610mg/kg，灌胃为 2225mg/kg。肉桂煎剂小鼠 iv 的 LD_{50} 为 18.48 ± 1.80g（生药）/kg。小剂量的桂皮醛使动物运动抑制；大量则引起强烈痉挛，运动失调，呼吸急迫，最终麻痹而死。桂枝浸液小鼠 ip LD_{50} 624.7mg/kg（白昼给药），子夜给药组的 LD_{50} 为 773.6mg/kg。

六、川芎

（一）化学成分

含川芎嗪（chuanxiongzine）即四甲基吡嗪（tetramethylpyrazine），黑麦草碱或含川哚（perlolyrine）即1-（5-羟甲基-2-呋喃基）-9h-吡啶并［3,4-b］吲哚［1-（5hydroxymethyl-2-furyl）-9H-pyrido［3,4-b］indole］，藁本内酯（ligustilide），川芎萘呋内酯（wallichilide），3-亚丁基苯酞（3-butylideniphthalide），3-亚丁基-7-羟基苯酞（3-butylidene-7-hydroxyphthalide），丁基苯酞（butylphthalide），（3S）-3-正丁基-4-羟基苯酞［（3S）-3-butyl-4-hydroxyphthalide］即（3S）-川芎酚［（3S）-chunxiongol］，3-正丁基-3,6,7-三羟基-4,5,6,7-四氢苯酞（3-n-bntyl-3,6,7-trihydroxy-4,5,6,7-tetrahydrophthalide），新川芎内酯（neocin-dilide），洋川芎内酯（senkyunolide），洋川芎醌（senkyunone），2-甲氧基-4-（3-甲氧基-1-丙烯基）苯酚（2-methoxy-4-（3-mnethoxy-1-propenyl）pheneol），2-戊酰基-苯甲酯［2-（1-oxopentyl）-benzoic acid methyl ester］，5-羟甲基-6-内-3-甲氧基-4-羟苯基-8-氧杂双环［3.2.1］辛-3-烯-2-酮［5-hydroxymethyl-6-endo-3-methoxy-4-hydroxyphenyl-8-oxa-bicyclo［3.2.1］-oct-3-one］，4-羟基-3-甲氧基苯乙烯（4-hydroxy-3-methoxy styrene），1-羟基-1-（3-甲氧基-4-羟苯基）乙烷［1-hydroxy-1-（3-methoxy-4-hydroxyphenyl）ethane］，4-羟基苯甲酸（4-hydroxybenzoic acid），香草酸（vanillic acid），咖啡酸（coffeic acid），原儿茶酸（protocatechuic acid），阿

魏酸（ferulic acid）, 大黄酚（chrysophanic acid）, 瑟丹酮酸（sedanonic acid）, L- 异亮氨酰 -L- 缬氨酸酐（L-isoleucyl-L-valine anhydride）, L- 缬氨酰 -L- 缬氨酸酐（L-valyl-L-valinc achydride）, 黑麦草碱（perlolyrine）, 脲嘧啶（uracil）, 盐酸三甲胺（trimethylamine-HCL）, 氯化胆碱（chloine chloride）, 棕榈酸（palmitic acid）, 香草醛（vanillin）, 1- 酰 - β - 咔啉（1-acetyl- β -carbo-line）, 匙叶桉油烯醇（spathulenol）, β - 谷甾醇（β -sitosterol）, 亚油酸（linoleic acid）, 二亚油酸棕榈酸甘油酯（dilinoyl palmitoyl glyceride）, 蔗糖（sucrose）等。

（二）药理作用

1. 对中枢神经系统的作用

川芎有明显的镇静作用。川芎挥发油少量时对动物大脑的活动具有抑制作用，而对延脑呼吸中枢、血管运动中枢及脊髓反射中枢具有兴奋作用。用川芎煎剂 25 ~ 50g/kg 分别给大鼠、小鼠灌胃，能抑制大鼠的自发活动，对小鼠的镇静较大鼠更明显，还能延长戊巴比妥的睡眠时间，但不能拮抗咖啡因的兴奋，也不能防止五甲烯四氮唑、可卡因的惊厥或致死作用。日本产川芎的挥发油部分对动物大脑的活动具有抑制作用，而对延脑的血管运动中枢、呼吸中枢及脊髓反射具有兴奋作用，剂量加大，则皆转为抑制。

2. 对心血管系统的作用

（1）对心脏的作用：川芎煎剂对离体蟾蜍和蛙心脏，浓度在 1×10^{-5} ~ 1×10^{-4} mol/L 时使收缩振幅增大、心率稍慢。按 Englmann 氏法试验，川芎 20g/kg 或 30g/kg，ig，也使在位蛙心振幅增大、心率减慢；以 40g/kg，ig，则可使蛙心停搏。川芎嗪 iv 对麻醉犬也有强心作用，伴有心率加快。去迷走神经的心脏，对川芎嗪仍有明显反应。椎动脉注入较大剂量川芎嗪，其心血管作用不明显。预先给予心得安或利血平化，可完全消除川芎嗪对心脏的作用，因此川芎嗪对心脏的作用，可能是通过交感神经间接兴奋心脏 β 受体所致。给麻醉犬静脉滴注川芎嗪 14mg/（kg·min）、24mg/（kg·min）和 4mg/（kg·min），连续 10 分钟，动物出现心率加快，心肌收缩力加强，血管扩张。这些作用随剂量的增加而加强。滴注 1mg/（kg·min）时，心率、LVP 和 dp/dt$_{max}$ 增加，24mg/（kg·min）时，心率、LVP、dp/dt$_{max}$ 及冠脉血流明显增加。剂量增至 4mg/（kg·min）时，除上述指标明显增加外，还出现 LVEDP、CI、心肌氧耗和脑血流增加，冠状动脉和脑血管阻力及总外周阻力降低。给清醒高血压犬滴注川芎嗪 4mg/（kg·min）及 1 次 iv 20mg/kg 也可引起心率加速。心得安（iv，1～2mg/kg）能对抗川芎嗪对麻醉和清醒犬的这些作用，而利血平则不能完全对抗川芎嗪的作用。有报道，川芎嗪对离体豚鼠灌流心脏产生剂量依赖性抑制心肌收缩，增加冠动脉流量。川芎嗪 iv 10mg/kg 后，1～5 分钟内明显增加心肌耗氧量、氧摄取率与 CBF。川芎嗪 iv 5mg/kg，5 分钟时，CBF 增加 14±15mL/min，使每 100g 心肌耗氧量增加 1.0±0.7mL/min，均有显著意义。对麻醉开胸犬，川芎嗪 iv 10mg/kg 可降低血压、外阻与左室做功，增加左心室收缩压（LVSP）、左心室压力增速率（LV dP/dt$_{max}$）、心率与心肌耗氧量。川芎嗪 iv 家兔可使缺血心肌免受再灌注的损伤，其作用可能与活血化瘀、增加冠脉流量、降低心肌氧耗、改善心肌代谢作用有关。川芎哚 150mg/kg 给予家兔 ig 15 分钟后，iv 脑下垂体后叶素（Pit）1.5U/kg（30s 注完），iv，Pit 后普遍产生急性心肌缺血，心电图表现为 T 波峰值显著升高。

（2）对冠脉循环的作用：川芎水提液及其生物碱能扩张冠状血管，增加冠脉血流量，改善心肌缺氧状况。麻醉犬 iv 川芎嗪后，冠脉及脑血流量增多，冠脉、脑血管及外周阻力降低。川芎嗪也能明显增加大鼠的心输出量，降低外周阻力，并降低肺血管阻力。用同位素 86Rb 示踪法，发现大剂量川芎哚能显著增加清醒小鼠的冠脉血流量，提示能改善心肌代谢，从而缓解心肌缺血等症状。川芎嗪 iv 的药物动力学研究表明，川芎嗪主要分布于血流丰富的大循环和组织。

（3）对血管的作用：对由肾上腺素或氯化钾引起的血管痉挛有缓解作用；能明显降低麻醉犬冠脉阻力和肺动脉高压。川芎嗪可显著降低离体大鼠肺动脉对去甲肾上腺素的反应性；舒张肺动脉并呈剂量依赖关系；促进肺动脉合成释放 PGI_2，消炎痛可显著抑制川芎嗪舒张肺动脉与促进 PGI_2 合成释放的作用。用放兔和血小板聚集试验测定川芎嗪对体外培养人血管内皮细胞的影响，结果川芎嗪有使内皮细胞分泌 PGI_2 增高的作用。

2. 对外周血管与血压的作用

川芎、川芎总生物碱和川芎嗪能使麻醉犬血管阻力下降，使脑、股动脉及下肢血流量增加。川芎生物碱、酚性部分和川芎嗪能抑制氯化钾与肾上腺素对家兔离体胸主动脉条的收缩作用。川芎浸膏、水浸液、乙醇水浸液、乙醇浸出液和生物碱对犬、猫、兔等麻醉动物，不论肌内注射还是静脉滴注均有显著而持久的降压作用。水浸液给肾型高血压犬或大鼠 ig，亦有明显降压作用。麻醉犬冠状动脉或静脉注射川芎制剂均可使血管阻力降低，血压下降。给家兔 iv 川芎嗪可见肠系膜微循环血流速度和微血管开放数目增加。川芎嗪对金黄地鼠去甲肾上腺素造成的微循环障碍不论在口径、流速、流量及毛细管数等方面均有明显改善。用 3H 标记示踪，经小鼠尾静脉注入，在 8 分钟时，^{3}H– 川芎嗪可较多透过血脑屏障，并达到高峰，表明大脑是川芎嗪的重要靶器官之一。川芎嗪 20mg/kg 可使麻醉猫血压降低（$P < 0.01$）；40mg/kg 可降低血压，抑制心肌收缩性；80mg/kg 可使血压下降，心脏功能显著受抑，并致心律失常。不同给药途径，不同剂量的川芎嗪，对各种动物（猫、兔和大鼠）均可产生不同程度的降压作用。其降压作用与异搏定相似，但较弱。可能是由于直接扩张血管引起的降压作用。大鼠 iv 川芎嗪能抑制由急、慢性缺氧导致的肺动脉升压反应，对右室内压最大变化速度（$\pm$ dp/dtmax）无明显影响，提示其既能扩张肺血管，又能保护心脏功能，是一种抗缺氧性肺动脉高压的药物。给失血性休克家兔注入适量的川芎嗪，可使背主动脉血流量增加，从肺、小肠的干、湿重比表明内脏血管内液体移至组织间的量明显减少，提示川芎嗪能改善外周血流状况而不降低血压。川芎的水浸剂能降低动物的血压，但作用较弱。对麻醉动物（犬、猫及兔）静脉注射，降压作用较明显，肌内注射亦可引起降压。其挥发油部分无降压作用，醇提取物作用短暂，水浸剂则较显著而持久。在慢性实验中，对肾型高血压的犬（在形成 2 个月后）及大鼠，川芎水浸剂每天口服 4g/kg 可使血压降低 20mmHg 左右。对可的松型高血压大鼠，川芎水浸剂虽有降压作用，但血压回升较快；对犬的原发性高血压则无效。对形成肾型高血压已 1 年左右的犬，单用川芎降压作用不明显，但可加强利血平（0.005 ~ 0.01mg/kg）的降压作用，如利血平的剂量过小（0.003mg/kg），川芎则不能表现出加强作用。日本产川芎挥发油对心脏微呈麻痹，对周围血管有直接扩张作用。

3. 对血小板聚集、血栓形成和血液黏滞度的影响

川芎嗪延长在体外 ADP 诱导的血小板凝聚时间，对已聚集的血小板有解聚作用。川芎嗪影响血小板功能及血栓形成可能是通过调节 TXA_2/PGI_2 之间的平衡。川芎嗪抑制 TXA_2 的合成，发现在富含血小板血浆中，加入川芎嗪后 TXA_2 引起的血小板聚集受到显著抑制。通过放射薄层扫描、放射自显影和放免测定，发现川芎嗪主要抑制 TXA_2 合成酶，作用呈量效关系，即剂量越大抑制作用越强。还对抗 TXA_2 样物质的活性，抑制花生四烯酸、凝血酶诱导的血小板丙二醛生成，而对环氧化酶活性和 PGI_2 活性无影响，且能增强 PGI_2 样物质对家兔血小板聚集的抑制作用。应用酶标免疫测定及放射免疫测定法，分别测定了急性实验性脑缺血大白兔脑缺血前后血浆中 β - 血浆球蛋白（β-TG）、血小板因子 4（PF_4）、血栓素 B_2（TXB_2）、6-酮 - 前列腺素 F_{12}（6- 酮 -PGF_{12}）含量的变化，结果显示，脑缺血后血浆中 β-TG、PF_4 和 TXB_2 和含量显著升高，而 6-酮 -PGF_{12} 的含量无明显变化。经耳 iv 川芎注射液 1.0mL（相当生药 0.2g），每日 1 次，共 14 日，能明显地抑制血浆中 β-TG、PF_4 和 TXB_2 含量的变化，并使血浆中 6- 酮 -PGF_{12} 的含量有所升高（$P < 0.05$）。提示川芎能有效地抑制脑缺血时体内血小板的激活，纠正循环血中 TXB_2、PGI_2 的平衡失调。川芎嗪能使血小板中 AMP 含量升高近 1 倍，从而抑制血小板聚集，并抑制血小板释放反应。活化细胞膜上的钙泵，使血小板内 Ca^{2+} 浓度降低，阻断 Ca^{2+} 对血小板激活和 PG 代谢，提示川芎嗪类似钙拮抗剂。在动物细胞中，含肌醇的磷脂包括磷脂酰肌醇（PI）、磷脂酰肌醇 -4- 磷酸（PIP）和磷脂酰肌醇 -4,5- 二磷酸（PIP_2）3 种，主要存在细胞膜上。PI 在 PI 激酶催化下可

发生磷酸化生成 PIP，再在 PIP 激酶作用下进一步磷酸化生成 PIP$_2$。目前已公认 PIP$_2$ 是肌醇三磷酸（IP$_3$）和 1,2- 二酰基甘油（DG）两个第二信使的前体，PIP$_2$ 水平的降低，必将影响这两个第二信使的产生，从而影响胞内信息的传递。IP$_3$ 和 DG 的协同作用可导致血小板的分泌与聚集。已知血小板中 20K 蛋白质是肌球蛋白轻链，此多肽的磷酸化可促进肌球蛋白聚合，并与肌动蛋白微丝相结合，从而参与血小板聚集。川芎嗪能降低血小板中 PIP$_2$ 水平，又抑制 20K 蛋白质磷酸化，其半数抑制浓度（IC$_{50}$）分别为 40μmol/L 和 110μmol/L。川芎的其他药理作用亦可能与此有关。川芎嗪治疗某些血栓性疾病有一定的效果，是因为血小板与血栓形成关系密切。近年来，对白细胞在血栓形成中的作用亦逐渐受到重视。有报道，凝血酶可诱导淋巴细胞聚集。曾用电镜观察到血栓性疾病患者血液中存在白细胞 - 血小板聚集体。动物实验表明，凝血酶可引起单个核细胞 - 血小板聚集，提示白细胞可能与血小板一样，在血栓形成中起着不可忽视的作用。实验还表明，川芎嗪对凝血酶诱导的单个核细胞 - 血小板聚集具有较强的抑制作用，呈剂量效应关系。而当归、丹参酮 ⅡA 等血小板聚集抑制剂则对凝血酶诱导的单个核细胞 - 血小板聚集无影响，提示川芎嗪的抑制作用具有一定的特异性。但考虑到凝血酶诱导的单个核细胞 - 血小板聚集是一种 Ca^{2+} 依赖性过程，而川芎嗪具有 Ca^{2+} 通道阻滞作用，因此川芎嗪是否是通过阻滞 Ca^{2+} 向细胞内流而起作用值得考虑研究。川芎嗪所含的阿魏酸亦有明显的抗血小板聚集作用，iv 后能抑制 ADP 和胶原诱发的血小板聚集。阿魏酸还能抑制血小板 TXA$_2$ 的释放，对其活性有直接的拮抗作用，而不影响动脉壁 PGI$_2$ 的生成，且对 PGI$_2$ 活性有增强作用。阿魏酸能使血小板

内 cAMP 含量升高，从而抑制血小板聚集。家兔耳缘静脉给予
0.4% 川芎嗪 2mg/kg，能明显降低全血黏度（WBV），改善红细
胞的变形性（ED），ED 能力的改善可能与细胞膜的柔韧性有关，
并与细胞内的代谢有密切关系。川芎嗪有提高红细胞和血小板
表面电荷、降低血黏度、改善血液流变作用。川芎嗪还有尿激
酶作用，可直接激活纤溶酶原，但无纤溶活性。川芎哚可使小
鼠血浆中 cAMP 含量增高，有影响细胞代谢，增加生理功能等
作用。

4. 对平滑肌的作用

川芎浸膏的 10% 水溶液对妊娠家兔离体子宫，微量时能刺
激受孕子宫，使其张力增高，收缩增强，终成挛缩；大量则反
使子宫麻痹而收缩停止。用川芎浸膏连续注射妊娠大鼠和家兔，
结果胎仔坏死于子宫中，但不坠下，故推论胎仔的坏死可能由
于动物子宫受川芎的作用引起挛缩而影响胎仔营养所致。川芎
浸膏少量能抑制离体家兔或豚鼠小肠，大量则可使小肠收缩完
全停止。川芎中所含的阿魏酸与中性成分对平滑肌有抗痉作用。
川芎生物碱、阿魏酸及川芎内酯都有解痉作用，而藁本内酯则
是解痉的主要成分。给豚鼠 ip 0.14mL/kg 藁本内酯能缓解组胺
与乙酰胆碱的致喘反应，其作用与 50mg/kg 氨茶碱相仿。iv 藁
本内酯还能明显解除乙酰胆碱、组胺以及氯化钡引起的气管平
滑肌痉挛收缩。川芎嗪亦能抑制缺氧引起的肺血管收缩，对肾
上腺素或氯化钡引起的血管收缩也有抑制作用。通过研究分析
离体组织和细胞对川芎嗪作用机制，发现川芎嗪对主动脉平滑
肌的松弛效应与异搏停的特性非常相似，推测川芎嗪可能为一
种新的钙离子拮抗剂。

5. 抗菌作用

体外试验表明，川芎对大肠杆菌、痢疾杆菌、变形杆菌、绿脓杆菌、伤寒杆菌、副伤寒杆菌及霍乱弧菌等有抑制作用。川芎水浸剂（1∶3）在试管内对某些致病性皮肤真菌也有抑制作用。

6. 抗放射作用

川芎煎剂对动物放射病实验治疗有一定的疗效。川芎水溶性粗制剂对大鼠、小鼠及犬的放射线照射与氮芥损伤均有保护作用。川芎对大鼠的抗放射线效果比小鼠好，ip 比 im 给药效果好，im 给药较 ig 效果好。

7. 其他作用

川芎嗪能增加麻醉兔的肾血流量，并能利尿。川芎嗪能抑制 DNA 合成，提示能抑制蛋白质和抗体生成。川芎有某些抗维生素 E 缺乏症的作用，它能保护雏鸡避免因维生素 E 缺乏而引起营养性脑病。阿魏酸钠可减少 H_2O_2 及 O_2 引起的脂质过氧化反应，有抗 OH 及丙二醛（MDA）溶血的作用。阿魏酸钠可明显降低补体溶血，抑制补体 3b（C3b）与红细胞膜的结合。川芎嗪对以平阳霉素气管内给药制备的小鼠肺纤维化发生有抑制作用。

（三）毒性

川芎嗪静脉注射对小鼠的 LD_{50} 为 239mg/kg。川芎水溶性粗制剂给予小鼠 ip 和 im 的 LD_{50} 分别为 65g/kg、86g/kg 与 66g/kg、42g/kg。川芎嗪小鼠 iv 的 LD_{50} 为 239mg/kg。小鼠每日 po 川芎嗪 5mg/kg 或 10mg/kg，连续 4 周，动物体重、血象、肝功能、肾功能和病理组织学检查均未见明显异常。

七、白芍

（一）化学成分

根含芍药苷（paeoniflorin），氧化芍药苷（oxy-paeoniflorin），苯甲酰芍药苷（benzoylpaooniflorin），白芍苷（albi-florin），芍药苷元酮（paeoniflorigenone），没食子酰芍药苷（galloylpaeoniflorin），β-蒎-10-烯基-β-巢菜苷（z-1s,5R-β-pinen-10-yl-β-vicianoside），芍药新苷（lacioflorin），芍药内酯（paeoni-lactone）A、B、C，β-谷甾醇（β-siiosierol），胡萝卜苷（daucos-terol）。从根的鞣质中分得1,2,3,6-四没食子酰基葡萄糖（1,2,3,6-tetra-O-galloyl-β-D-glucose），1,2,3,4,6-五没食子酰基葡萄糖（1,2,3,4,6-penta-O-galloyl-β-D-glucose）及相应的六没食子酰基葡萄糖和七没食子酰基葡萄糖等。又含右旋儿茶精（catechin）及挥发油，挥发油主要含苯甲酸（benzoic acid）、牡丹酚（paeonol）及其他醇类和酚类成分共33个。

（二）药理作用

1. 中枢抑制作用

（1）白芍有明显镇痛作用：芍药水煎剂0.4g（生药）/10g灌胃能显著抑制小鼠醋酸扭体反应。白芍总苷5～40mg/kg，肌内或腹腔注射，呈剂量依赖性地抑制小鼠扭体、嘶叫和热板反应，并在50～125mg/kg腹腔注射时抑制大鼠热板反应。小鼠扭体法的ED_{50}为27mg/kg，热板法的ED_{50}为21mg/kg。作用高峰在给药后的0.5～1小时。此外，尚可分别加强吗啡、可乐宁抑制小鼠扭体反应的作用。总苷的镇痛作用可能有高级中枢参与，但不受纳洛酮的影响。

（2）白芍有镇静作用：1g/kg腹腔注射能抑制小鼠自发活动，增强环己巴比妥钠的催眠作用，芍药注射液皮下注射也能延长戊巴比妥钠的催眠时间。芍药苷每只1mg，脑室内注入5～10mg，可引起睡眠和肌肉松弛。芍药苷单用镇静作用较弱，与甘草成分FM100合用有协同作用。白芍有较弱的抗戊四氮惊厥作用，芍药浸膏能对抗士的宁惊厥。芍药苷对小鼠正常体温和人工发热动物有较弱的降温和解热作用。

2. 解痉作用

芍药或芍药苷对平滑肌有抑制或解痉作用，能抑制豚鼠离体小肠的自发性收缩，使其张力降低，并能对抗氯化钡引起的豚鼠和兔离体小肠的收缩，对乙酰胆碱所致离体小肠收缩无明显影响，但加用甘草后有显著抑制作用。白芍的水煎醇沉液2g（生药）/kg静脉注射对胃肠生物电有明显抑制作用，使麻醉猫的胃电和肠电慢波幅度减小，周期延长。平滑肌解痉作用机制可能是直接作用或抑制副交感神经末梢释放乙酰胆碱。也有报道白芍煎剂使离体兔肠自发性收缩的振幅加大，并有剂量相关性。此外，芍药或芍药苷对支气管和子宫平滑肌也有一定抑制作用，并能对抗催产素所致子宫收缩。芍药提取物对小鼠离体子宫有低浓度兴奋、高浓度抑制作用。

3. 抗炎、抗溃疡作用

芍药或芍药苷有较弱的抗炎作用，对酵母性、角叉菜胶性和右旋糖酐性足跖肿胀有不同程度抑制作用，与甘草成分FM100合用有协同作用，对腹腔毛细血管通透性有较弱抑制作用。白芍提取物对大鼠蛋清性急性炎症和棉球肉芽肿均有抑制作用。白芍总苷 50mg/kg，每日 1 次，连续 11 日，对大鼠实验性佐剂性关节炎有明显抑制作用。芍药中所含牡丹酚、苯甲酰芍药苷及氧化芍药苷也有抗炎作用。芍药苷对大鼠应激性溃疡有预防作用，给幽门结扎大鼠合用 FM100，发现在抑制胃液分泌方面有协同作用，但芍药提取液使胃液酸度轻度上升。

4. 对机体免疫功能的影响

白芍在体内和体外均能促进巨噬细胞的吞噬功能。白芍煎剂每只 0.4g 灌胃，每日 1 次，连续 5 日，结果显示，小鼠腹腔巨噬细胞的吞噬百分率和吞噬指数均有显著提高。每只 1.2g，每日 1 次，连续 8 日，可使免疫抑制剂环磷酰胺所致小鼠外周血酸性，α-乙酸萘酯酶（ANAE）阳性淋巴细胞的降低恢复正常，并使溶血素生成显著增加。实验表明白芍对细胞免疫和体液免疫均有增强作用。白芍总苷（TGP）对大鼠佐剂性关节炎（AA）有抗炎和机能依赖性免疫调节作用，50mg/kg 灌胃，每日 1 次，连续 11 日，对 AA 明显抑制的同时，使 AA 大鼠腹腔巨噬细胞升高的过氧化氢（H_2O_2）和白介素 1（IL-1）水平降低，并使 AA 大鼠低下的胸腺细胞有丝分裂原反应及脾淋巴细胞产生 IL-2 的能力恢复正常。白芍总苷 0.09 ~ 11.25μg/mL 对酵母多糖诱导的腹腔巨噬细胞释放 H_2O_2，0.5 ~ 12.5μg/mL 对脂多糖诱导的 IL-1 合成和 0.5 ~ 62.5μg/mL 对刀豆球蛋白 A（Con A）诱导的大鼠脾细胞产生 IL-2 均有浓度依赖性双向调节作用。低浓度增强，高浓度抑制，量效曲线呈 "∧" 形。白芍总苷 200mg/kg 灌胃，每日 1 次，连续 8 日，对小鼠迟发型超敏反应（DTH）有增强作用，5mg/kg 腹腔注射，每日 1 次，连续 5 ~ 8 日，对环磷酰胺所致 DTH 增强和抑制及溶血素生成量的减少均有显著对抗作用，但对地塞米松所致 DTH 抑制无明显影响。用单克隆抗体间接免疫荧光法实验，结果表明白芍总苷对免疫功能双向调节作用的机制与调节辅助性 T 细胞（TH）、抑制性 T 细胞（Ts）的比值有关。

5. 对心血管系统的影响和耐缺氧作用

白芍和芍药苷有扩张血管、增加器官血流量的作用。芍药煎剂能扩张蟾蜍内脏和离体兔耳血管。白芍注射液 2g（生药）/kg 静脉注射，能立即使麻醉猫内脏血流量大幅度增加，并对心脏活动略有加强。芍药苷能扩张犬冠状血管和肢体血管，对豚鼠有剂量相关性降血压作用。

白芍总苷能显著提高动物的耐缺氧能力，5 ~ 40mg/kg 腹腔注射，能剂量依赖性地延长小鼠常压缺氧存活时间，20mg/kg 可延长减压缺氧存活时间；2.5 ~ 5mg/kg 侧脑室注射可明显延长常压缺氧存活时间，表明与中枢有关；40mg/kg 能减少小鼠氰化钾中毒性缺氧的死亡率，表明能直接改善细胞呼吸；H_1 受体阻断药氯苯那敏能显著拮抗侧脑室注射白芍总苷的耐缺氧作用，表明与 H_1 受体有关；此外，耐缺氧作用也可能与白芍的降温作用有关。

6. 对血液系统的影响

芍药提取物 5mg/kg 和 25mg/kg 腹腔注射，结果大鼠血清尿素氮（BUN）显著降低，其有效成分 1,2,3,4,6- 五没食子酰基葡萄糖 1mg/ 只、2.5mg/ 只或 5mg/ 只有显著作用。白芍提取物凝集素（agglutinins）能改善急性失血所致家兔贫血，醋酸泼尼松龙可拮抗此作用。芍药苷在体外或静脉注射，对 ADP 诱导的大鼠血小板聚集有抑制作用，苯甲酰芍药苷也有抑制血小板聚集的作用。

7. 抗菌作用

白芍的抗菌作用较强，抗菌谱较广。在试管内对金黄色葡萄球菌、溶血性链球菌、草绿色链球菌、肺炎链球菌、伤寒杆菌、乙型副伤寒杆菌、痢疾杆菌、大肠杆菌、绿脓杆菌、变形杆菌、百日咳杆菌、霍乱弧菌等有不同程度的抑制作用。白芍在体外对皮肤真菌也有不同程度的抑制作用。此外，芍药煎剂1∶40 在试管内对京科 68-1 病毒和疱疹病毒有抑制作用。芍药中所含 1,2,3,4,6- 五没食子酰基葡萄糖有抗病毒活性。

8. 保肝和解毒作用

白芍提取物对 D- 半乳糖胺和黄曲霉毒素 B_1 所致大鼠肝损伤与 ALT 升高，对后者所致乳酸脱氢酶（SLDH）及其同工酶的总活性升高均有明显抑制作用。鸭雏黄曲霉毒素 B_1 解毒试验表明，白芍提取物在一定时限内有破坏黄曲霉毒素的作用。白芍乙醇提取液在体外对黄曲霉毒素 B_1 有一定降解作用。白芍提取物 250mg/kg 灌胃，对小鼠 T-2 毒素中毒有明显解毒作用。

9. 抗诱变与抗肿瘤作用

白芍提取物能干扰 S9 混合液的酶活性，并能使苯并芘（BaP）的代谢物失活而抑制 BaP 的诱变作用。没食子酸（GA）和五没食子酰基葡萄糖（PGG）能使 BaP 的代谢物失活，PGG能抑制 S9 混合液的酶活性。小鼠 P-388 白血病细胞实验表明，白芍提取物能增强丝裂霉素 C 的抗肿瘤作用。此外尚能抑制丝裂霉素 C 所致的白细胞减少。

10. 其他作用

白芍成分芍药苷元酮 0.04% 对小鼠膈神经膈肌的神经肌肉接头有去极化型抑制作用。芍药在体外对大鼠眼球晶体的醛糖还原酶（RLAR）活性有抑制作用，其有效成分四 -O- 没食子酰基 -β -D- 葡萄糖和五 -O- 没食子酰基 -β -D- 葡萄糖 1μg/

mL 对 RLAR 的抑制率分别为 77.6% 和 61.0%。芍药治疗糖尿病性神经病可能与其对外周神经的 RLAR 抑制作用有关。白芍水提取物 64mg/mL 对大鼠胰淀粉酶活力有显著抑制作用，浓度为 ≤ 16mg/mL 时不影响酶活力，却可使八肽胆囊收缩素诱导的大鼠离体胰腺腺泡分泌淀粉酶的效价降低 10 倍，但不影响促胰液素刺激的酶分泌，表明白芍可拮抗胰腺腺泡细胞膜上的胆囊收缩素受体。白芍提取物对脑啡肽受体、α–肾上腺素受体、血管紧张素 Ⅱ 受体、β–羟基–β–甲基戊二酸辅酶 A、补体系统、胆囊收缩素和嘌呤系统转化酶等有不同程度的抑制作用。芍药提取物 25mg/mL 对化合物 48/80 诱导的肥大细胞组胺释放有明显抑制作用。

（三）毒性

芍药的甲醇提取物 6g/kg 腹腔注射，大鼠和小鼠自发运动抑制、竖毛、下痢、呼吸抑制后大鼠半数死亡，小鼠在 2 日内全部死亡。灌胃给药未见异常。芍药苷小鼠静脉注射的 LD_{50} 为 3.53g/kg，腹腔注射为 9.53g/kg，灌胃不死。白芍总苷小鼠和大鼠腹腔注射的 LD_{50} 分别为 125mg/kg 和 301mg/kg。另有报道，小鼠静脉和腹腔注射的 LD_{50} 分别为 159mg/kg 和 230mg/kg，灌胃 > 2500mg/kg 无明显中毒症状，也无死亡。

亚急性毒性：给大鼠灌胃芍药甲醇提取物每日 1.5g/kg 和 3.0g/kg，连续 21 日。低剂量组可见尿蛋白升高；高剂量组体重明显减轻，血液中红细胞、血红蛋白、血细胞比容均显著下降，平均红细胞体积和红细胞分布有显著增加，提示可能为巨红细胞性贫血。两剂量组脾脏均肿大，其增重与剂量有关，可见脾窦扩张和充血。肺重量也显著增加。

长期毒性：白芍总苷 50mg/kg，1000mg/kg 和 2000mg/kg 给大鼠灌胃，每日 1 次，连续 90 日，除血小板数升高外，未见明显异常。

致突变试验：经鼠伤寒沙门菌 Ames 试验，中国仓鼠肺细胞染色体畸变试验和 ICR 小鼠骨髓微核试验表明，白芍总苷无致突变活性。

八、杏仁

（一）化学成分

杏仁含苦味氰苷：苦杏仁苷（amygdalin）约 4% 和野樱苷（prunasin）；脂肪油约 50%，油中有 8 种脂肪酸，其中亚油酸（linoeic acid）占 27%，油酸（oleic acid）占 67%，棕榈酸（palmitic acid）占 5.2%。还含绿原酸（chlorogenic acid）即 5'-咖啡酰奎宁酸（5'-caffeoylquinic acid），新绿原酸（neochlorogenic acid）即 3'-咖啡酰奎宁酸（3'-caffeoylquinic acid），3'-阿魏酰奎宁酸（3'-feruloylquinic acid），5'-阿魏酰奎宁酸（5'-feruloylquinic acid），3'-对香豆酰奎宁酸（3'-Pcoumaroylquinic acid），肌醇（inositol），豆甾醇（stigmasterol），β-谷甾醇（β-sitosterol），Δ5-燕麦甾醇（Δ5-avenasterol），胆甾醇（cholesterol），24-胆甾烯醇（Δ24-chlestenol），雌性酮（strone），17β-雌二醇（17β-estyadiol），甘油三油酸酯（triolein）。另含有抗炎和镇痛活性的 2 种蛋白质成分：KR-A 和 KR-B，其含量分别为 4.44% 和 0.41%。又含与杏仁香味有关的挥发性成分：本甲醛（benzaldehyde），芳樟醇（linalool），4-松油烯醇（4-terpinenol），α-松油醇（α-terpineol）。野杏种仁含苦杏仁苷约 4.84%，还

含挥发油，其中主要成分有：下己醛（n-hexanal）占 4.81%，反式 -2- 已烯醛（2-hexenal）占 11.57% 下己醇（n-hexanol）占 14.38%，反式 -2- 已烯 -1- 醇（2-hexen-1-ol）占 8.28%，芳樟醇占 12.61%，α - 松油醇占 5.69%。牻牛儿醇（geraniol）占 2.78% 和十四烷酸（teradecanoic acid）占 3.6%。山杏种仁含苦杏仁苷约 4.84%。东北杏种仁含苦杏仁苷。

（二）药理作用

1. 抗炎

杏仁球蛋白组分 KR-A40mg/kg、KR-B5mg/kg，白蛋白组分 KR-A0.5mg/kg、AR-B 0.5mg/kg，静脉注射，结果表明，对角叉菜胶引起的大鼠足跖肿胀有抑制作用。

2. 镇痛

杏仁球蛋白组分 KR-A5mg/kg、KR-B5mg/kg，白蛋白组分 AR-A5mg/kg、AR-B0.5mg/kg，静脉注射，对小鼠苯醌扭体法试验，结果表明有镇痛作用。

3. 抗癌作用

苦杏仁提取物按 100mg/kg 和 200mg/kg 体重剂量灌胃 10 天，对小鼠移植性肝癌有明显的抑制作用。以 200mg/kg 体重剂量将苦杏仁提取物分别给正常小鼠灌胃 5 天、10 天、15 天。灌胃 5 天后，小鼠肝 P-450 含量增高；灌胃 10 天和 15 天后恢复到正常水平。观察肝脏 P-450 含量变化，显示苦杏仁提取物对正常小鼠肝脏 P-450 有一时性升高作用。苦杏仁提取物以 300mg/kg 剂量给移植性肝癌小鼠腹腔注射 14 天，其肿瘤抑制率为 72%（$P < 0.001$）；以 400mg/kg 给移植性肝癌小鼠腹腔注射 10 天，其肿瘤抑制率为 60.8%（$P < 0.001$）；以 600mg/kg

剂量给移植性肝癌小鼠腹腔注射 10 天，其肿瘤抑制率为 51.0%（$P < 0.001$）。移植性肝癌小鼠肝脏微粒体细胞色素 P-450 含量比正常小鼠显著下降（$P < 0.001$），当用苦杏仁提取物给药（400mg/kg）10 天，肿瘤生长被抑制的小鼠 P-450 含量达到了正常水平，移植性肝癌小鼠肝胞浆以 1,2- 二氯 -4- 硝基苯（DCNB）为底物的谷胱甘肽 S 转移酶（GST）活性显著升高（$P < 0.001$），而苦杏仁提取物给药组（400mg/kg）以 DCNB 为底物的 GST 活性高于肿瘤组（$P < 0.05$）。以 1- 氯 -2,4- 二硝基苯（CDNB）为底物的 GST 活性在肿瘤组与给药组同正常对照组比较无显著变化。就肝微粒体 GST 活性的变化情况来看，移植性肝癌小鼠以 CDNB 为底物的微粒体 GST 活性高于正常小鼠（$P < 0.05$），但苦杏仁提取物给药组的该酶活性无显著变化。以 DCNB 为底物的肝微粒体 GST 活性，无论在肝癌组和苦杏仁提取物给药组均无明显变化。

4. 促进肺表面活性物质合成作用

苦杏仁对正常动物可促进肺表面活性物质的合成，对油酸型 RDS 实验动物不仅可促进肺表面活性物质的合成，且可使病变得到改善。

5. 其他作用

苦杏仁苷有抗突变作用和预防抗肿瘤药阿脲引起的糖尿病的作用。此外，苦扁桃油（即苦杏仁油）有驱虫、杀菌作用。体外试验对人蛔虫、蚯蚓等均有杀死作用，并能杀死伤寒、副伤寒杆菌。临床应用对蛔虫、钩虫及蛲虫均有效，且无副作用。

（三）毒性

过量服用苦杏仁，可发生中毒，表现为眩晕，突然晕倒、心悸、头疼、恶心呕吐、惊厥、昏迷、发绀、瞳孔散大、对光反应消失、脉搏弱慢、呼吸急促或缓慢而不规则。若不及时抢救，可因呼吸衰竭而死亡。中毒者内服杏树皮或杏树根煎剂可以解救。苦杏仁苷的 LD_{50}：大鼠、小鼠静脉注射为 25g/kg；大鼠腹腔注射为 8g/kg。大鼠 op 为 0.6g/kg。MTD：小鼠、兔、犬静脉注射和肌内注射均为 3g/kg；口服均为 0.075g/kg；人静脉注射为 5g（约 0.07g/kg）。人口服苦杏仁 55 枚（约 60g），含苦杏仁苷约 1.8g（约 0.024g/kg），可致死。苦杏仁大量口服易产生中毒。首先作用于延脑的呕吐、呼吸、迷走及血管运动等中枢，均引起兴奋，随后进入昏迷、惊厥，继而整个中枢神经系统麻痹，由于呼吸中枢麻痹而死亡。其中毒机理主要是由于杏仁所含的氢氰酸很易与线粒体中的细胞色素氧化酶的三价铁起反应，形成细胞色素氧化酶 - 氰复合物，从而使细胞的呼吸受抑制，形成组织窒息，导致死亡。由于肠道菌丛含有 β - 葡萄糖苷酶，给正常鼠口服 600mg/kg 苦杏仁苷，2 ~ 5 小时内导致死亡。检查血中 CN– 达到 2.6 ~ 4.5μg/mL；而给无菌鼠服用相同剂量的苦杏仁苷，小鼠无死亡；血中 CN– 不到 0.4μg/mL。说明肠道菌丛是造成苦杏仁苷口服中毒的根源，其毒性比静脉注射大 40 倍左右。

九、生姜

（一）化学成分

生姜含挥发性成分：α - 姜烯（α -zingiberene），β - 檀香萜醇（β -santalol），β - 水芹烯（β -phellandrene），β - 甜没药烯（β -bisabolene），α - 姜黄烯（α -curcumene），姜醇

（zingiberol），紫苏醛（perillaldehyde），橙花醛（neral），牻牛儿醛（geranial），2-蒈醇（2-caraneol），3-蒈醇，樟烯（camphene），β-罗勒烯（β-ocimene），α-香柑油烯（α-bergamotene），β-金便欢烯（β-farnesene），月桂烯（myrcene），β-蒎烯（β-pinene），2-龙脑（2-borneol），柠檬醛（citral），7-孟烯［7-menthene］，异小茴香醇（isofenchyl alcohol），α-金合欢烯，1,3,3-三甲基三环［2.2.1.02,6］-庚烷［1,3,3-trimethyltricyclo［2.2.1.02,6］-heptane］，2,6-二甲基-6-（4-甲基-3-戊烯基）-二环［3.1.1］-2-庚烷［2,6-dimethyl-6-（4-methyl-3-pentenyl）-bicyclo［3.1.1］-2-heptene］，1,3,3-三甲基-2-氧杂二环［2.2.2］辛烷［1,3,3-trimethyl-2-oxabicyclo［2.2.2］octane］，1-（1,5-二甲基-4-己烯基）-4-甲基苯［1-（1,5-eimethyl-4-hexenyl）-4-methylbenzene］，高良姜萜内酯（galanolactone）等数十种；辛辣成分：6-姜辣醇（6-gingerol），3-姜辣醇，4-姜辣醇，5-姜辣醇，8-姜辣醇，10-姜辣醇，12-姜辣醇，6-姜辣二醇（6-gingediol），4-姜辣二醇，8-姜辣二醇，10-姜辣二醇，6-甲基姜辣二醇（6-gingediol），4-姜辣二醇双乙酸酯（4-gingediacetate），6-姜辣二醇双乙酸酯，6-甲基姜二醇双乙酸（6-methylgingediacetate），6-姜辣二酮（6-gingerdione），10-姜辣二酮，6-去氢姜辣二酮（6-dehydrogingerdiong），10-去氢姜辣二酮，6-乙酰姜辣醇（6-acetylgingerol），6-姜辣烯酮（6-shogaol）等。生姜还含呋喃大牻牛儿酮（furanogermenone），2-哌啶酸（pipecolic acid）、天冬氨酸（aspartic acid），谷氨酸（glutamic acid），丝氨酸（serine）等多种氨基酸。

（二）药理作用

1. 对消化系统的作用

对装有隔离小胃及食道瘘的狗，用50%煎剂置于口腔中，可对胃酸及胃液的分泌呈双相作用，最初数小时内为抑制，后则继以较长时间的兴奋。向胃内灌注25%煎剂200mL，则呈兴奋作用。隔离小胃狗试服生姜0.1～1.0g，胃液分泌增加并刺激游离盐酸分泌，但胃蛋白酶对蛋白的消化作用却降低，脂肪酶的作用增强。浸膏能抑制硫酸铜引起的狗呕吐，服姜汁10%～50% 30mL也有效，但5% 30mL则无效。从生姜中分离出来的姜油酮及姜烯酮的混合物亦有止吐效果，最小有效量为3mg，对阿朴吗啡引起的狗呕吐及洋地黄引起的鸽呕吐均无效。家兔经消化道给予姜油酮可使肠管松弛，蠕动减退。生姜是祛风剂的一种，对消化道有轻度刺激作用，可使肠张力、节律及蠕动增加，有时继之以降低，可用于因胀气或其他原因引起的肠绞痛。

2. 对循环和呼吸的作用

正常人口嚼生姜1g（不咽下），可使收缩压平均升高11.2mmHg，舒张压上升14mmHg，对脉率则无显著影响。酒精提取液对麻醉猫血管运动中枢及呼吸中枢有兴奋作用，对心脏也有直接兴奋作用。

3. 抗菌及抗原虫作用

体外试验水浸剂对堇色毛癣菌有抑制作用，对阴道滴虫有杀灭作用。

4. 其他作用

蛙皮下注射、家兔静脉注射大量姜油酮，能引起中枢运动麻痹，有时可致兔血压下降。

十、甘草

（一）化学成分

1.甘草根和根茎主含三萜皂苷。其中主要的一种俗称甘草甜素（glycyrrhizin），系甘草的甜味成分，是1分子的18β-甘草次酸（18β-glycyrrhetic acid）和2分子的葡萄醛酸（glucuronic acid）结合生成的甘草酸（glycyrrhizic acid）的钾盐和钙盐。其他的三萜皂苷有：乌拉尔甘草皂苷（uralsaponin）A、B和甘草皂苷（licoricesaponin）A3、B2、C2、D3、E2、F3、G2、H2、J2、K2。又含黄酮素类化合物：甘草苷元（liquiritigenin），甘草苷（liquiritin），异甘草苷元（isoliquiritigenin），异甘草苷（isoliquiritin），新甘草苷（neoliquiritin），亲异甘草苷（neoisoliquiritin），甘草西定（licoricidin），甘草利酮（licoricone），刺芒柄花素（formononetin），5-O-甲基甘草本定（5-O-methyllicoricidin），甘草苷元-7,4'-二葡萄糖苷（liquiritigenin-7,4'-diglucoside），新西兰牡荆苷Ⅱ（vicenin Ⅱ）即6,8-二-葡萄糖基芹菜素、芒柄花苷（ononin），异甘草黄酮醇（isolicoflanonol）。还含香豆精类化合物：甘草香豆精（glycycoum-arim），甘草酚（glycyrol），异甘草酚（isoglycyrol）甘草香豆精-7-甲醚（glycyrin），新甘草酚（neoglycyrol），甘草吡喃香豆精（licopyranocoumarin），甘草香豆酮（licocoumarione）等。又含生物碱：5,6,7,8-四氢-4-甲基喹啉（5,6,7,8-teTCMLIBahydro-4-methylquinoline），5,6,7,8-四

氢-2，4-二甲基喹啉（5，6，7，8-teTCMLIBahydro-2，4-dimethylquinoline），3-甲基-6，7，8-三氢吡咯并［1，2-a］嘧啶-3-酮（3-methyl-6，7，8-TCMLIBihydropyrrolo［1，2-a］pyrimidin-3-one）。还含甘草苯并呋喃（licobenzofuran），又名甘草新木脂素（liconeolignan），β-谷甾醇（β-sitosterol），正二十三烷（n-TCMLIBicosane），正二十六烷（n-hexacosane），正二十七烷（n-heptacosane）等。另含甘草葡聚糖GBW（glucan GBW），三种中性的具网状内皮活性的甘草多糖（glycyrrigan）UA、UB、UC，多种具免疫兴奋作用的多糖（polysaccharide）GR-2a、GR-2Ⅱb、GR-2ⅡC和多糖GPS等。

甘草的叶含黄酮化合物：新西兰牡荆苷-Ⅱ，水仙苷（narcissin），烟花苷（nicotiflorin），芸香苷（rutin），异槲皮苷（isoquerciTCMLIBin），紫云英苷（asTCMLIBagalin），乌拉尔醇（uralenol），新乌尔醇（uralenol），新乌拉尔醇（neouralenol），乌拉尔宁（uralenin），槲皮素-3，3'-二甲醚（quercetin-3，3'-dimethyl ether），乌拉尔醇-3-甲醚（uralenol-3-methylether），乌拉尔素（uralene），槲皮素（quercetin）等。还含乌拉尔新苷（uralenneoside）。

甘草的地上部分分离得到东莨菪素（scopoletin），刺芒柄花素，黄羽扇豆魏特酮（lupiwighteone），乙形刺酮素（sigmoidin）B以及甘草宁（gancaonin）A、B、C、D、E、L、M、N、O、P、Q、R、S、T、U、V。

2.光果甘草根和根茎含甘草甜素，除分离得到甘草酸、18-β甘草次酸外，还得到多种三萜类化合物：18α-羟基甘草次酸（18α-hydroxyglycyrrhetic acid），24-羟基甘草次酸（24-hydroxyglycyrrhetic acid），24-羟基-11-去氧

甘 草 次 酸（24-hydroxy-11-deoxyglycyrrhetic acid），11- 去氧甘草次酸（11-deoxyglycyrrhetic acid），3β- 羟基齐墩果 -11，13（18）- 二 烯 -30- 酸〔3β-hydroxyolean-11，13（18）-dien-30-oic acid），甘草萜醇（glycyrrhetol），光果甘草酯（glabrolide），去氧光果甘草内酯（deoxyglabrolide），21α- 羟基异光果甘草内酯（21α-hydroxyisoglabrolide），甘草环氧酸（liquoric acid）等。又含黄酮成分：光果甘草苷（liquiritoside）即甘草苷，光果甘草苷元（liquiritogenin）即甘草苷元，异光果甘草苷（isoliquiritoside）即异甘草苷，异光果甘草苷元（isoliquiritogenin）即甘草苷元，新甘草苷，亲异甘草苷，异甘草苷元 -4′- 芹糖葡萄糖苷（licuraside，licurazid），异 甘 草 苷 元 -4- 芹糖（1→2）葡 萄 糖 苷〔neolicuraside，isoliquiritigenin-4-apiofuranosyl（1→2）glucopyranoside〕，光果甘草宁（glabranin），光果甘草醇（glabrol），光果甘草定（glabridin），光果甘草酮（glabrone），光果甘草素（glabreene），7，2′- 二 羟 基 -3′，4′- 亚 甲 二 氧 基 异 黄 酮（glyzaglabrin），7- 乙 酰 氧 基 -2- 甲 基 异 黄 酮（glazarin），7- 甲 氧 基 -2- 甲基 异 黄 酮（7-methyoxy-2-methylisoflavone），7- 羟 基 -2- 甲 基 异 黄 酮（7-hydroxy-2-methylisoflavone），生 松 黄 烷 酮（pinocembrin），樱黄素（prunetin），刺芒柄花素等。又含光果甘草香豆精（liqcoumarin），水溶性多糖及果胶（pectin）。光果甘草的地上部分分离得到18β- 甘草次酸，18α- 甘草次酸（18α-glycyrrheticacid）即乌热酸（uralenic acid），以及多种黄酮类化合物：槲皮素，异槲皮苷（isoquerciTCMLIBin），槲皮素 -3- 双葡萄糖苷（quercetin-3-glucobioside），山奈酚（kaempferol），紫云英苷，肥皂草素（saponaretin），甘草苷

元，异甘草苷元，芫花素（genkwanin），山奈酚-3-双葡萄苷（kaempferol-3-glucoboside）等。另含多糖9.7%，其中水溶性多糖1.6%。

3. 胀果甘草根含三萜类甜素，甘草次酸-3-芹糖葡萄糖醛酸苷（apioglycyrrhizin），甘草次酸-3-阿拉伯糖葡萄糖醛酸苷（araboglycyrrhizin）。其他三萜成分有：18β-甘草次酸，11-去氧甘草次酸，乌拉尔甘草皂苷A3、G2、H2等。又含黄酮类成分：甘草苷元，甘草苷，异甘草苷元，异甘草苷，芒柄花苷，4′，7-二羟基黄酮（4′，7-dihydroxyflavone），甘草黄酮（licoflavone）A，甘草苷元-4′-芹糖葡萄糖苷，异甘草苷元-4′-芹糖葡萄糖苷，甘草杏耳酮（licochalcone）A、B、C、D，刺毛甘草查耳酮（echinatin），光果甘草酮等。还含二芳基丙二酮类成分：5′-异戊烯基甘草二酮（5′-prenyllicodione），胀果甘草二酮（glycyrdione）A、B及胀果甘草宁（glyinflanin）A、B、C、D。基中胀果甘草二酮A与胀果宁A系同一物质。又含β-谷醇（β-sitosterol）。

4. 粗毛甘草根含三萜类成分：甘草酸，光果甘草内酯等。又含黄酮类成分：甘草苷，异甘草苷，粗毛甘草素（glyasperin）A、B、C、D，熊竹素（kumata kenin），黄宝石羽扇豆素（topazolin），甘草异黄酮（licoisoflavone）B，半甘草异黄酮（semilicoisoflavone）B，甘草异黄烷酮（licoisoflavanone），3′-（γ，γ-二甲基烯丙基）奇维酮[3′（γ，γ-dimethylallyl）-kievitone]，甘草西定，甘草异黄烷（licoriisoflavan）A，1-甲氧基菲西佛利醇（1-methyoxyficifolinol）。又含香豆精类成分：甘草香豆精，异甘草香豆精（isoglycycoumarin），甘草酚，甘草香豆酮。另含水溶性多糖和果胶。

5. 黄甘草根和根茎含三萜类成分：甘草酸，乌拉尔甘草皂苷 A 及 B，黄甘草皂苷（glyeurysaponin）。又含黄酮类成分：黄甘草苷（glycyroside），芒柄花苷，甘草苷，异苷草苷，甘草苷元 –4′– 芹糖葡萄糖苷，异甘草元 –4′– 芹糖葡萄糖苷，南酸枣苷（choerospondin），广豆根黄酮苷（sophoraflavone）B，夏弗塔雪轮苷（schaftoside），三色堇黄酮苷（isovi–osanthin），苜蓿紫檀酚 –3–O– 葡萄糖苷（medicarpin–3–O–glucoside），新西兰牡荆苷 Ⅱ。还含 β – 谷甾醇（β–sitosterol），胡萝卜苷（daucosterol），根皮酸（phloretic acid）。

6. 云南甘草根含三萜类成分：将总皂苷水解得到云南甘草次皂苷 D（glyyyunnanpro–sapogenin D），云南甘草皂苷元（glyyunnansapogenin）A、B、C、E、F、G、H 和马其顿甘草酸（macedonic acid），又含 β – 谷甾醇。还含黄酮类成分：异甘草苷元，4′，7– 二羟基黄酮，7– 甲氧基 –4′– 羟基黄酮（7–methoxy–4′–hydroxyflavone），7– 甲氧基 –4′– 羟基黄酮醇（7–methoxy–4 ′ –hydroxyflavonol）。另有报道，根含三萜皂苷：云甘苷（yunganoside）A1、B1、C1、D1、E2、F2，还含生物碱：下箴刺桐碱（hypaphorine）。

7. 我国市售甘草商品，除上述品种外，还有以地区为名的未定种，对它们的研究也不少。兹择其重要者简述如下：

西北甘草的根和根茎含甘草酸，甘草苷，异甘草苷，甘草苷元，异甘草苷元，甘草香豆精，甘草吡喃香豆精，甘草香豆酮，甘草查耳酮 A，异甘草黄酮醇，西北甘草异黄酮（glycyrrhisoflavone），西北甘草异黄烷酮（glycrrhisoflvanone），甘草黄酮醇，甘草豆精 –7– 甲醚，甘草西定，甘草利酮，甘草宁 F、G、H、I，甘酚，5–O– 甲酚（5–O–methylglycyrol），熊竹素等。

新疆甘草的根和根茎含甘草酸，甘草苷，异甘草苷，异甘草苷元，4′，7-二羟基黄酮，刺芒柄花素，光果甘草醇，刺毛甘果查耳酮，甘草查耳酮 A、B，甘草异黄酮 B，甘草异黄烷酮（licoisoflavanone），光果甘草素，光果甘草定等。

东北甘草的根和根茎含甘草酸，甘草苷，异甘草苷，甘草苷元，异甘草苷元，甘草香豆精，甘草吡喃香豆精，甘草香豆酮，甘草香豆酮，甘草西定，甘草利酮，甘草酚，5-O-甲基甘草酚等。

（二）药理作用

1. 消化系统的作用

（1）抗溃疡作用：甘草的主成分甘草甜素对由组胺及幽门结扎所形成的大鼠实验性溃疡有明显的保护作用。后据报道，甘草甜素能明显减少大鼠幽门阻断导致的溃疡发生率，但对胃液分泌量不但无减少反有增加趋势。动物实验治疗中也发现，甘草浸膏等对大鼠结扎幽门、犬由组胺形成的溃疡有明显抑制作用。甘草苷元、异甘草苷元和甘草根的甲醇提取物 FM100 等对动物实验性溃疡有明显的抑制作用。甘草次酸对幽门结扎的大鼠有良好的抗溃疡作用，其治疗指数较高。

（2）对胃酸分泌的影响：甘草流浸膏灌胃能直接吸附胃酸，对正常犬及实验性溃疡大鼠都能降低胃酸。FM100 十二指肠内给药对急慢性胃瘘及幽门结扎的大鼠，能抑制基础的胃液分泌量，与芍药花苷合用显协同作用。FM100 对蛋白胨、组胺及乙酰胆碱引起的胃液分泌有显著抑制作用。

（3）对胃肠平滑肌的解痉作用：临床上使用甘草所含黄酮

苷类对兔、豚鼠的离体肠管呈抑制作用，使收缩次数减少，紧张度降低，并对氯化钡、组胺所引起的离体肠平滑肌痉挛有解痉作用，但甘草甜素、甘草次酸对平滑肌则无抑制作用。此外，甘草酸铵和甘草次酸口服吸收不佳。甘草煎液、甘草流浸膏、FMl00、甘草素、异甘草素等也对离体肠管有明显的抑制作用。若肠管处于痉挛状态时，则有明显的解痉作用。

（4）保肝作用：甘草流浸膏（0.2mL/10g）预先给小鼠灌胃能降低扑热息痛（AAP）（200mg/kg，腹腔注射）中毒小鼠的致死率，并对扑热息痛所致小鼠肝损害有明显保护作用。小鼠给扑热息痛后 2～3 小时的肝糖原下降效应并非肝坏死的伴随结果，而与其毒性代谢产物密切相关。甘草能对抗这一效应，说明它的保护作用可能是由于毒性代谢物的量减少所致。甘草甜素可明显阻止四氯化碳中毒大鼠谷丙转氨酶的升高，还能减少肝内三酰甘油的蓄积。病理组织学观察显示，经甘草甜素、甘草次酸治疗的大鼠其肝损伤均较对照组轻。组织化学观察显示，甘草次酸治疗的大白鼠肝糖原明显增加，甘草甜素与甘草次酸的血清胎甲球蛋白检出率高于对照组。提示这两种成分无胶原溶解与重吸收的作用。在四氯化碳所致的肝损害动物模型中，甘草甜素、甘草次酸对肝损害呈强抑制作用。甘草次酸还能强烈抑制四氯化碳生成游离基及过氧化脂质的生成，可抑制由 Ca^{2+} 流入细胞内所引起的细胞损害，提示在甘草次酸对肝损害的抑制效果上，抗氧化作用与抑制 Ca^{2+} 流入细胞内的作用很重要，甘草皂苷可能是在机体内水解后而呈现显著作用。

（5）对胆汁分泌的影响：甘草甜素能增加输胆管瘘兔的胆汁分泌，甘草甜素 5mg/kg 能显著增加兔的胆汁分泌，对兔结扎胆管后胆红质升高有抑制作用。

2. 对心血管系统的作用

（1）抗心律失常作用：家兔用乌头碱诱发心律失常，出现心律失常 2 分钟后按 1g/kg 静脉注射炙甘草提取液（1mL 含中药 1g），对照组给等量生理盐水。结果表明，对异位节律和室性节律均显示非常显著性差异。表明炙甘草有明显的抗乌头碱诱发的心律失常作用。炙甘草煎剂灌流蟾蜍离体心脏，可使心脏收缩幅度明显增加。甘草甜素对离体蟾蜍心脏有兴奋作用，此作用与乙酰胆碱及毒扁豆碱等具有明显的对抗作用，与肾上腺素有明显的协同作用。

（2）降脂作用和抗动脉粥样硬化作用：甘草甜素对兔实验性高胆固醇症及胆固醇升高的高血压患者均有一定的降低血中胆固醇的作用。甘草甜素每天 10mg/kg 肌内注射，连续 5 天，对实验性家兔高脂血症有明显的降脂作用：血浆胆固醇对照组为 89 ± 4mg/dL，给药组为 43 ± 4mg/dL；血浆三酰甘油对照组为 168 ± 10mg/dL，给药组为 90 ± 4mgmg/dL。小剂量的甘草甜素（2mg/d）在一定时间内能使实验性动脉粥样硬化家兔的胆固醇降低，粥样硬化程度减轻；20mg/d 能阻止大动脉及冠状动脉粥样硬化的发展；但剂量更大时（40mg/d）反而无效。甘草次酸盐（10mg/kg，口服）对高血脂大鼠和实验性动脉粥样硬化的家兔有降血胆固醇、脂蛋白和 β - 脂蛋白三酰甘油的作用，家兔主动脉内和大鼠肝脏内的胆固醇和 β - 脂蛋白含量下降。

3. 对呼吸系统的作用

甘草浸膏和甘草合剂口服后能覆盖发炎的咽部黏膜，缓和炎症对它的刺激，从而发挥镇咳作用。甘草次酸有明显的中枢性镇咳作用，甘草次酸的氢琥珀酸双胆盐口服，其镇咳作用与可待因相似。甘草次酸胆碱 501mg/kg 能抑制豚鼠吸入氨水所致的 80% 的咳嗽发作，效力与可待因 1mg/kg 皮下注射无差异。大剂量的甘草次酸（1250mg/kg）可使小鼠呼吸抑制；甘草次酸对 5– 羟色胺等物质引起的支气管痉挛有较弱的保护作用。对电刺激猫喉上神经所致的咳嗽也有明显的镇咳作用。在与甘草相同剂量水平时，氢化可的松也显示镇咳作用，但剂量反应曲线与甘草不同，并且对刺激猫喉上神经引起的咳嗽无效，因此认为甘草镇咳作用与抗炎无关，而是通过中枢产生的。甘草还能促进咽喉及支气管的分泌，使痰容易咳出，呈现祛痰镇咳作用。

4. 对中枢神经系统的作用

（1）抗炎作用：甘草具有保泰松或氢化可的松样的抗炎作用，其抗炎成分为甘草甜素和甘草次酸。甘草次酸对大鼠的棉球肉芽肿、甲醛性脚肿、皮下肉芽肿性炎症等均有抑制作用，其抗炎效价约为可的松或氢化可的松的 1/10。对大鼠角叉菜胶性脚肿和抗炎效价，若氢化可的松为 1，则甘草甜素、甘草次酸分别为 0.14 和 0.03。甘草甜素有抑制肉芽形成的作用，对延迟型过敏症的典型结核菌素反应有抑制效果。甘草甜素和甘草次酸对炎症反应的 Ⅰ 、Ⅱ 、Ⅲ 期都有抑制作用。小鼠静脉注射甘草甜素 25mg/kg、50mg/kg，明显抑制天花粉引起的被动皮肤过敏反应。甘草黄碱酮有抑制小鼠角叉菜胶浮肿和抑制敏感细胞释放化学传递物质作用。甘草抗炎作用可能与抑制毛细血管的通透性有关，或与肾上腺皮质有关。也有人认为，甘草影响了细胞内生物氧化过程，降低了细胞对刺激的反应性，从而产生了抗炎作用。

（2）镇静作用：甘草次酸 1250mg/kg，对小鼠中枢神经系统呈现抑制作用，可引起镇静、催眠、体温降低和呼吸抑制等。

（3）解热作用：甘草次酸和甘草甜素分别对发热的大鼠与小鼠、家兔具有解热作用。甘草次酸 40mg/kg 腹腔注射，对发热大鼠有退热作用，相当于水杨酸钠 600mg/kg 的效果；对体温正常的大鼠则无降温作用。

（4）镇痛、解痉作用：从光果甘草提取的有效物质 FM100 具有镇痛、解痉的作用，芍药苷也具有镇静、解痉作用，两者合用有明显的协同作用，说明芍药甘草汤组成的合理性。

（5）肾上腺皮质激素样作用

盐皮质激素样作用：甘草浸膏、甘草甜素及甘草次酸对健康人及多种动物都有促进钠、水潴留的作用，这与盐皮质激素去氧皮质酮的作用相似，长期应用可致水肿及血压升高，但亦可利用此作用治疗轻度的阿狄森病。

糖皮质激素样作用：小剂量甘草甜素（每 100μg），甘草次酸等能使大鼠胸腺萎缩及肾上腺重量增加（与给予促肾上腺皮质激素相似），另外还有抗黄疸作用及免疫抑制作用等糖皮质激素可的松样作用。而用大剂量时则糖皮质激素样作用不明显，只呈现盐皮质激素样作用，这可能与其作用机制有关。其作用机制可能是由于抑制了皮质激素在体内破坏，或减少其与蛋白质的结合，而使血中游离的皮质激素增多，从而增强其活性。但糖皮质激素与垂体前叶间的反应量调节较强，故血中含量升高达一定程度后即停止。盐类皮质激素受此影响较小。甘草宁有雌激素活性，未成熟大鼠口服能增加子宫重量，但对卵巢重量影响不大。

5. 对泌尿、生殖系统的影响

甘草酸及其钠盐静脉注射能增强茶碱的利尿作用，对醋酸钾则无影响。能抑制家兔实验性膀胱结石的形成。能抑制雌激素对成年动物子宫的增长，切除肾上腺或卵巢后仍有同样作用。甘草甜素对大鼠具有抗利尿作用，伴随着钠排出量减少，钾排出量也轻度减少。对切除肾上腺的大鼠，甘草甜素仍能使钠和钾的排出减少，说明此作用是通过肾上腺皮质激素来实现的。甘草次酸及其盐类也有明显的抗利尿作用，认为甘草能增强肾小管对钠和氯的重吸收而呈现抗利尿作用，其作用方式与去氧皮质酮不同，可能是对肾小管的直接作用。

6. 对免疫功能的影响

（1）抗过敏作用：从甘草中提取的一种复合体（Lx），含有蛋白质、核酸、多糖及甘草酸。豚鼠经静脉注射青霉噻唑（BPO）和人血清白蛋白（HAS）后，均立即出现过敏休克，5分钟内死亡，休克发生率和死亡率均为100%。豚鼠经给予Lx，然后进行抗原攻击，Lx小剂量组的过敏反应率为25%，大剂量组为21%，且无死亡发生，表明Lx对豚鼠过敏性休克具有明显的保护作用，且剂量增大保护作用增强。Lx小剂量组豚鼠血清抗青霉噻唑抗体的效价为4～16，大剂量组未测出血清抗体，而致敏对照组抗体效价为256。Lx可明显抑制豚鼠肺中组胺的合成，且随剂量增加作用增强。在小鼠注射卵蛋白抗原前3天给予小鼠Lx 0.2mL腹腔注射，连续15天，分别测定血清IgE、IgG总量和肺组胺含量。结果表明，Lx对小鼠过敏休克有明显的保护效应，亦有显著抑制抗体产生的能力。

（2）对非持异性免疫功能的影响：给予小鼠腹腔注射甘草甜素75mg/kg，每日1次，共4天，末次给药后，给予印度墨汁，取血检查廓清指数K值。结果甘草甜素组的K值为（0.048±0.020），对照为（0.029±0.015），相比较有显著差异

（$P < 0.01$），表明甘草甜素能显著提高小鼠对静脉注射碳粒的廓清指数，提示它能增强网状内皮系统的活性。生甘草与蜜炙甘草亦有同样的作用。

（3）对特异性免疫功能的影响：采用体外抗体产生系统研究了甘草酸对多克隆抗体产生的影响。结果表明，一定浓度的甘草酸能使抗体产生显著增加。另外，从人末梢血单核细胞分离黏着性细胞，加各种浓度甘草酸培养后，在培养上清液中加入单核细胞，探讨对 PWM 刺激诱导抗体产生的影响。结果，体外抗体产生增强，测定培养上清液中白细胞介素 1（IL–1）活性时，证明白细胞介素 1 显著增多。提示甘草酸的体外抗体产生增强作用与白细胞介素 1 产生增强有关。小鼠腹腔注射甘草酸，同时静脉注射绵羊红细胞（SRBC）予以免疫，抗原注射后第 4 天分离脾细胞，计算对绵羊红细胞空斑形成细胞数。发现以剂量 30mg/kg 的甘草酸可使抗体产生显著增强。改变给药时间与静脉注射绵羊红细胞的时间，表明两者同时给予或给抗原前 1 天给甘草酸，可促进抗体产生，而抗原注射 2 天后给甘草酸则不增强抗体产生，由此可认为甘草酸在体内也能增强抗体产生。甘草还可明显促进刀豆球蛋白 A 活化的脾淋巴细胞 DNA 和蛋白质的生物合物，促进 DNA 合成的最适浓度为 100μg/mL。DNA 合成高峰在 48 小时，对白介素 –2（IL–2）产生也有明显的增强作用。对 DNA、蛋白质的生物合成及白介素 –2 产生的影响基本上是相平行的。家兔用牛血清白蛋白（BSA）为抗原造成兔一过性急性血清病模型。在实验组动物给予牛血清白蛋白后第 3、5、7、9 天以 18β – 甘草次酸 200mg/kg 肌内注射。结果，实验组与对照组动物血清中抗牛血清白蛋白 –IgG 抗体均于牛血清白蛋白免疫后第 6 天检出，第 12 天达最高峰，实验组明显高于对照组。两组动物循环中特异性牛血清白蛋白－抗牛血清白蛋白复合物与免疫前比较均有提高，且有显著差别，但两组间无统计学差异。血中补体值，实验组较对照组显著提高。18β－甘草次酸对可溶性循环免疫复合物形成未见影响。

甘草甜素可提高刀豆球蛋白 A 诱导人脾细胞产生的 γ－干扰素（γ–IFN）的水平，但对 PHA 诱生的干扰素水平无影响，其增加刀豆球蛋白 A 诱导干扰素产生的最适浓度为 200μg/mL，最适诱生时间为 48 小时，细胞浓度以 1×10^7mg/mL 为宜，产生的干扰素以 γ 型为主。用甘草酸铵 100mg/（kg·d）灌胃昆明种小鼠 7 天后，经放免测定，可显著抑制肺和肾前列腺素 E_2、前列腺素 $F_{2\alpha}$ 的合成。甘草酸单胺给予小鼠灌胃 100mg/（kg·d）（1/20 LD_{50} 量）5 天后，其脾脏前列腺素 E_2 和环磷酸腺苷（cAMP）量显著增加；大鼠淋巴细胞在 8×10^{-10}mol/L 和 8×10^{-7}mol/L 的甘草单胺浓度下，分泌前列腺素 E 量也显著增加，可能是甘草酸类免疫调节的途径之一。通过乳酸脱氢释放试验法，于体外测定甘草酸铵对 BALB/C 小鼠自然杀伤细胞（NK 细胞）活性时，表明 1×10^{-7}mg/mL 和 1×10^{-1}mg/mL 浓度时，对小鼠自然杀伤细胞活性均有显著增强，表明对机体免疫功能具有重要调节作用。

7. 抗病毒作用

（1）抗艾滋病毒的作用：甘草皂苷能够破坏试管的艾滋病毒细胞（HIV），0.5mg/mL 的甘草皂苷对艾滋病毒的增殖抑制达 98% 以上，50% 空斑形成抑制值为 0.125mg/mL。由于甘草皂苷不能抑制艾滋病毒的逆转录酶，提示它是通过恢复 T 辅助细胞而发挥作用。近报道西北甘草中的新多酚类在低浓度时与甘草甜素相比，显示出对艾滋病毒细胞的增殖抑制效果。

（2）抗其他病毒的作用：甘草多糖具有明显的抗水疱性口炎病毒、腺病毒 3 型、单纯疱疹病毒 1 型、牛痘病毒等活性，能显著抑制细胞病变的发生，使组织培养的细胞得到保护。感染前 24 小时给药对水泡性口炎病毒、腺病毒 3 型有意义（$P < 0.01$）；感染后给药对以上 4 种病毒均有作用（$P < 0.01$）；药液与病毒液混合同时加入细胞层或药液与病毒液混合置 37℃作用 2 小时后加入细胞层，对上述 4 种病毒也均有作用。表明作用机制可能是多方面的，但主要是直接作用。甘草酸对单纯性疱疹病毒，甘草甜素对试管内水痘 – 带状疱疹病毒均有抑制作用。甘草次酸 8mM 浓度在 37℃处理Ⅰ型单纯性疱疹病毒 15 分钟，其感染价从 10^7 减至 10^2，但对其他病毒无效。表明甘草次酸似乎对单纯性疱疹病毒具有特异的作用。甘草甜素对属于疱疹病毒群的水痘 – 带状疱疹病毒（VZV）感染的人胎儿成纤维抑制浓度为 0.55mg/mL。这个浓度对成纤维细胞完全没有毒性。在体外 2mg/mL 甘草甜素可使 99% 以上水痘 – 带状疱疹病毒失活，且其浓度低至 0.08mg/mL 时也可使少量的水痘 – 带状疱疹病毒失活。

8. 抗菌作用

甘草的醇提取物及甘草次酸钠在体外对金黄色葡萄球菌、结核杆菌、大肠杆菌、阿米巴原虫及滴虫均有抑制作用，但在有血浆存在的情况下，其抑菌和杀阿米巴原虫的作用有所减弱；甘草次酸钠在体外对滴虫的最低有效浓度为 30 ~ 60μg/mL。

9. 解毒作用

甘草浸膏及甘草甜素对某些药物中毒、食物中毒、体内代谢产物中毒都有一定的解毒能力，解毒作用的有效成分为甘草甜素，解毒机制为甘草甜素对毒物有吸附作用，甘草甜素水解产生的葡萄醛酸能与毒物结合，甘草甜素有肾上腺皮质激素样作用、增强肝脏的解毒能力等多方面因素综合作用的结果。

甘草甜素能对抗小鼠由士的宁引起的中毒；当给小鼠注射硝酸士的宁 0.1mg，在 10 分钟内对照组死亡率为 100%，而实验组（预先注射甘草甜素 12.5mg）的死亡率为 58%；当士的宁剂量减少为 0.03mg，则对照组的死亡率为 58.3%，而实验组则无死亡。

甘草浸膏和甘草甜素都有解毒作用，对水合氯醛、士的宁、乌拉坦、可卡因都有较明显的解毒作用；对印防己毒素、咖啡因、乙酰胆碱、毛果芸香碱、巴比妥的解毒作用次之；对索佛拿（Sulfonal）及阿托品几无解毒作用，而对肾上腺素的中毒则有加强的倾向。

解毒作用的成分为甘草甜素。有报道研究了甘草及其成分对组胺所引起的中毒的影响，结果证明甘草甜素与维生素 B_1 结合的化合物解毒作用最强，甘草甜素次之，而其分解产物葡萄糖醛酸的解毒作用则较差。曾报道甘草甜素对破伤风毒素有解毒作用，对白喉毒素也有解毒作用。总之，甘草及其制剂对药物中毒、食物中毒、体内代谢产物中毒及细菌毒素等都有一定的解毒作用。生甘草可使小鼠肝匀浆细胞色素 P-450 含量明显增加，表明对肝药酶具有诱导作用，可能是生甘草解毒的机理之一。

10. 抗肿瘤作用

甘草酸对大鼠腹水肝癌及小鼠艾氏腹水癌（EAC）细胞能产生形态学上的变化，还能抑制皮下移植的吉田肉瘤，其单铵盐对小鼠艾氏腹水癌及肉瘤均有抑制作用，口服也有效。甘草次酸对大鼠的移植 Oberling Guerin 骨髓瘤有抑制作用，其钠盐在最大耐受剂量时对小鼠艾氏腹水癌（EAC）及肉瘤 –45 细胞的生长有轻微的抑制作用。甘草苷对大鼠腹水肝癌及小鼠艾氏腹水癌细胞能产生形态学上变化。

11. 其他作用

利用听觉电生理方法和均加技术，以耳蜗微音电位和听神经复合动作电位为客观指标，研究了甘草次酸对豚鼠内耳听觉功能的影响。给豚鼠肌内注射甘草次酸 100mg/kg 后，由短声引起的耳蜗微音电位和听神经动作电位振幅增大，听神经动作电位反应阈值降低，表明甘草次酸具有提高豚鼠内耳听觉功能的作用。甘草酸和甘草次酸在使用浓度为 8×10^{-3}mg/mL 和 4×10^{-2}mg/mL 时，对乙酰胆碱酯酶均产生明显的抑制作用。其 50% 抑制率时的药物浓度分别为 25.6 ± 1.4μg/mL 和 21.8 ± 1.1μg/mL。这两种药用有效成分对乙酰胆碱脂酶均呈竞争—非竞争型混合抑制。

（三）毒性

甘草毒性甚低，但如长期服用，能引起水肿和血压升高。甘草水浸膏小鼠 LD_{50} 静脉注射剂量为 1.9432 ± 0.467g/kg，腹腔注射剂量为 6.8466g/kg，皮下注射剂量为 7.8192g/kg。甘草浸膏小鼠皮下注射的 LD_{100} 为 3.6g/kg，死因为呼吸麻痹，甘草甜素小鼠皮下注射最低致死量为 1g/kg，甘草次酸小鼠皮下注射的 LD_{50} 为 308mg/kg，FM100 小鼠腹腔注射 LD_{50} 为 760mg/kg。甘草次酸给小鼠 1 次腹腔注射的 LD_{50} 为 101mg/kg。

用甘草水煎剂给豚鼠连续灌胃 6 周，每日用量 2g/kg，观察其慢性毒性。结果：给药组动物体重比对照组略有增加，但未出现浮肿；实验期间无死亡，脏器重量检查仅肾上腺重量稍有降低。甘草次酸可抑制豚鼠甲状腺功能，有降低基础代谢的趋势。

十一、麻黄

（一）化学成分

1. 草麻黄地上部分含有麻黄类

左旋麻黄碱（ephedrine），右旋伪麻黄碱（pseudoephedrine），左旋去甲基麻黄碱（norephedrine），右旋去甲基伪麻黄碱（norpseudoephe-drine），左旋甲基麻黄碱（methylephedrine）等。以麻黄碱为主，伪麻黄碱含量较少，总含量为 0.481% ~ 1.382%。噁唑酮类生物碱：麻黄噁唑酮（ephedroxane）。挥发油：从中分离出 32 种化合物，含量较高的 $\alpha,\alpha,4-$ 三甲基 $-3-$ 环己烯 $-$ 甲醇（$\alpha,\alpha-4$-trimethyl-3-cyclohexen-1-methanol），$\beta-$ 松油醇（β-terpineol）等。黄酮类化合物：芹菜素（apigenin），小麦黄素（tricin），山奈酚（kaempferol），芹菜素 $-5-$ 鼠李糖苷（apigenin-5-rhamnoside），蜀葵苷元（herbacetin），3- 甲氧基蜀葵苷元（3-methoxyherbacein）、山奈酚鼠李糖苷（kaempferol rhamnoside）。

2. 木贼麻黄地上部分含有麻黄生物碱类

左旋麻黄碱，右旋伪麻黄碱，左旋去甲基麻黄碱，右旋去甲基伪麻黄碱，左旋甲基麻黄碱。以麻黄碱为主，伪麻黄碱含量较少，总含量为 2.093% ~ 2.436%。噁唑酮类生物碱：麻黄噁唑酮。挥发油：从中分离出 27 种化合物，含量较高的有 6,10,14,- 三甲基十五碳 $-2-$ 酮（6,10,14-trimethyl-

2-pentadecanone），3,7,11,15- 四 甲 基 -2- 十 六 碳 烯 -1- 醇
（3,7,11,15-tetramethyl-2-hexadecen-1-ol）， 十 八 碳 酸 甲 酯
（octadecanoic acid methyl ester），平喘有效成分 2,3,5,6- 四甲
基吡嗪，但不含另一种平喘有效成分旋 -α- 松油醇。黄酮
醇苷：4',5,7- 三羟基 -8- 甲氧基黄酮醇 -3-O-β-D- 吡喃
葡 萄 糖 苷（4',5,7-trihydroxy-8-methoxyflavonol-3-O-β-D-
glucopyranoside）。芳香酸类：苯甲酸（benzoic acid），对羟基苯
甲酸（p-hydroxybenzoic acid），对香豆酸（p-coumaric acid），
香草酸（vanillic acid），原儿茶酸（protocatechuic acid）。

3. 中麻黄地上部分含左旋麻黄碱

右旋伪麻黄碱、左旋去甲基麻黄碱、右旋去甲基伪麻黄碱、
左旋甲基麻黄碱。以伪麻黄碱含量较高，麻黄生物碱类总含量
为 1.059% ~ 1.564%，还含麻黄噁唑酮。山岭麻黄地上部分含
左旋麻黄碱、右旋伪麻黄碱、左旋去甲基麻黄碱、右旋去甲基
伪麻黄碱、左甲基麻黄碱、微量右旋甲基伪麻黄碱，麻黄生物
碱总含量为 1.058%，还含麻黄噁唑酮。丽江麻黄地上部分含左
旋麻黄碱、右旋伪麻黄碱、左旋去甲基麻黄碱、右旋去甲基伪
麻黄碱等，麻黄生物碱类总含量为 1.495% ~ 1.772%。云南产
丽江麻黄伪麻黄碱含量较多，而四川产丽江麻黄则麻黄碱含量
较多。单子麻黄地上部分含左旋麻黄碱、右旋伪麻黄碱、左旋
去甲基麻黄碱、右旋去甲基伪麻黄碱、左旋甲基麻黄碱等麻黄
生物碱，麻黄碱为主，伪麻黄碱含量较少，总含量为 2.466%。
藏麻黄地上部分含左旋麻黄碱、右旋伪麻黄碱、左旋去甲基麻
黄碱、右旋去甲基伪麻黄碱、左旋甲基麻黄碱等麻黄生物碱，
其总含量为 0.806%。

（二）药理作用

1. 对心血管系统的作用

（1）心脏：麻黄碱使心肌收缩力增强，心输出量增加。在整体情况下由于血压升高反射性地兴奋迷走神经，抵消了它直接加速心率的作用，故心率变化不大；如果迷走神经反射被阻断则心率加快。麻黄碱引起心律紊乱较肾上腺素少，但有严重器质性心脏病或接受洋地黄治疗的患者，也可引起意外的心律紊乱。麻黄挥发油乳剂对蟾蜍心脏表现抑制作用。

（2）血管：麻黄碱使冠脉、脑、肌肉血管扩张，血流量增加；使肾、脾等内脏和皮肤、黏膜血管收缩，血流量降低。麻黄碱溶液用于黏膜，能满意地消除血管充血，且不伴有后扩张。麻黄碱对鼻黏膜血管的收缩作用比伪麻黄碱强，维持时间亦较长。

（3）血压：麻黄碱常引起收缩压和舒张压上升，脉压增大。犬小剂量（0.01 ~ 0.2mg/kg）静脉注射，血压上升可维持10 ~ 15分钟，大剂量（6 ~ 10mg/kg）静脉注射，由于抑制心脏而引起血压下降。

2. 对平滑肌的作用

（1）麻黄碱对支气管平滑肌的松弛作用较肾上腺素弱而持久。离体兔肺支气管灌注，低浓度麻黄碱及伪麻黄碱均引起支气管扩张。左旋麻黄碱和右旋伪麻黄碱能缓解由组胺或乙酰胆碱所致犬呼吸道阻力增加，甲基麻黄碱也能舒张支气管平滑肌。

（2）麻黄用于虹膜辐状肌，可使瞳孔扩大，故有散瞳作用。

（3）麻黄能使胃肠道平滑肌松弛，抑制蠕动，延缓胃肠道内容物的推进及排空。麻黄次碱对离体兔肠先抑制后兴奋。

（4）麻黄对动物子宫一般表现为张力及振幅增加，此种兴奋作用可被麦角胺阻断，被可卡因增强，然而对人的子宫一般表现为抑制，曾用于缓解月经痛。麻黄对离体动情期大鼠子宫表现抗 5- 羟色胺作用，麻黄次碱对豚鼠离体子宫有收缩作用。

（5）麻黄能使膀胱三角肌和括约肌的张力增加。麻黄碱使排尿次数减少，足够量甚至产生尿潴留，用于儿童遗尿症有效。

3. 对中枢神经系统的作用

麻黄碱的中枢兴奋作用远较肾上腺素强，较大治疗量即能兴奋大脑皮层和皮层下中枢，引起失眠、神经过敏、不安、震颤等症状。麻黄碱对呼吸中枢和血管运动中枢也有兴奋作用。麻黄挥发油乳剂对兔呼吸表现先兴奋后抑制。一定量麻黄碱能对抗麻黄挥发油乳剂，对小鼠有镇静作用。

4. 发汗解热作用

麻黄挥发油乳剂对人工发热的兔有解热作用，麻黄挥发油及萜品烯醇对正常小鼠体温有降温作用，以萜品烯醇作用更为明显，二者对正常及发热猫未见引起发汗。麻黄碱及麻黄总生物碱对人不能诱发出汗，当人暴露于高温 1.5 ～ 2 小时后，用麻黄碱 50 ～ 60mg，出汗量比未暴露于高温者快而多，提示对人有中等发汗作用，这种作用可能是由于麻黄阻碍了汗腺导管对钠的重吸收而导致汗腺分泌增加。D- 伪麻黄碱口服 50mg，可使实验动物血管通透性降低而呈抗炎作用，这也有助于解热。

5. 抗菌抗病毒作用

麻黄煎剂体外试验对金黄色葡萄球菌、甲种链球菌、乙种链球菌、炭疽杆菌、白喉杆菌、绿脓杆菌、痢疾杆菌、伤寒杆菌表现不同程度的抗菌作用。麻黄挥发油对流感嗜血杆菌、大肠杆菌、白色念珠球菌均有不同程度的抑菌作用，对亚洲甲型流感病毒有抑制作用，对甲型流感病毒 PR 株感染的小鼠有治疗作用。麻黄煎剂对亚洲甲型流感病毒的最低抑制浓度为2mg/mL。

6. 抗过敏及免疫作用

麻黄的水或乙醇提取物能抑制过敏介质（补体）的释放，但对组胺等介质没有对抗作用。静脉注射奥昔麻黄碱 10mg/kg 可使兔脾脏和胸腺重量明显减轻。

7. 镇咳平喘祛痰作用

麻黄水提物口服或腹腔注射有镇咳作用。用组胺气雾致喘法试验，小鼠腹腔注射麻黄挥发油 0.1mL/kg 具有平喘作用，麻黄挥发油组小鼠致喘时间为 7.2 ± 2.1 分钟，而生理盐水组为 2.2 ± 0.7 分钟（$P < 0.05$）。酚红法试验发现给小鼠用麻黄挥发油 0.4ml/kg 灌胃，具有促进气管排泌酚红的作用。

8. 其他作用

伪麻黄碱比麻黄碱有显著的利尿作用，用水、盐水及尿素后，更进一步增加尿量排出，但对麻醉狗尿量反而减少，对轻症实验性肾小管肾炎犬仍然产生利尿作用，严重者则无利尿反应。离体兔肺灌流实验表明，伪麻黄碱极稀溶液及浓溶液均使支气管松弛，中等浓度则使支气管肌收缩，而甲基麻黄碱任何浓度均能舒张支气管平滑肌。

同时应用麻黄和氨茶碱可使氨茶碱的血药浓度降低，消除速率增加，消除半衰期缩短，最高血药浓度降低，表观分布容积增加，曲线下面积减少。因而从药物动力学角度看，临床上麻黄与氨茶碱同时应用是不合理的。

（三）毒性

麻黄碱对大鼠皮下注射的半数致死量为 650mg/kg；D- 伪麻黄碱盐酸对兔皮下注射的最小致死量为 500mg/kg；10% 麻黄挥发油乳剂对小鼠腹腔注射的半数致死量为 14mg/kg。麻黄水提物小鼠腹腔注射的半数致死量为 650mg/kg。麻黄挥发油小鼠腹腔注射的半数致死量为 1.35mL/kg，灌胃的半数致死量为 2.79mL/kg。

十二、附子

（一）化学成分

附子含乌头碱（aconitine），中乌头碱（mesaconitine），次乌头碱（hypaconitine），塔拉乌头胺（talatisamine），和乌胺（higeramine）即消旋去甲基衡州乌药碱（demethylcoclaurine），棍掌碱氯化物（coryneine chloride），异飞燕草碱（isodelphinine），苯甲酰中乌头碱（benzoyl mesaconitine），新乌宁碱（neoline），附子宁碱（fuziline），北乌头碱（beiwutine），多根乌头碱（karakoline），去氧乌头碱（deoxyaconitine），附子亭碱（fuzitine），准噶尔乌头碱（songorine），尿嘧啶（uracil），江油乌头碱（jiangyouaconitine），新江油乌头碱（neojiangyouaconitine），去甲猪毛菜碱（salsolinol）等。

（二）药理作用

1. 抗炎作用和对内分泌的影响

大鼠口服附子 20% 煎剂 2.5mL/100g 或 50% 煎剂 2mL/100g对甲醛或蛋清引起的大鼠踝关节肿均有非常显著的抑制作用

（$P < 0.01$）。熟附片煎剂 0.5g/kg 亦能非常显著地抑制大鼠蛋清性足肿。生附子的甲醇提取物能抑制蛋清引起的小鼠腹腔血管渗透性增加和角叉菜胶引起的踝关节肿。大鼠口服 300mg/kg 对踝关节的佐剂性关节炎的作用比口服 50mg/kg 保太松强，口服 30mg/kg 时，对棉球肉芽肿的抑制作用比口服 20mg/kg 可的松强。附子水煎醇沉液（每 1mL = 生药 2g）腹腔注射不同剂量给予大鼠，对蛋清性关节肿胀具有不同的抑制作用，其强度与药物剂量呈正性相关性。

对附子抗炎作用的机制看法不一：有报道，给附子后，肾上腺内维生素 C 和胆固醇含量减少，尿 17- 酮类固醇增加，血中嗜酸性白细胞减少，碱性磷酸酯酶和肝糖原增加，似有兴奋垂体 - 肾上腺皮质系统的作用。亦有报道，在切除肾上腺后，附子的抗炎作用仍保存，认为其抗炎作用与垂体 - 肾上腺皮质系统无关。有人认为，附子本身具有糖皮质激素样作用。

2. 镇痛、镇静和对体温的影响

附子 0.1 ～ 1g/kg 给予动物，能抑制压迫大鼠尾部引起的疼痛和腹腔注射醋酸引起的小鼠扭体反应。附子水煎醇沉液（1mL = 2g 生药）腹腔注射给小鼠，可提高小鼠的痛阈值。小鼠口服生附子冷浸液能延长环己巴比妥钠的睡眠时间，减少自主运动，并能降低体温达 2 小时之久，而炮制附子在相同剂量下则无上述作用。但在寒冷情况下，附子冷浸液和水煎剂均能抑制寒冷引起的鸡和大鼠的体温下降，甚至使降低的体温恢复，延长生存时间，降低死亡率。附子水煎剂 20g/kg 灌胃给小鼠，可非常显著地延长受寒小鼠的存活率（$P < 0.01$）。附子水煎剂能显著对抗小鼠水浸应激和大鼠盐酸损伤性溃疡；还能显著对抗蓖麻油和番泻叶引起的小鼠药物性腹泻、在热板法等中的镇

痛作用等，被认为是附子温中止痛的药理学基础。

3. 心血管系统的作用

（1）强心和升压作用：去甲乌药碱是附子中的强心成分之一，含量甚微。它对心血管系统的作用很强，能明显增加离体蛙心、在位兔心和豚鼠衰竭心脏的心肌收缩力，给麻醉犬静脉注射 1～2μg/kg 后，左心室压力上升最大速率和心输出量均增加，冠脉、脑和外周动脉以及全身血管阻力降低，心肌耗氧量增加，大鼠培养心肌细胞搏动频率和幅度也增加。上述作用可被心得安阻断，这些都与异丙肾上腺素的作用相似。

附子中的去甲猪毛菜碱是一种弱 β- 兴奋剂，它能兴奋豚鼠离体心房，增加收缩的频率，静脉注射能升高正常和毁脊髓大鼠血压，加快心率，而毁脊髓大鼠对去甲猪毛菜碱的升压作用比正常大鼠更敏感，因而认为去甲猪毛菜碱对 β- 受体及 α- 受体均有兴奋作用。

附子中棍掌碱具有明显的升压和强心作用。静脉注射 40μg/kg 可使大鼠血压升高 50%，3×10^{-6}g/mL 可使离体豚鼠右心房的收缩幅度和频率分别增加 250% 和 120%，对毁脊髓猫也有上述作用。它的升压作用可被 α- 肾上腺素能受体阻滞剂酚妥拉明取消，其升压作用及对豚鼠右心房的作用也能被神经节阻断药六烃季铵所对抗，表明其作用与兴奋神经节或节前纤维有关。

（2）对心率和心律失常的影响：去甲乌药碱能加速心率，对实验性缓慢型心律失常有改善作用。临床观察也证实了去甲乌药碱对缓慢型心律失常有明显的治疗作用。静脉注射后，患者的心率均有不同程度的增加，窦性心动过缓恢复到正常水平，窦房阻滞和结区房室传导功能得到改善，从而使传导阻滞减轻或消失，其机理主要为缩短 A–H 间期。实验还表明，去甲乌药碱和异丙肾上腺素对 β – 肾上腺素能受体的亲和力相似，但内在活性明显小于异丙肾上腺素，从而直接证明去甲乌药碱是 β – 肾上腺素能受体部分激动剂。对气管 β_2 – 受体也有明显的激动作用，此作用比直接激动心肌 β_1 – 受体强。此为解释附子的回阳救逆提供了部分证据。

附子的水溶部分（不含乌头碱类生物碱的水溶部分）60mg/kg、120mg/kg（相当于小鼠静脉注射 LD_{50} 的 1/10 ~ 1/5）或生理盐水（对照）静脉注射给予大鼠，给药 5 分钟后静脉注射乌头碱 30μg/kg，记录出现心律失常时间，均比对照组明显延迟（$P < 0.001$）。给 120mg/kg 组的 6 只大鼠 20 分钟内均未出现心率失常（$P < 0.001$）。大鼠口服附子水溶部分 550mg/kg、1100mg/kg，对抗乌头碱所致的心律失常作用，亦得到上述类似的结果。附子的水溶部分对静脉注射乌头碱 40μg/kg 和 20μg/kg 的大鼠，出现心律失常 5 分钟后，分别静脉注射 200mg/kg、400mg/kg 和十二指肠给予 500mg/kg、1000mg/kg 均可十分显著地转为正常心律（$P < 0.001$）。但附子水溶部分对哇巴因，或氯仿所致的心律失常无效。有意义的是在同一生药中同时存在引起和对抗心律失常的化学成分。

（3）对休克的影响：给内毒素引起休克的猫静脉滴注附子水溶部分 2mg/（kg·min），或一次给予 30mg/kg，能明显对抗 BP、LVP 和 LVdP/dtmax 的降低、心率的减慢，并延长生存时间。表明其对内毒素引起的休克有治疗作用。

（4）对血流量的影响：附子有扩张外周血管的作用。附子煎剂可明显扩张麻醉犬和猫的后肢血管，乌头煎剂也有此作用。静脉注射附子水溶部分 7.5mg/kg、15mg/kg、30mg/kg，可使麻醉犬股动脉血流量分别增加 30%、70%、129%，阻力降低 0%、

42%、50%，作用可维持 10 分钟左右，此作用可解释用附子后四肢变暖的原因。

（5）对心肌缺血的影响：附子注射液和水溶部分对急性心肌缺血有明显的保护作用。能明显延长小鼠耐缺氧时间，降低碱性磷酸酶活性；对抗垂体后叶素引起的大鼠急性心肌缺血；显著减少结扎前降支引起的麻醉犬心外膜电图 ST 段的提高以及 ST 段升高的总数。

（6）其他作用：附子水提物能明显延长白陶土部分凝血酶原时间及凝血酶原消耗时间。附子强心注射液（每 1mL 含去甲乌药碱 3mg）4mL，加入 5% 葡萄糖注射液 400mL 中，分别于犬急、慢性病窦模型中维持静脉点滴，同时进行心房内调搏测定窦房结恢复时间（SNRTc）及心外膜起搏点标测。结果发现附子注射后除心率加快，SNRTc 缩短外，心脏的起搏点也发生移动，绝大多数的次级起搏点上移至窦房结区，为临床治疗病窦提供了依据。附子水提物有促进血小板聚集等作用。乌头多糖有降低血糖作用。

4. 对免疫功能的影响

观察附子注射液对小鼠血清溶菌酶活性、血液抗体及脾脏抗体细胞和对豚鼠血清补体含量的影响，发现可提高小鼠体液免疫功能及豚鼠血清补体含量，但对小鼠血清溶菌酶活性无明显影响；以 RE 花环及细胞转化实验研究对机体细胞免疫影响时发现，附子注射液可使 T 细胞和 RE 花环形成细胞明显上升，0.4mL/（kg·d）共 9 天（皮下注射），可使兔淋巴细胞转化率显著上升，与对照比较 $P < 0.01$。

对阳虚动物模型的作用机制：用高效液相色谱–电化学检测联用，以樟脑磺酸为离子对试剂，测定可的松阳虚大鼠及正常大鼠下丘脑单胺类神经递质，观察助阳药附子的效果。结果表明，可的松阳虚大鼠下丘脑去甲肾上腺素（NA）较正常大鼠下降，肾上腺素（A）升高（P 均 < 0.05）。用附子后能恢复正常，且可使可的松阳虚大鼠及正常大鼠多巴胺（DA）均升高（P 分别 < 0.05 及 $P < 0.01$），3,4- 二羟基苯乙酸（DOPAC）下降（$P < 0.001$），并使正常大鼠 5- 羟色胺（5-HT）升高（$P < 0.001$），用药后阳虚及正常大鼠都表现为 DA/DOPAC 及 5-HT/5- 羟吲哚醋酸（5-HTAA）比值升高（$P < 0.01 \sim 0.001$），提示附子似有抑制下丘脑单胺氧化酶活性的作用。

（三）毒性

附子（未加工生品）小鼠口服 LD_{50} 为 5.49g/kg，静脉注射为 0.49g/kg。加工后附子小鼠口服 LD_{50} 为 16lg/kg，静脉注射为 2.8g/kg。熟附片煎剂小鼠口服和静脉注射的 LD_{50} 分别为 17.42g/kg 和 3.516g/kg。附子水煎醇沉液 1 次腹腔注射的小鼠 LD_{50} 为 26.30g/kg。去甲乌药碱小鼠静脉注射 LD_{50} 为 58.9mg/kg，腹腔注射为 300mg/kg，口服为 3.35g/kg。双酯型和单脂型三萜类生物碱的毒性。乌头碱的主要毒性是抑制呼吸及引起心律失常，对心脏的毒性作用是通过兴奋中枢和对心脏的直接作用所引起。

第八章　加减传世临证简编

第一节　丁甘仁运用小续命汤治疗中风医案

中风是临床常见病与多发病，具有病死率高、致残率高、复发率高的特点，严重影响生活与生命质量，近年来发病年龄趋向年轻化。其病位在脑，与心、肝、脾、肾密切相关；病性为本虚标实，以虚为本，风、火、痰、瘀、气为标。唐宋以前多用侯氏黑散、小续命汤；金元以后多用三化汤、大秦艽汤、地黄饮子、八风散、愈风汤、天麻丸、补阳还五汤、镇肝熄风汤、羚羊钩藤汤等进行防治。清末民国时期著名中医学家丁甘仁治疗中风，根据患者年老体衰、气血阴阳不足、痰阻经络的特点，以扶正为主，兼以祛痰祛风，辨证用药，收到了良好效果。其所治中风医案记录详尽，包括临床表现、舌苔与脉象、病机分析、治疗原则、用药方法、治疗过程、临床效果等面面俱到，这在《丁甘仁医案》中较为少见。重温丁氏治疗中风医案，探究其临证思路与用药经验，或许可为当今一味重用活血化瘀通络治疗中风而难获满意疗效的思路提供有益借鉴。

案例 1

罗左，年甫半百，阳气早亏，贼风入中经，营卫痹塞不行，陡然跌仆成中，舌强不语，神识似明似昧，嗜卧不醒，右手足不用。风性上升，痰湿随之，阻于廉泉，堵塞神明也。脉象尺部沉细，寸关弦紧而滑，苔白腻。阴霾弥漫，阳不用事，幸小溲未遗，肾气尚固，未至骤见脱象，亦云幸矣。急拟仲景小续命汤加减，助阳祛风，开其痹塞，运中涤痰，而通络道，冀望应手，始有转机。净麻黄四分，熟附片一钱，川桂枝八分，生甘草六分，全当归三钱，川芎八分，姜半夏三钱，光杏仁三钱，生姜汁一钱（冲服），淡竹沥一两（冲服）。另，再造丸一粒（去壳，研细末，化服）。

二诊：两进小续命汤，神识稍清，嗜寐渐减，佳兆也。而舌强不能言语，右手足不用，脉息尺部沉细，寸关弦紧稍和，苔薄腻。阳气本虚，藩篱不固，贼风中经，经腧痹塞，痰湿稽留，宗气不得分布，故右手足不用也。肾脉络舌本，脾脉络舌旁，痰阻心脾之络，故舌强不能言，灵机堵塞也。虽见小效，尚不敢有恃无恐，再拟维阳气以祛邪风，涤痰浊而通络道，努力前进，以观后效。熟附片一钱，云茯苓三钱，川桂枝八分，姜半夏二钱，生甘草六分，枳实炭一钱，全当归二钱，光杏仁三钱，大川芎八分，炙僵蚕二钱，生姜汁一钱（冲服），淡竹沥一两（冲服）。

三诊：又服3剂，神识较清，嗜寐大减，略能言语，阳气有流行之机，浊痰有克化之渐，是应手也。惟右手足依然不用，腑气六七日不行。苔腻，脉弦紧渐和，尺部沉细。肾阳早亏，宗气不得分布，腑中之浊垢，须阳气通，而后能下达，经腑之邪风，必正气旺，始托之外出。仍拟助阳益气，以驱邪风，通胃涤痰，而下浊垢，腑气以下行为顺，通腑亦不可缓也。生黄芪三钱，桂枝八分，附子一钱，生甘草五分，当归三钱，川芎八分，云茯苓三钱，风化硝五分，全瓜蒌三钱，枳实炭一钱，淡苁蓉三钱，半硫丸一钱五分（吞服）。

四诊：腑气已通，浊垢得以下行，神识已清，舌强，言语未能自如，右手足依然不用，脉弦紧转和，尺部沉细。阳气衰弱之体，风为百病之长，阴虚之邪风，即寒中之动气，阳气旺一分，邪风去一分。湿痰盘踞，亦藉阳气充足，始能克化。《经》所谓"阳气者，若天与日，失其所则折寿而不彰"，理有信然。仍助阳气以祛邪风，化湿痰而通络道，循序渐进，自获效果。生黄芪五钱，生白术二钱，生甘草五分，熟附子一钱，桂枝八分，全当归三钱，川芎八分，姜半夏三钱，西秦艽二钱，怀牛膝二钱，嫩桑枝三钱，指迷茯苓丸五钱（包）。服前方，诸恙见轻，仍守原法扩充。生黄芪用至八钱；间日用鹿茸二分，研细末，饭为丸，陈酒吞服；大活络丹，每五日服一粒（去壳，研末，陈酒化服），共服60余帖，舌能言，手能握，足能履。接服膏滋方，药味与煎药仿佛，以善其后。

按： 罗某年已半百，阳气虚衰，卫气不固，外感风邪乘虚入之，与素有痰湿合为风痰，闭阻经络，蒙蔽清窍，影响神明，病性为本虚标实，正气不足，湿痰壅盛。故丁氏首用小续命汤去防风、防己、人参、大枣、白芍、黄芩加竹沥、姜半夏、当归涤痰通络，温阳散寒，少用桂、麻祛风，并配合再造丸祛风化痰，舒筋活血。再诊去麻黄加茯苓、枳实、僵蚕，重在祛痰；三诊气虚之象已显，腑气不行更剧，但无热势；故重用黄芪、淡苁蓉，合桂枝、附子、硫黄，益气温阳补肾，使"阳气旺一分，邪风去一分。湿痰盘踞，亦藉阳气充足，始能克化。"瓜蒌、枳实、风化硝、茯苓、半夏合肉苁蓉，涤痰畅腑，润肠通便。四诊神识已清，然"湿痰盘踞"，气虚更甚，故重用黄芪至八钱，用白术、怀牛膝、鹿茸、附子、桂枝益气温阳；当归、川芎、秦艽、桑枝、姜半夏配合指迷茯苓丸与大活络丹祛风除湿、活血通络、化痰息风。丁氏治疗本案重在扶正祛痰，兼以祛风，汤、丸并举，膏滋善后。并根据病情变化，灵活加减，慎用活血化瘀药；附子、桂枝、当归、川芎贯彻始终，温阳散寒，养血通络；三诊与四诊重用黄芪与当归即为当归补血汤大补气血，并与桂枝、附子、肉苁蓉、硫黄、牛膝、鹿茸、白术相配，补益气血阴阳，扶助正气，培补先天肾阳，温养后天脾胃，杜绝生痰之源，釜底抽薪；而温阳药与半夏、竹沥、茯苓、僵蚕及指迷茯苓丸祛痰息风以治标，更体现了"病痰饮者当以温药和之"的原则；兼用当归、川芎、秦艽、桑枝及大活络丹活血活络，促进气血畅通。连续服用 60 余帖，神识清，舌能言，手能握，足能履。而以膏滋方善后，以为巩固疗效，培补正气预防复发。

案例 2

祁妪。中风延今一载，左手不能招举，左足不能步履，舌根似强，言语謇涩，脉象尺部沉细，寸关濡滑，舌边光、苔薄腻。年逾七旬，气血两亏，邪风入中经腧，营卫痹塞不行，痰阻舌根，故言语謇涩也。书云：气主煦之，血主濡之。今宜益气养血，助阳化痰，兼通络道。冀望阳生阴长，气旺血行，则邪风可去，而湿痰自化也。潞党参三钱，生黄芪五钱，生白术二钱，生甘草六分，熟附片八分，川桂枝五分，全当归三钱，大白芍二钱，大川芎八分，怀牛膝二钱，厚杜仲三钱，嫩桑枝四钱，红枣十枚，指迷茯苓丸四钱（包）。此方服 30 剂，诸恙均减，后服膏滋，得以收效。

按：祁妪年逾七旬，左上下肢瘫痪，语言不利，迁延一年，说明中风治不得法或失治。根据临床表现，脉沉细濡滑，舌边光，苔薄腻，并结合体质状况，其病机是气血两亏，肾阳虚衰，邪风与痰浊痹阻经络。故重用黄芪、党参，配合白术、红枣、茯苓、甘草，补气健脾，气旺生血而又行血，兼可杜绝生痰之源；当归、白芍、川芎配桑枝养血活血，兼以通络；杜仲、怀牛膝配附子、桂枝温补肾阳，培补先天；指迷茯苓丸（茯苓、枳壳、半夏、芒硝）燥湿和中，化痰通络，扶正祛痰兼顾，重在益气养血，健脾补肾；稍用川芎活血，说明瘀血较轻，因而通络药只用了桑枝一味；稍用附子、桂枝不但可以温肾助阳，使其阳生阴长，而且还能协助指迷茯苓丸温化痰饮，有利于祛邪。效不更方，连续服用30剂，诸恙均减。因病程较长，遂改汤方为膏滋，长期服用，而得以收效。其所拟汤方虽简，但实寓有当归补血汤、四君子汤、八珍汤、十全大补丸、桂枝汤等方。用四物汤去熟地黄，则避其滋腻妨碍脾胃运化。指迷茯苓丸中用芒硝可以监制桂、附温燥之性。大补气血，兼以祛痰，少用活血化瘀通络则是治疗本案的特色。

案例3

沈左。年逾古稀，气阴早衰于未病之先。旧有头痛目疾，今日陡然跌仆成中，舌强不语，人事不省，左手足不用。舌质灰红，脉象尺部沉弱，寸关弦滑而数，按之而劲。良由水亏不能涵木，内风上旋，夹素蕴之痰热，蒙蔽清窍，堵塞神明出入之路，致不省人事；痰热阻于廉泉，为舌强不语；风邪横窜经腧，则左手足不用。《金匮》云：风中于经，举重不胜，风中于腑，即不识人。此中经兼中腑之重症也。急拟育阴息风，开窍涤痰，冀望转机为幸。大麦冬三钱，玄参二钱，羚羊片八分（先煎汁冲），仙半夏二钱，川贝母二钱，天竺黄钱半，明天麻八分，陈胆星八分，竹茹钱半，枳实一钱，全瓜蒌四钱（切），嫩钩钩三钱（后入），淡竹沥一两（冲），生姜汁二滴（冲），至宝丹一粒（去壳，研末化服）。

二诊：两投育阴息风、开窍涤痰之剂，人事渐知，舌强不能言语，左手足不用，脉尺部细弱，寸关弦滑而数，舌灰红。高年营阴亏耗，风自内起，风扰于胃。胃为水谷之海，津液变为痰涎，上阻清窍，横窜经腧，诸恙所由来也，本症阴虚，风烛堪虑。今仿河间地黄饮子加味，滋阴血以息内风，化痰热而清神明，风静浪平，始可转危为安。大生地四钱，大麦冬二钱，川石斛三钱，羚羊片四分（先煎汁，冲），仙半夏二钱，明天麻一钱，左牡蛎四钱，川贝母三钱，陈胆星八分，炙远志一钱，九节菖蒲八分，全瓜蒌四钱（切），嫩钩钩三钱（后入），淡竹沥一两（冲服）。

三诊：叠进育阴息风、清热化痰之剂，人事已清，舌强言语謇涩，左手足依然不用，苔色灰红，脉象弦数较静，尺部细弱。内风渐平，阴血难复，津液被火炼而为痰，痰为火之标，火为痰之本，火不靖则痰不化，阴不充则火不靖，经腧枯涩，犹沟渠无水以贯通也。前地黄饮子能获效机，仍守原意进步。然草木功能，非易骤生有情之精血也。西洋参钱半，大麦冬三钱，大生地黄三钱，川石斛三钱，生左牡蛎四钱，煨天麻八分，竹沥半夏二钱，川贝三钱，炙远志一钱，全瓜蒌四钱（切），鲜竹茹二钱，嫩钩钩三钱（后入），黑芝麻三钱（研，包）。

四诊：神识清，舌强和，言语未能自如，腑气行而甚畅，痰热已有下行之势。左手足依然不用，脉弦小而数。津液亏耗，筋无血养，犹树木之偏枯，无滋液以灌溉也。仍议滋下焦之阴，清上焦之热，化中焦之痰，活经腧之血，复方图治，尚可延年。西洋参钱半，大麦冬二钱，大生地二钱，川石斛三钱，生左牡蛎四钱，仙半夏二钱，川贝三钱，全瓜蒌四钱（切），厚杜仲二钱，怀牛膝二钱，西秦艽二钱，嫩桑枝三钱，黑芝麻三钱（研，包）。

按：沈某年逾古稀，气阴早衰，水不涵木，内风上旋，夹素蕴之痰热，蒙蔽清窍，阻塞经络，影响神明，致使不省人事，失语，左手足瘫痪，"此中经兼中腑之重症也"。急则治标，丁氏首先用至宝丹配菖蒲清热开窍醒神，羚羊钩藤汤配天麻清热平肝息风，半夏、天竺黄、胆南星、枳实、全瓜蒌、竹沥等清热涤痰，用麦冬、玄参育阴滋水涵木。服用2剂人事渐知，余症如故。因其年高阴血不足，故仿河间地黄饮子去其温燥，滋养阴血，并加羚羊角、牡蛎、天麻、嫩钩钩平肝息风，半夏、贝母、胆南星、全瓜蒌、竹沥化痰清热。人事已清，舌强言语謇涩，左手足依然不用。仍仿地黄饮子加西洋参、黑芝麻滋肾阴，补肾阳，益气生津，化痰息风。由于重用大剂全瓜蒌，并与黑芝麻、麦冬、生地黄、石斛合用，养阴生津，润肠通便，则腑气通畅，神识清，舌强和，言但语未能自如，然痰热已有下行之势，继续用药。虽然不知道瘫痪是否恢复，但窍开神清，腑气通畅，可以说明治疗的正确。

本案重在化痰开窍，平肝息风；半夏、川贝母、天竺黄、胆南星、竹茹、全瓜蒌、竹沥、菖蒲与天麻、嫩钩钩、羚羊角、牡蛎贯彻始终，尤其是全瓜蒌用至四钱，清热化痰、润肠通便，更是独具匠心，有仿刘完素三化汤及后世通腑化痰汤、星蒌承气汤和大黄瓜蒌汤之意，对于畅通腑气、醒脑清神具有重要意义。

第二节 颜乾麟运用小续命汤治疗心脑血管疾病验案

小续命汤出自孙思邈《备急千金要方》，是《古今录验》续命汤（麻黄、桂枝、当归、人参、石膏、干姜、甘草、川芎、杏仁）去当归、石膏，加附子、防风、防己、黄芩、白芍而成，为古代治疗"真中"之方剂。《备急千金要方·卷第八·诸风》谓："小续命汤治卒中风欲死，身体缓急，口目不正，舌强不能言，奄奄忽忽，神情闷乱，诸风服之皆验，不令人虚方。"又谓："治中风冒昧，不知痛处，拘急不得转侧，四肢缓急，遗失便利，此与大续命汤同，偏宜产后失血，并老小人方。"颜乾麟教授临床习用小续命汤加减治疗心脑血管疾病，取得良好疗效，笔者现将颜师验案 2 则整理如下，供同道参考。

一、脑梗死合高血压病

何某，男，80 岁，2005 年 9 月 23 日初诊。

既往有高血压病史 10 余年，平时服用硝苯地平控制血压，血压常在 150/100mmHg 左右，有脑梗死病史 3 次，遗留有左侧肢体活动不利及言语不清等后遗症。现患者自诉左侧肢体乏力，牵掣不舒，活动后更甚，行走困难，伴言语不清，头晕嗜睡，视物旋转，以清晨为甚，口干，记忆力正常，胃纳可，二便如常，入夜平安，舌红苔薄黄，脉小弦。血压 150/90mmHg。头颅 CT 示：双侧基底节及放射冠区腔隙性脑梗死，老年脑改变。诊断：脑梗死后遗症，高血压病。证属正虚络阻，风邪外袭。治以祛风逐邪，温经活络。药用：炙麻黄 3g，桂枝 2g，当归 10g，赤芍、白芍各 15g，川芎 15g，黄芩 6g，苍术、白术各 10g，茯苓 30g，秦艽 15g，防风、防己各 10g，水蛭 3g，石菖蒲 15g，生蒲黄 9g（包），黄连 3g，怀牛膝 15g，生甘草 3g。

二诊：进上方 14 剂后，患者左侧肢体牵掣不舒感好转，言语渐清，头晕亦减，舌红苔薄黄，脉细而小弦。血压 140/80mmHg。守原法去秦艽、防风、防己、黄连、怀牛膝，加葛根 15g、丹参 15g，继服 1 个月。

三诊：服药后，患者左侧肢体偶有不舒，行走较前轻松，偶尔头晕，言语清晰，舌红苔薄，脉细弦。血压 130/80mmHg，且较稳定。故在原法基础上加黄芪 15g，党参 10g，独活 10g，以善其后。1 个月后随访，患者肢体牵掣感及头晕、嗜睡已无，诸症明显好转，血压控制在正常范围。

按：患者左侧肢体乏力、嗜睡等症为正气亏虚、气血不和、寒瘀阻络所致，肢体牵掣不舒、言语不利、头晕等属风邪入中之象，故以小续命汤为主方。其中麻黄、桂枝温经通阳；防风、防己合用祛风邪、行经脉，二药相伍可有效缓解中风后肢体拘挛不伸等症状，苍术、白术二药配伍，一补一散，以增柔筋止眩之力；配以生蒲黄、石菖蒲、川芎等以增通窍活血之力；黄芩反佐，抑制诸药温热之性。二诊加葛根、丹参，葛根滋润筋脉，丹参活血祛瘀。诸药合用，筋脉通，肢体健，言语利，头晕止，待证情稳定，加黄芪、党参固本清源，故疗效颇著。

二、冠心病合并脑出血

汪某，女，63 岁，2005 年 12 月 30 日初诊。

既往有冠状动脉粥样硬化性心脏病史 5 年，冠脉介入术后，伴发脑出血半年，遗留有左侧肢体活动不利后遗症。患者诉左侧手足麻木，左肩关节疼痛难忍，微微略抬起至 20° 左右，伴头晕头痛、胸闷胸痛，每遇天气突变或生气后诸症加重，胃纳尚可，二便正常，舌红苔薄，脉小弦。心电图示：T 波异常。头颅 CT 示：双侧基底节陈旧性出血灶，老年脑改变。诊断：脑出血后遗症，冠状动脉粥样硬化性心脏病。证属正虚血瘀，风邪入络。治以温经通络，祛风活血。药用：炙麻黄 3g，桂枝 3g，赤芍、白芍各 15g，党参 10g，苍术、白术各 10g，茯苓 30g，黄芩 6g，川芎 15g，当归 10g，羌活、独活各 6g，防风、防己各 10g，黄连 3g，石菖蒲 15g，生蒲黄 9g（包），黄柏 5g，甘草 5g。

二诊：服药 14 剂，患者左侧肢体麻木及关节疼痛减轻，可抬起至 90°，头晕头痛及胸闷胸痛均见好转，但情志不舒，两胁胀满，胸闷以嗳气为快，舌红苔薄黄，脉小弦。原方去羌活、独活、防风、防己、黄连、生蒲黄，加柴胡 10g，薄荷 6g，郁金 10g，秦艽 10g，14 剂。

三诊：药后，患者略感肢麻，肩关节可抬举过肩，偶觉胸闷，右胁胀痛，嗳气为快，舌红苔薄黄，脉小弦。上方去薄荷、石菖蒲、秦艽，加枳壳 6g，香附 10g，白豆蔻 6g，乌贼骨 10g。服药 1 个月后，患者肢麻肩痛愈，胸闷胸痛平，性情平和，精神好转。心电图示：窦性心律。

按：患者既有中风之手足麻木及肩关节疼痛，又有胸痹之胸闷胸痛等。缘于风寒入络，继而脏腑功能失调，致胸阳不振，清窍失养，故颜师用小续命汤而治。其中麻黄、桂枝辛散温通，既驱散脉络之寒邪，以缓肢麻胀痛，又温通胸膺之阳气，以平胸闷胸痛；赤芍、白芍同用，二药伍用，一散一敛，散瘀止痛力强；羌活、独活二药相伍，直通上下，共奏疏风散寒、除湿通痹、活络止痛之功；当归、川芎养血行气。诸药合用，温经通阳，祛瘀止痛，将肢节疼痛和胸闷胸痛兼顾治疗。二诊因出现肝气郁结之证，加柴胡、薄荷、郁金等理气解郁之品，且气行血活，风邪自止。三诊加枳壳等药以增理气止痛之效。全方寒温并用，通涩兼施，方药对证，颇有疗效。

三、体会

颜师临床用小续命汤化裁治疗中风兼眩晕或胸痹等心脑血管疾病，辨证常以正气亏虚、气血失和为本，风寒外中、兼夹瘀浊为标。如临床症见中风后半身不遂，肢体拘急，步履不稳，言语不清；或冠心病之胸闷胸痛，肢冷畏风；或高血压之头晕耳鸣，头痛如塞，脑动脉硬化之神疲嗜睡等症，常选用本方而治。风邪为中风致病原因之一，且有外风和内风之分，由外邪侵袭者为外风，由内脏功能失调产生之风为内风，外风易引动内风，内风易招致外风，但不论外风、内风，一旦扰乱体内气血，均可导致中风。中经络当祛邪活络为要，中脏腑则以醒神开窍为先。中经络者发病特点为正气亏虚，气血不和，脉络空虚，风邪乘虚入中经络，气血痹阻，肌肤筋脉失于濡养，症见半身不遂，肢麻胀痛，神志清楚，言语不利等症，故以祛风活络为主。又胸痹、眩晕等证也可由风邪所致，如《诸病源候论》谓："心痛者，风冷邪气乘于心也，其痛发，有死者，有不死者，有久成疹者。"《重订严氏济生方》谓："所谓眩晕者，眼花屋转，起则眩倒是也，由此观之，六淫外感，七情内伤，皆能导致。"故亦可从风论治。小续命汤方以辛散祛风药为主，如麻黄、桂枝、防风等，辛味药能散、能行，既可祛风，亦可行气、活血，故而能祛经络之风寒，清脑窍之浊气，化胸中之瘀邪，又古曰："治风先治血，血行风自灭。"配以川芎、白芍等行气活血、柔筋缓急之品，则中风、眩晕、胸痹诸证可达异病同治之效。

第三节　彭培初运用小续命汤治疗急重症经验举要

小续命汤出自孙思邈《备急千金要方》，原方治疗"卒中风欲死，身体缓急，口目不正，舌强不能言，奄奄忽忽，神情闷乱，诸风服之皆验，不令人虚方"。彭培初教授是上海市名中医，善用古方治疗疑难病症，用小续命汤加减治疗原发性高血压、输尿管结石取得良好效果，现介绍如下。

一、原发性高血压

原发性高血压临床表现为头痛、眩晕、心慌、胸闷、下肢无力、恶心等，但均非特异性症状。观察发现，有的患者头痛沉重，或四肢麻木、沉重乏力，心慌气短，舌质淡或淡红，舌苔薄白或白而滑，舌体或有胖大，脉浮紧或沉迟，属于中医风湿阻络的类型。用小续命汤祛风除湿、活血通络效果较好，不仅改善症状，血压也能随之明显下降。

王某，男，68岁，1999年3月3日因"头昏重胀时发5年，加重1周"入院。检查：血压165/105mmHg。眼底检查：动脉硬化Ⅱ级。胸片示：左心室扩大。三酰甘油2.0mmol/L。舌质淡红，边有齿痕，苔薄白，脉沉弦。诊断：原发性高血压。停

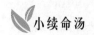

服西药，改用小续命汤加减：羌活、独活各9g，桂枝9g，麻黄9g，赤芍9g，防风12g，防己12g，附子9g，栀子9g，白术9g，川芎9g，茯苓12g，黄芩9g，莪术12g，水蛭9g，三棱12g。2剂后症状逐渐减轻，头痛消失，血压120/70mmHg，住院25天，血压稳定出院。

按：原发性高血压属中医学头风、眩晕范畴，其病机归纳起来不外风、火、痰、虚四个方面，其中以风为先，故以小续命汤治之。方中羌活、独活、防风、防己祛风湿、通经络；麻黄、桂枝宣肺散邪；寒盛佐以附子；热盛佐以黄芩、栀子；川芎、赤芍养血活血；白术、茯苓健脾化湿；三棱、莪术、水蛭祛瘀通络。临床观察本方的降压效果较好。

二、输尿管结石

输尿管结石是肾结石移动阻塞于输尿管，或输尿管局部结石形成所导致的疾病。以腰背、小腹绞痛时发，小便淋漓不畅，或尿频、尿急、尿痛，或见血尿，或尿出砂石为临床特征，可通过B超或CT检查证实。

李某，男，86岁。既往有慢性膀胱炎及高血压、脑梗死、低血钾、慢性肾功能不全病史。2004年5月4日因左输尿管结石、肾积水、右肾缩小、腰痛不能转侧1个月来诊。患者1个月前突发腰痛，疼痛剧烈不能转侧。B超检查示：右肾77mm×33mm、左肾96mm×44mm，中盏占位光团8mm×7mm，集合系统分离17mm；左输尿管上段扩张8mm。提示右肾体积缩小，左肾积水，左肾结石，左输尿管上段扩张。血生化检查：BUN 11.7mmol/L，Scr 280μmol/L，提示慢性肾功能不全。经他院中西医治疗1个月，肾积水及结石未见明显好转。刻下患者腰痛，面色苍白，消瘦，神疲乏力，舌淡，苔白腻，脉沉弦细。诊为石淋。辨证为湿热久结，膀胱气机阻滞不通，经脉拘急。治宜祛风除湿、活血通络、健脾补肾。用小续命汤加减：羌活、独活各9g，防风、防己各12g，当归9g，川芎9g，白术12g，茯苓12g，麻黄9g，附子15g，三棱30g，莪术30g，制大黄40g，肉苁蓉15g，锁阳15g，藏红花1g，朴硝30g，冬葵子24g，石韦24g。

2004年5月18日复诊：治疗第3天服药后约1小时，疼痛突然减轻，当夜疼痛基本消失。复查B超提示肾积水、左输尿管结石已消失，尿检：WBC 40～50个/HP。舌苔薄腻，脉细缓。结石已去，湿热尚存，拟白头翁汤加味清化湿热：黄连9g，黄芩12g，黄柏12g，白头翁9g，秦皮12g，肉苁蓉24g，锁阳24g，石韦24g，冬葵子24g，半枝莲15g，蒲公英15g，车前子12g。

2004年5月25日三诊：尿检WBC 5～9个/HP。B超见右肾82mm×35mm、左肾87mm×36mm，提示右肾萎缩减轻，左肾大小基本恢复正常。嘱前方每日剂量减半，续服7天。随访3个月，病情平稳。

按：尿路结石常伴有尿路感染，本例有慢性膀胱炎病史，左侧输尿管结石伴左侧肾积水，说明尿液排泄不通畅。在右侧肾脏已经缩小、肾功能已经失代偿的情况下，进一步发展就会损害肾功能，甚至危及生命，因此迅速解除左输尿管梗阻显得十分迫切。彭老师采用羌活、独活、防风、防己等大量祛风通络以缓解输尿管痉挛，白术、茯苓消肿胀，三棱、莪术活血、软化输尿管，肉苁蓉、锁阳等补肾、增加输尿管节律性蠕动力量。服药3天即收效。结石虽除，湿热未尽，继以白头翁汤加味清化湿热以善后。

　　尿路结石属于中医学石淋、尿血、腰痛等范畴。利尿通下为主的方法虽可促进输尿管蠕动，但不能缓解输尿管肿胀、僵硬和痉挛。对于结石较大者，易导致结石嵌顿，反而不易排出；对于输尿管不完全梗阻者，若不解除输尿管痉挛，促进其节律性蠕动，因尿液冲力有限，排石的效果并不理想；有些老年患者，特别是高龄体弱者，跳跃运动以助排石似不现实；大量饮水，或增加排尿量，对于输尿管完全梗阻者有加重肾积水、引发肾衰竭的危险。本案例用小续命汤化裁，处方中肉苁蓉、锁阳入肾经、大肠经，兼具通大便作用，根据前后二阴同属肾经、开后窍有启前窍作用的理论，加入二药，可促进输尿管节律性收缩，有增加排石动力的作用，辅以活血温阳通淋之品，治疗输尿管结石大有效验。彭老师认为，治疗输尿管结石，缓解输尿管肿胀、僵硬，以防风、羌活、独活、麻黄、防己等祛风药为佳；凡通大便药多有促进输尿管节律蠕动作用。彭老师喜用肉苁蓉、锁阳等兼入肾、大肠二经的药物，认为三棱、莪术等破血逐瘀药有改善肾络瘀阻、增强疗效的作用，温肾的附子、利水通淋的石韦可增加肾血流量和排尿量，朴硝可改变尿液成分，有利于结石排出。

　　运用小续命汤治疗尿路结石具有以下特点：①取效较快：多数输尿管结石患者用药后1周之内结石即可排出，较之以往报道的平均4周取效，时间大为缩短。②排石疼痛明显减轻：以往总攻疗法为代表的中药排石治疗，因其较强的攻下作用，会引起明显腹痛，致使许多能用保守疗法排石者选择了有损伤和风险较大的手术治疗或碎石。此法治疗一般不引起明显疼痛，也不出现剧烈水泻作用。③因不是强力排石，不加重原有的梗阻或肾积水等，所以不会加重肾脏损伤，有利于受损的肾功能恢复。彭老师指出，对于输尿管结石直径不超过 1cm 者，排石疗效较好；对于结石太大，超过 1.5cm 以上，服药后两周不能排出，并且疼痛剧烈、结石嵌顿重者，应及时采用中西医结合治疗。

第四节　余国俊运用小续命汤治疗风痹医案

风痹，中风四大证之一。早在《黄帝内经》《金匮要略》《备急千金要方》《外台秘要》等古籍中均有记载。本病临床表现，与西医学所称之"脊髓炎""多发性神经炎""氯化钡中毒"等疾病相近似。

一、《古今录验》小续命汤

原文：治中风痹，身体不能自收，口不能言，冒昧不知痛处，或拘急不得转侧。

组成：麻黄、桂枝、当归、人参、石膏、干姜、甘草各三两，川芎一两五钱，杏仁四十枚。方后注云："上九味，以水一斗，煮取四升，温服一升，当小汗。薄覆脊，凭几坐，汗出则愈；不汗，更服，无所禁，勿当风。并治但伏不得卧，咳逆上气，面目浮肿。"（《金匮要略·中风历节病脉证并治第五》）

主治：中风痹。

风痹之为病，以突然四肢瘫痪为特征（或偏瘫或全瘫），而身无疼痛，多无意识障碍（或仅有轻微意识障碍）。此与西医学所称之"脑血管意外"所致之身体瘫痪、癔病性瘫痪,以及风湿、类风湿引起的身体瘫痪等迥然有别。

方剂歌括:姜归参桂草膏麻,三两均匀切莫差,四十杏仁芍两半,古今录验主风邪。(《金匮方歌》)

方义配伍:扶正祛邪,清热疏风。方中麻黄、桂枝发散风寒,杏仁、石膏助其宣散外邪;人参、甘草、干姜益气温中,当归、川芎养血通络,俾外邪去,气血足,则风痹自愈。治宜从开合同时下手。麻黄、桂枝:开太阳。石膏、杏仁:合阳明。甘草、干姜:开太阴。当归、川芎:合厥阴。人参:补五脏虚,除邪气。

案例 1

雷某,男,18 岁,四川峨眉县符溪木器社工人。住院号:18472。入院日期:1965 年 8 月 2 日。

以四肢麻木,瘫痪 12 天,伴呼吸困难为主诉就医。患者于入院前 12 天晨起时,突然颈椎发响,旋觉右上下肢麻木,活动障碍。1~2 小时后全身麻木,并气紧、心悸、呼吸困难、尿闭。即送当地公社医院治疗 2 日无效,又转送峨眉县医院抢救,经抗感染及对症治疗仍无效,于 1965 年 8 月 2 日转来我院。经西医诊为"急性脊髓炎""上行性麻痹",收住内科病房。当时患者除上下肢麻木、不完全瘫痪外,最急迫的症状是呼吸、吞咽十分困难。除给予抗感染及维生素等输液治疗外,并多次注射洛贝林、樟脑注射液及吸氧进行抢救,同时医嘱特级护理,管喂全流饮食,发病危通知。然自入院以来,虽竭尽全力救治,患者仍反复出现阵发性呼吸困难,呈吞咽式呼吸,有气息将停之象;时而瞳孔反射消失,昏昏似睡,呼之不应,全身深浅反射均缺失。上述证候一日数发,如是者 6 天,救治罔效,危象毕露，西医断其难以救治，多次叮咛家属"命在旦夕"。家属亦再三电告家乡准备后事。为聊遂家属要求，以尽人事，乃于8月9日上午勉邀中医会诊。

初诊（8月9日）：神志清晰，语言无障碍，唯觉咽喉及胸部有紧束感，呼吸、吞咽十分困难，全身麻木，左上肢不遂，咽干，舌红苔黄薄，脉洪弦而数。诊为"风痱"，治以《古今录验》续命汤"配合针刺：

1. 处方

干姜3g，生石膏12g，当归9g，潞参12g，桂枝4.5g，甘草3g，麻绒6g，川芎3g，杏仁6g。

2. 针刺取穴

风府、大椎、肺俞、内关。留针15分钟。

二诊（8月10日）：服上方一剂，危急之象顿除，且左上肢已能活动，口麻、全身麻减轻，吞咽、呼吸已不甚困难。

家属与患者喜不自禁，遂守方再服一剂，更入坦途：左上肢已较灵活，左手能握物，口麻、全身麻消失，呼吸、吞咽通畅，能食饼干，唯胸部尚有紧束感。从此再未出现往日危候，西医逐日连篇累牍的病程日志亦从此绝迹。续以原方随症加减，又连服四剂，诸症若失，继以调理气血收功。于8月23日痊愈出院。

案例2

张某，女，42岁。自述双上肢自肘关节以下麻木、酸困两年。经输液脉络宁，肌注维生素B_1、维生素B_{12}等药后，可以缓解几个月。半月前又麻木，经输液后缓解，体力劳动后，现又复发。晚上麻木，酸困，影响睡眠。该患者心宽体胖，饮食正常，舌淡苔薄白，和缓劝其服用中药治疗，处方以常规治疗麻木套方：黄芪 30g，桂枝 10g，白芍 10g，赤芍 10g，当归 15g，鸡血藤 30g，桃仁 10g，红花 10g，姜、枣引。服药六剂，轻轻重重。改弦易辙，《古今录验》续命汤。麻黄 10g，桂枝 10g，石膏 10g，干姜 10g，当归 10g，党参 10g，杏仁 6g，水煎服。三天后患者复诊，麻木全失，夜已得酣睡。后经随访，体力劳动后亦不复麻木了，真所谓病无常形，医无常法。

二、师承陈鼎三、江尔逊治风痱经验

我们治疗风痱，是师承陈鼎三、江尔逊经验，取得了预期的高效，不存在偶然和幸中的因素。

案例 1

30 年代，江尔逊导师初学医时，有唐某，男，年 5 旬，体丰，嗜酒。一日，闲坐茶馆，忽然四肢痿软，不能自收持，呈弛缓性瘫痪而仆地，但神清语畅。诸医不知何病。江老的老师陈鼎三先生诊之，曰："此病名为风痱，治宜《古今录验》续命汤"。服原方 1 剂，次日顿愈。那时候，市售食盐为粗制雪花盐，含氯化钡较重，不少人长期食用后，往往突然四肢瘫痪，世人不解其故。陈老亦授以此方，效如桴鼓，活人甚多。

案例 2

1950 年，有乔某，正当盛年。一日，忽然双下肢动弹不得，不痛不痒，卧床不起，急请江老诊治。江老投以小续命汤，服 2 剂即能下床行走。

江老指出，脾病而四肢不用至少有两种情形：一是脾胃久虚，四肢渐渐不得禀水谷之气；二是脾胃并非虚弱，却是突然升降失调，风痱就是如此。

江老认为，治疗风痱，应当依顺脾胃各自的性情。脾喜刚燥，当以阳药助之使升；胃喜柔润，当以阴药助之使降。干姜辛温刚燥，守而能散，大具温升宣通之力；石膏辛寒柔润，质重而具沉降之性。本方以此 2 味为核心，调理脾胃阴阳，使脾升胃降，还其气化之常，四肢可禀水谷之气矣，此治痹之本也。由此看来，若能透析脾胃的生理病理特性，以及干姜、石膏寒热并用的机制，则本方的神妙便不是不可思议的了。至于方中的参、草、芎、归，乃取八珍汤之半（芎、归组成佛手散，活血力大于补血力）。因风痹虽非脏腑久虚所致，但既已废，便不能禀水谷之气。气不足，血难运，故补气活血，势在必行。方中麻、桂、杏、草，乃麻黄汤。风痹之因于风寒者，麻黄汤可驱之出表；其不因于风寒者，亦可宣畅肺气。"肺主一身之气"，肺气通畅，不仅使经脉运行滑利（肺朝百脉），而且有助于脾胃的升降。况"还魂汤"（麻、杏、草）治疗猝死，古有明训。若拘泥单味药的功效，则很难解释本方的精义。

第五节　高允旺运用小续命汤治脑病医案

患者秦某，男，35 岁，山西人。平时高血压 140 ~ 160/90 ~ 110mmHg，并有头痛、恶心等症。1999 年 1 月 28 日因所牵毛驴受惊，头部着地，突发神志不清，右半身不遂，左肢发抖，急送某院，查血压 140/100mmHg，右侧瞳孔散大，意识不清，呼之不应，牙关紧闭，膝肘僵硬，四肢缩成弓背状，全身寒战，发抖。CT 提示：基底节出血约 20mL。诊为脑破裂伤伴重度昏迷。经专家会诊，施止血、脱水、抗炎、降颅压。每天输液 2500mL 左右，吸氧、鼻饲、导尿，经治 8 天，昏迷加重，咳嗽气促，告诉家属，病危出院，预备后事。患者家属无奈之中来我院求诊，于2月9日急诊收入我院。患者昏迷欲死，舌僵肢瘫，神昏失语，四肢痉挛，身屈背弓，肌无弹性，骨瘦如柴。入院诊断：脑中风，属中脏腑闭证。追述病史，平素血压偏高，后因抢救时大量液体输入，阴长阳消，阴寒收引，肺失宣化，脑窍郁闭。急用《古今录验》小续命汤：麻黄10g，防己10g，人参10g，黄芩10g，制附子60g，肉桂15g，白芍15g，川芎20g，杏仁10g，甘草10g，防风20g。用法：①药氧吸入；②药液热敷前后胸腹；③中药鼻饲或灌肠，每日6次，每次60mL，间隔4小时。连用3日后，患者双眼睁开，患体肢软，抽搐中止，排出尿液，全身汗出。做头部核磁共振，结果与1月28日CT片对比，出血面积减少，脑破裂伤密度减低，仍用药氧吸入、鼻饲小续命汤。前后治疗120天痊愈出院。

一年后随访，和常人无异，可以驾驶汽车。考虑本病案主要是重用川芎、肉桂、附子，此大温大热之药，可发汗消瘀，通畅五窍，使出血得以吸收，受损的脑组织恢复正常。

按： 此案例使笔者认识到孙思邈把"《古今录验》大小续命汤"录入到《备急千金要方》之中，对治疗中风昏迷欲死者的奇效推崇备至，曰"大良"，曰"甚良"，曰"必佳"，曰"诸风服之皆验"，评价如此之高，绝非偶然。此案例使笔者真正领会到了小续命汤的确是治疗脑出血的金方。方中强调"录验"二字，阐明古人用此方即应验，所谓"续命"乃指在生命断续的情况下可续命而生之意，故该患者瘫痪肢体逐渐得以恢复。

第六节　罗天益治疗中风经验

《卫生宝鉴》系金元著名医家罗天益所著，于传统医学颇多发挥。其论治中风，继承汉唐遗风从外风立论，顺应金元改革创新思潮，师从李杲重视内风，临证注重外风与内风并举，区分脏、腑。现将其治疗中风经验与用药特点介绍如下。

（一）辨证论治

中风一证，汉、唐以及宋初多以"内虚邪中"立论。如《金匮要略》认为中风多由于络脉空虚，风邪入中。治疗以驱散风邪，补益正气为主。金元新学肇兴，许多医家从"内风"立论，如刘河间主"心火暴甚"，李杲认为"正气自虚"，朱丹溪主张"湿痰生热"，而罗天益临证注重外风与内风并举，区分脏腑。此后王履将中风分为真中、类中，张景岳倡导"非风"论点，缪希雍从"内虚暗风"立论，叶天士提出"肝阳化风"，王清任发明气虚血瘀等，使中风学说日臻完善。

1. 风邪中腑

恶风恶寒，拘身不仁，或中身之后，或中身之前，或中身之侧，面显五色，伴有表证，脉象浮。相当于今之中风的中经络。治则：祛风痰，通经络。

方用小续命汤：麻黄、人参、黄芩、芍药、甘草、川芎、杏仁、防己、桂心、防风、附子。

方义：小续命汤出自孙思邈《备急千金要方》，方用麻黄、防风、杏仁辛温发散，祛风逐湿通络，腠理开则经络之邪得以

· 273 ·

解散。以人参、附子、桂心益气助阳；芍药、川芎养血和血；人参、附子、桂心、芍药、川芎相合，既能增强补益气血的力量，也能增强麻黄、防风、杏仁发散之功。风邪外壅，里气不宣，每易郁而生热，故加用苦寒之黄芩祛其标热作为反佐。甘草调和诸药。诸药相合，有补正祛邪、祛风解表之功。

2. 痰热中脏

唇吻不收，舌不能转而失音，鼻不知香臭，耳聋而眼瞀，大小便秘结。相当于今之中风的中脏腑。治则：通腑泻实，开结通络。

方用三化汤：厚朴（姜制）、大黄、枳实、羌活。

方义：三化汤出自《素问病机气宜保命集》。羌活散寒祛风，胜湿止痛，主散太阳经风邪；厚朴行气、燥湿、消积，治疗湿阻中焦，气滞不利，肠胃积滞，脘腹胀满，大便秘结等症；大黄泻实攻积，清热泻火；枳实破气除痞，化痰消积。诸药合用，共奏通经络、泻腑实之功。

3. 血虚不能荣筋

中风手足不能动，舌强不能言语。治则：祛风通络，养血活血。

方用大秦艽汤：秦艽、石膏、甘草、川芎、当归、芍药、羌活、独活、防风、黄芩、白术、茯苓、生地黄、熟地黄、细辛。

方义：大秦艽汤出自《素问病机气宜保命集》。原方治气血痹阻，络道不通，而使血虚不能养筋，正虚风邪乘虚而入。方中秦艽祛风通络为君；羌活、独活、防风、细辛散诸经风邪，辅秦艽使之功效更著；当归、川芎、熟地黄、芍药养血和营，并能抑制风药燥烈之弊；茯苓、白术益气健脾，又能调合诸药。

诸药相合，共奏祛风清热、益气养血、扶正祛邪之功。

（二）罗天益临证特色

1. 外风与内风并举

罗天益在论治中风时，深受其师李东垣的影响，治疗中风从"内风"着手。如其用的三化汤在李东垣的《医学发明》中也用于治疗中风，风自内起。但他身处元朝，正是治疗中风从外风向内风转化的阶段，因此在他的治疗中可以体现出其随从李东垣但治疗中风又不局限于其师的内风治疗方法，还注重对外风的治疗，如小续命汤、天麻丸、大秦艽汤、羌活愈风汤多注重对外风的治疗。罗氏在总结内风和外风的治疗经验基础上，结合自己的临床经验以及用药特色，从内风和外风两方面着手治疗，从而在治疗上突出内风、外风并举。而罗氏在用方方面，与其前辈的经典方药相比，用药注重遵从前人原方，一般不对方药的组成及用量加以改变；治疗上也注重借鉴前人的治疗方法，从而在中风病的治疗中创立了自己独具特色的治疗和预防方法，在当时来说是一个创新。

2. 注重四时变化

罗天益根据四时变化之不同，在药味加减上也有不同的变化。现以羌活愈风汤为例：羌活愈风汤由羌活、甘草、防风、防己、黄芪、蔓荆子、川芎、独活、细辛、枳壳、麻黄、地骨皮、人参、知母、甘菊、薄荷、白芷、枸杞子、当归、杜仲、秦艽、柴胡、半夏、厚朴、前胡、熟地黄、白茯苓、黄芩、生地黄、苍术、石膏、芍药、桂枝组成。

原方谓：上方诸药，如假令一气之微汗，用愈风汤三两，加麻黄一两，得微汗为佳。如一旬之通利，用愈风汤三两，加大黄一两,得利为度。如望春大寒之后,本方中加半夏、人参、柴胡各二两,木通四两,谓迎而夺少阳之气也。如望夏谷雨之后,本方中加石膏、黄芩、知母各二两,谓夺阳明之气也。如季夏之月,本方中加防己、白术、茯苓各二两,谓胜脾土之湿也。如初秋大暑之后,本方中加厚朴一两、藿香一两、桂枝一两,谓迎而夺太阴之气也。如望冬霜降之后,本方中加附子、官桂各一两,当归二两,谓胜少阴之气也。如得春气候,减冬所加药,四时加减类此。

方义:治外因之中风,病由于形气不固,故方以十全大补汤为主,人参、茯苓、甘草以补气,当归、地黄、芍药以补血,黄芪、桂枝以抚卫,麻黄、川芎以调荣。湿盛则筋骨痿软,故佐苍术、半夏、防己以除之;风盛则筋骨拘劲,故佐枸杞子、杜仲、地黄以滋养之;病久气必滞,故佐枳壳、厚朴以行之;风多从燥化,故佐知母、石膏、黄芩以清之。更补以羌活、独活发散之品,借祛六经之风,盖风非汗不除也。凡初觉风气即宜服之。

3. 汗、下之戒

罗天益论治中风注重汗、下之戒,根据中脏、中腑不同又有所分。中脏者宜下之,但下多则亡阴而损其荣,亡阴则损形;中腑者宜汗之,汗多则亡阳而虚其卫,亡阳则损气。故不可过汗过下,宜少汗、宜少下。

4. 关注六经兼证

罗天益在应用小续命汤时,根据中风合并六经形证加减用药,以治兼证。其在《卫生宝鉴》中说:"凡治中风,不审六经之形证加减,虽治与不治无异也。"若中风兼有汗恶风或无汗恶寒则为太阳经中风,前者用桂枝续命汤,小续命汤加桂枝,倍芍药、杏仁，后者用麻黄续命汤，小续命汤加麻黄，倍芍药、杏仁。若中风兼有无汗，身热不恶寒或有汗，身热不恶风则为阳明经中风，前者用白虎续命汤，小续命汤加石膏、知母、甘草，后者用葛根续命汤，小续命汤加葛根，倍桂枝、黄芩。若中风兼有无汗身凉则为太阴经中风，方用附子续命汤，小续命汤加附子一倍、干姜、甘草。若中风兼有汗无热则为少阴经中风，方用桂枝附子续命汤，小续命汤加桂枝、附子、甘草各一倍。凡中风无此四经六证混淆，系于少阴厥阴，或肢节挛痛，或麻木不仁，宜羌活连翘续命汤，小续命汤加羌活、连翘。上古之续命，混淆无别，此审六经之形证加减而治也。

罗天益治疗中风重视风药和血药的应用，如小续命汤中用防风、防己，大秦艽汤中用羌活、秦艽、防风、独活，三化汤中用羌活，羌活愈风汤中用羌活、防风、防己、独活、秦艽，天麻丸中用羌活，其中羌活、防风使用频率最高，可见罗氏对风药的重视程度。罗氏在用祛风药的同时也注重养血以荣筋，所以在他的处方对血药的应用也颇多，如羌活愈风汤中应用熟地黄、生地黄、川芎、当归，大秦艽汤中应用川芎、当归、生地黄、熟地黄，天麻丸中应用当归、生地黄，小续命汤中应用川芎等。

综上所述，罗天益师从李东垣治疗中风区分脏腑善从内风立论，同时又受当时学术思想变革的影响而不废弃外风，从而创立了内风外风并举的治疗方法。临床施药喜好遵从前人的经典原方，在《卫生宝鉴》中多用孙思邈、刘完素的成方，并善同时用风药和血药，使祛风和养血并举。

第七节　小续命汤临床验案选

小续命汤出自《备急千金要方》，由附子、桂心、麻黄、川芎、人参、白芍、杏仁、防风、黄芩、汉防己、生姜、甘草十二味药组成，治疗中风兼有表证者。李奎喜等用小续命汤加味治疗末梢神经炎、面神经炎、雷诺氏病等疾病，临床效果显著，现报道如下。

一、末梢神经炎

末梢神经炎系由多种原因引起的多发性末梢神经损害的总称。表现为肢体远端对称性感觉、运动和植物神经功能障碍，故亦称多发性神经炎或多发性周围神经炎。

案例：杨某，男，36岁，农民，1999年4月25日初诊。

2个月前因外出受寒而出现四肢末端麻木如蚁行，发凉疼痛，上肢至腕，下肢至膝，两手握拳任物困难，不能久行久立，遇寒尤甚。在当地县医院诊断为"末梢神经炎"，用维生素B_1、B_{12}、强的松及中药（不详）治疗无效。查其四肢末端皮肤苍白，凉而干燥，呈手套—袜子型感觉障碍。舌质暗红，脉迟涩。西医诊断：末梢神经炎。中医诊断：血痹。治宜发汗祛寒，养血和营。方用小续命汤加川牛膝、当归、黄芪。生麻黄（先煎1小时）、制附子（先煎1小时）各15g，杏仁、桂枝、白芍、人参、川芎、当归各12g，炙甘草、防风、黄芪各9g，黄芩、汉防己、生姜、川牛膝各6g。日1剂，水煎服。药用7剂后，手及脚掌冷汗出，麻凉痛已减大半，上肢麻木至手指，下肢至踝以下，皮肤转红，两手握拳任物已较灵活，仍不能久行久立，舌质变红，脉迟。上方加怀牛膝 12g，川牛膝增至 12g。服药 14 剂后，麻凉痛诸恙悉去，四肢活动如常人，舌质淡红，脉缓，病告痊愈。随访半年未复发。

按： 末梢神经炎，归属于中医学之血痹范畴，巢氏《诸病源候论·卷一风诸病上·血痹候》云："血痹者，由体虚邪入于阴经故也。血为阴，邪入于血而痹，故为血痹也。"小续命汤加川牛膝、当归、黄芪有发汗祛寒、养血和营、温经通脉之功；加怀牛膝、川牛膝强腰膝，引药下行，使寒邪随汗而解，营卫调和，其病自愈。

二、面神经炎

特发性面神经麻痹，即面神经炎（facial neuritis），又称 Bell 麻痹（Bell's palsy），由茎乳突孔内面神经非化脓性炎症引起的面神经麻痹。面神经炎主要分为 Bell 麻痹及膝状神经节综合征（Ramsay–Hunt syndrome）两种类型。Bell 麻痹的病因目前并不完全清楚，但是趋向认为是由一种嗜神经病毒引起。Ramsay–Hunt 综合征由带状疱疹病毒引起。

案例： 吴某，女，32 岁，司机，1999 年 3 月 7 日初诊。

患者 3 日前夜间睡卧当风，次日晨起口向右歪。遂去某医院就诊，行头颅 CT 检查未见异常，诊为"面神经炎"，口服维生素类药物，静脉滴注刺五加注射液治疗 2 天，症状未见改善。刻诊：左额纹及鼻唇沟变浅，左眼裂增宽，左口角向右下偏移，巴氏征阴性。舌质淡红，苔薄白，脉浮缓。西医诊断：面神经炎。中医诊断：中风（中经络）。治以发汗和营，祛风通络。方用小续命汤加全蝎、地龙。生麻黄（先煎 1 小时）、防风、地龙各 12g，杏仁、桂枝、白芍、人参、川芎、制附子（先煎 1 小时）各 9g，炙甘草、黄芩、汉防己、生姜、全蝎各 6g。日 1 剂，水煎服。连服 14 剂痊愈。

按："面神经炎"相当于中医学之"口眼㖞斜""面瘫"，俗称"吊线风"，为气血素虚复感风寒之邪，侵及太阳、阳明之经络所致。小续命汤加全蝎、地龙有祛风散寒、养血通络之功，使血充、风散、寒祛，故病自去。

三、雷诺病

雷诺病是指肢端动脉阵发性痉挛，常于寒冷刺激或情绪激动等因素影响下发病，表现为肢端皮肤颜色间歇性苍白、发绀和潮红。一般以上肢较重，偶见于下肢。

案例：张某，女性，22 岁，农民，1998 年 4 月 3 日初诊。

自述四肢末端游走性疼痛，麻木而凉，阵发性苍白、青紫及潮红 1 年，遇寒加重，得温则减，两手不能握固。曾在多家医院及个体诊所诊治，诊为雷诺病，用维生素 B_1、B_{12}、强的松、和中药（不详），治疗效果不显。查其四肢末端苍白而凉，轻度浮肿，凉水激惹试验阳性。舌质暗红，脉沉迟。化验血常规、尿常规、抗"O"、类风湿因子等均正常。西医诊断：雷诺病。中医诊断：血痹。拟发汗祛风，除湿散寒，养血和营。方用小续命汤加当归、红花。生麻黄 15g（先煎 1 小时），杏仁、桂枝、人参、炙甘草、川芎、生姜、当归、白芍、防风、汉防己、制附子（先煎 1 小时）、红花各 12g，黄芩 6g。日 1 剂，水煎服。服药 28 天痊愈。随访 1 年未复发。

按："雷诺病"归属于中医学之血痹范畴。为风、寒、湿邪侵于四肢末端血脉，阻滞气机，营卫不调，脉络不通，阴阳之气不相顺接所致。患者素体气血虚弱，寒邪乘虚而入，以致寒瘀阻塞于四肢末端脉络，导致气机不畅、营卫不调、阴阳之气不相顺接，故见四肢末端疼痛、麻木、青紫、苍白。小续命汤加当归、红花可温经通脉、养血和营、活血通络，而使气血畅通，四末得以濡养，故疼痛、麻木、青紫、苍白诸症消失，临床告愈。

四、中风先兆

案例：瞿某，男性，50岁。1994年3月24日初诊。

患者于3月23日上午突然发作寒颤、眩晕、黑蒙、手指麻木、恶冷，自以为受寒所致，故卧床休息一日。次日上午准备外出，复觉手指奇麻，眼发黑，眩晕作呕，急来我科就诊。时见肥胖体形，闭眼不能言语，左侧上下肢不能屈伸，痛觉减退，舌体胖，苔薄白，脉弦而长。查血压：135/75mmHg。追问病史，今年有类似症状反复发作史，且患有糖尿病。诊断为中风先兆。治以辛温发散，扶正祛邪。处方：麻黄、防己、防风、生姜、附子、桂枝各10g，白芍30g，当归15g，石菖蒲12g。上方均取首次煎汁，日服2剂。次诊，患者寒颤罢，麻木减，能简单答语。二进上方去生姜、桂枝，加半夏、天麻、钩藤各15g，再进3剂，日1剂，症状好转，血压正常。又调整3日，好转出院。出院时以滋补肝肾之剂为膏调治1月，后随访，3年未发。

按：中风先兆，亦名小中风或中风前驱症状。属气虚痰阻，外邪侵袭之本虚标实之证。本病为风寒侵袭，气虚夹痰之证。因正气不足，脉络空虚，邪得痰助，故肌肤不仁，手指麻木，因痹阻气血，故半身不遂，不得言语，治以扶正祛邪而诸症减。

此证邪去体尚虚，故而调补肝肾，以防复发。

五、中风

小续命汤，唐代孙思邈方后有注云："处此方，日服四次，十日十夜服之不绝，得愈。"中风，包括脑出血、脑血栓形成、脑栓塞、蛛网膜下腔出血、高血压脑病，中医学有中经络、中脏腑、中血脉。

案例：王某，男，56岁。2011年1月27日初诊。

平素血压160 ~ 180/90 ~ 110mmHg，头痛、眩晕、恶心。生气致神志不清，左侧半身不遂，因天气寒冷，身体健侧寒战，发病1小时送医院，入院检查血压180/110mmHg，左瞳孔散大，意识不清，呼之不应，牙关紧闭，膝肘僵硬，四肢痉挛，角弓反张，全身寒战。CT示：脑基底节出血20mL。诊为脑出血伴重度昏迷。经止血、脱水、抗炎、降颅压、人工冬眠、物理降温等，输液2500mL/d，吸氧、鼻饲、导尿。经治10天，昏迷加重，咳嗽气促，邀余会诊。见患者昏迷不醒，舌謇肢瘫，神昏失语，四肢痉挛，角弓反张，皮肤弹性差，手足凉，脉沉紧。诊为脑出血，属中脏腑闭证。追述病史，平素血压高，后因抢救输入大量液体，阴长阳消，阴寒收引，肺失宣降，脑窍郁闭，遂减少液体输入。急用小续命汤：制附子75g（先煎1小时），黄芪120g，麻黄、防己、人参15g，黄芩10g，肉桂、白芍各15g，川芎20g，杏仁、炙甘草各15g，防风20g，生姜15g。水煎300mL，每日3次，胃管注入。连用3天后，双眼睁开，患体肢软，抽搐停止，尿量增加，全身汗出，继服上药20剂。2011年3月2日复查头部磁共振，出血面积缩小，密度减低。仍用吸氧、鼻饲小续命汤治疗，60天后痊愈出院，1年后随访，与常人无异。

　　按：小续命汤出自《备急千金要方》卷八。方由麻黄、防己（《外台》引崔氏不用防己）、人参、黄芩、桂心、甘草、川芎、芍药、杏仁各一两，附子一枚，防风一两半，生姜五两组成。上十二味咬咀，以水一斗二升，先煮麻黄三沸去沫。纳诸药，煮取三升，分三服；不愈更合三四剂，取汗。该方所治证属正气内虚，风邪外袭所致。故治宜祛风扶正。方中麻黄、防风、杏仁、生姜开表泄闭，疏通经络而祛风邪外出；人参、甘草、附子、桂心益气温阳以扶正；川芎、芍药调气血，有助正气恢复；并取苦寒之黄芩，一以清泄里气不宣所产生之郁热，一以缓方中诸药之过于温燥；共成祛风扶正、温经通络之功。病来杂扰，故药亦兼该也。此案使笔者认识小续命汤确实是治疗脑出血金方，所谓"续命"乃是在生命即将离断情况下可以延续而生之意，颇寓深意。《四圣心源·中风根原》指出"中风之证，因于土湿，土湿之故，原于水寒，寒水侮土，土败不能行气于四肢，一当七情内伤，八风外袭，则病中风""中下寒，加附子、干姜，病重者，加黄芪、生姜可用一二两"。可见温药在中风病应用是有根据的。

　　郑钦安论治中风一证，最能体现其扶阳理念，他在《中医火神三书》中言："凡得此疾，必其人内本先虚，一切外邪始能由外入内，一切内邪始能由内出外，闭塞脏腑经络气机，皆能令人死，不得概谓皆由外而致也。余常见卒倒昏迷，口眼㖞斜，或半身软弱，或周身抽掣，众人皆作中风治之，专主祛风化痰，不效。余经手主治先天真阳衰损，在此下手，兼看何部病情独现，用药即此攸分。要知人之所以奉生而不死者，恃此先天一点真气耳。真气衰于何部，内邪外邪即在此处窃发，治之但扶其真元，内外两邪皆能绝灭，是不治邪而实以治邪，未治风而实以祛风，握要之法也。若专主祛风化痰，每每酿成脱绝危候，何也？正虚而邪始生，舍其虚而逐其末。况一切祛风化痰之品，皆是耗散元气之物，未有不立增其病者。"可见郑钦安治疗中风，不是见风治风，见痰治痰，而是扶助真元之阳气，达到正气足而邪自去之目的。对于中风按照中医基本理论固守常法虽然有相应辨治，但对顽固性患者，应摆脱传统思维定式的约束，根据具体情况大胆遣用温热之品进行治疗，不可因为"出血"之故而畏用辛热之剂，使疗效难以彰显。

六、中风后遗症

汤某，女，60岁，1995年10月初诊。

因突发左侧上下肢瘫痪，语言不利，口眼㖞斜，在某医院按"脑血栓形成"住院治疗半月余，症状缓解不显，遂来我科就诊。入院检查：神清，口眼歪斜，语言謇涩，左侧肢体瘫痪，肌力上下肢均为Ⅰ级，嗜睡恶冷，自诉健肢酸痛难忍，舌淡苔白，脉浮而细。辨证为气虚痰阻，肾阳不足，风寒阻络。治以温通发散，扶正祛邪。投小续命汤去黄芩、芍药，桂心易肉桂，生姜易干姜，加天麻、地龙各10g，日服1剂，连服5日。次诊，精神好转，身病减轻，唯口眼㖞斜，左瘫如故，依前方加石菖蒲15g，人参20g，再服20剂。其后患者被搀扶就诊，语謇及口眼㖞斜缓解，上下肢肌力均Ⅲ级，又以补气温肾之法调理半月，随访诸症渐减。

按：患者口眼㖞斜，语言謇涩，肢体偏瘫且恶寒体痛，前医辨为正虚血瘀，治以补气活血为要，罔效，故拟小续命汤既补其正，亦祛其邪，则正复邪无依处，邪去则正内治矣。

· 284 ·

七、乙型脑炎后遗症

徐某，男，5岁。1996年9月11日初诊。

因高热抽搐于1996年9月11日来我院住院，诊为乙型脑炎，经大量抗菌素及激素治疗数日，虽高热已退，但低热不减，项强及四肢挛缩，前医多以养阴清热、化痰息风治疗，因而无效，于1996年9月24日邀余会诊。见其头仰视斜，口角向左侧偏斜，四肢挛缩，角弓反张，形瘦骨立，舌淡苔薄白，脉浮而细。证属气血虚弱，风寒阻滞经络。予小续命汤去附子加当归10g，先煎服2剂。9月26日再诊，低热已退，身有微汗，四肢挛缩减轻，时有项强及角弓反张，前方去生姜、芍药，加菖蒲10g，天麻8g，地龙5g，再服5剂，诸症减轻，效不更方，按原方续进5剂，患者精神好转，语言渐复，能坐立，左侧上下肢活动自如，右侧上下肢伸直较难，尔后用调理脾胃之剂带药出院，嘱其进行肢体功能锻炼。

按：乙脑归属于中医学之中风范畴。住院期间，因大量使用激素，并在高热阶段以酒精擦浴，冰袋为枕，使大汗后风寒入络，邪随风入，中药又多治以寒凉，使正气益虚，邪不得去，故低热不退，风不得出。因正虚邪阻，经脉失养，邪随风动，则口角偏斜，项强而四肢挛缩，本案以小续命汤加减治疗，共奏辛温发散，扶正祛邪之功矣。

八、震颤麻痹

张某，男，45岁。1996年10月8日初诊。

因左侧上下肢震颤进行性加重，在某医院诊断为"震颤麻痹"，长期服用茛菪素、阿托品之类，除口干、失眠外，尤感肢体疼痛艰难，于 1996 年 10 月 8 日在我处就诊。仪态特殊，面部表情呆滞，双侧眼裂扩大，口稍张，涎唾自口角下流，语言时口齿不清，行走时呈急速小步前冲，舌质淡，苔薄白，脉浮而无力，试以小续命汤去黄芩加当归 15g，熟地黄 20g，全蝎 10g，先服 2 剂无效，又服 5 剂，眼裂缩小，口角流涎稍减，但左侧肢体仍震颤不止，依前方去杏仁加天麻 30g，钩藤 15g，地龙 15g，服 20 剂后，上述症状均见减轻，依此方为丸服食一月后，除左上肢偶发震颤外，语言、步履较前有好转。

按： 本病亦"帕金森病"，此患者除一侧上下肢震颤外，突出表现在口眼不能闭合，口角流涎等症，中医学辨为筋脉之病。筋脉因风寒邪阻经络，气血不畅，失其濡养，故震颤不已。《成方便读》有"筋脉拘急者，筋得寒则收引也"的记载，即所谓"受邪之处反缓，正气为邪所引而急也"，故口眼不得闭，步履亦欠协调，口角流涎为风痰之患。此治以小续命汤辛温发散祛风寒，期间以参、附、桂及地、芍、归合而扶正以祛邪，并借川芎、地龙、天麻、钩藤、全蝎活络息风之属，共助扶正祛邪之功。

九、多发性硬化、头痛

案例 1 多发性硬化

患者，女，70 岁，2010 年 10 月 8 日就诊。

以"头痛、视物模糊、双下肢麻木、乏力 4 年"为主诉。诉 4 年前冬天可能因劳累感受风寒，出现"感冒"伴头痛、头重，经治疗好转，但头痛无明显改善。头痛以右眼眶周围至头顶如披荆棘，全头如有人用劲扯拔头发，遇冷风或时有深夜时加重，发作时如帽紧缚或如刀劈，自觉头在缩小，惊恐不已，后出现视物模糊，复视，虽行平地却如下台阶。给予中西药物治疗（西比灵、镇脑宁等）症状无改善，至当地医院检查血尿粪常规、生化全套、心电图、B超等均正常，行鼻咽镜检查未发现异常，颅脑MRI提示：脑白质、胼胝体处脱髓鞘病变。诊断为多发性硬化。予以激素及甘露醇等对症处理，症状好转，曾于3年前有大约2个月的缓解期，当时除偶有轻微头痛外，其余症状消失，亦停用激素。后无明显诱因再次出现上述症状，予以激素及甘露醇等对症处理，此后症状反复，停激素后复发，且先后出现尿频、尿急，尤以夜尿频多（起夜3~6次），腰痛及双下肢麻木，全身乏力。于是用小剂量激素加芬必得、正天丸、维生素B_{12}或银杏叶片等维持至今。现除以上症状外，自觉右侧面部皮肤增厚变粗糙，伴有虫行感。查体：神志清楚，黄胖体质，精神差，对答切题，步态不稳，右眼裂稍小于左眼，额纹存在，伸舌居中无偏斜。神经系统检查：垂直复视，右眼外展稍受限，双下肢浅感觉减弱，双下肢肌力Ⅳ级，右下肢肌力Ⅳ$^+$级，肌张力及腱反射稍亢，巴氏征（-）。视力左：4.8，右：4.6，余无特殊。西医诊断：多发性硬化。中医证候：神疲，少气懒言，四肢不温，面色黯黄，黄胖体质，舌质黯淡，苔薄白润，脉弦细。中医诊断：中风。根据六经辨证乃太阳、少阳、少阴合病；证属肾阳虚损，阴寒内盛。治则：辛温发散以祛风通络，益气活血以温阳扶正。予小续命汤加味：炙麻黄6g，制附子20g，细辛6g，党参15g，黄芩6g，桂枝10g，白芍12g，杏仁10g，防风10g，生姜10g，甘草6g，黄芪20g，葛根20g，柴胡12g，法半夏10g，大枣20g。水煎服，每日1剂。

服药3剂后，自感头痛已愈十之八九，自行停激素及其他药物，因外出感风寒，出现恶心欲吐，自服红糖生姜汤一碗，遍身微汗后觉精神爽快，无其他不适。嘱甘草、柴胡、大枣的量减半，继续服药。

服药4剂后，出现口唇起水泡，不痛，偶有干咳，无口干、咽痛、口渴、欲饮冷等热象，精神、睡眠、饮食均佳，大便正常，考虑为阳药入阴引起的排病反应，嘱继续服药。

服药6剂后，除尿频外诸症悉除，口唇水泡也消失。嘱其隔日服药1次，继服3剂以巩固疗效，并嘱自服右归丸或参茸卫生丸调理月余，尿频症状缓解。随访1年，无复发。

案例2 头痛

患者，女，55岁，2011年5月18日初诊。

诉2年前春天，因"感冒"出现畏寒、流涕、咳嗽，伴头痛、头重，经治疗好转，头痛也有所改善，随后出现耳鸣，在当地医院予复方丹参片、西比灵、尼莫地平等治疗，无明显效果，每遇劳累后症状加重，近半年来出现听力下降。至当地医院检查血尿粪常规、生化全套、心电图、B超等均正常，颅脑CT提示：未见异常。查体：神志清楚，精神差，神经系统检查无异常。西医诊断：血管性头痛，神经性耳鸣。中医证候：神疲，面色黧黄，四肢不温，偏瘦，舌质黧淡，苔薄白润，脉浮紧。中医诊断：头痛，耳鸣；证属脾肾阳虚，瘀阻耳窍。治则：辛温发散以祛风通络，益气温阳兼顾扶正。予小续命汤加味：炙麻黄6g，制附子20g，细辛6g，党参15g，黄芩6g，桂枝10g，白芍12g，杏仁10g，防风10g，川芎10g，生姜10g，甘草6g，黄芪20g，葛根20g，柴胡6g，法半夏12g，大枣20g。水煎服，每日1剂。服药3剂后，自感头痛、耳鸣减轻。效不更方，继服7剂，诸症尽除。随访半年，无复发。

按：笔者在诊治案例1多发性硬化的患者时，因其头痛、复视症状特别突出，运用六经辨证，参考《舒驰远伤寒集注》对头痛的诊治，拟用麻黄汤开门逐寇，桂枝加附子汤调和营卫、温经复阳、固表止汗以防麻黄汤发汗太过，小柴胡汤和解少阳，祛邪扶正、畅通枢机时，发现三方组合后竟与小续命汤相似，遂在小续命汤的基础上加味。因考虑患者病情日久，予以细辛破陈寒、黄芪补气，遂又加入麻黄附子细辛汤及黄芪桂枝五物汤。麻黄附子细辛汤与少阴中寒引起的头痛相对应，黄芪桂枝五物汤更适合气虚血痹中老年人使用。方中麻黄、防风、杏仁、生姜辛温散寒，祛除外风；党参、附子、桂枝、甘草益气助阳；加葛根解肌生津、升阳以助麻黄解表；加黄芪补气，助党参扶正固本；黄芩清上焦之热，助半夏、柴胡和解少阳。全方寒热并用，攻邪而不伤正，补虚而不留邪，乃攻补兼施之法。小续命汤中麻、桂辛温发表，姜、附温里，今日临床绝无疑义。后人以为古人用它治中风，只是外祛风寒的意图，才会有外风、内风的争论。笔者以为本方意图远不止这些，正如《神农本草经》谓麻黄"主中风、伤寒头痛，温疟。发表出汗，去邪热气，止咳逆上气，除寒热，破癥坚积聚"，附子"破癥坚积聚，血瘕，寒湿踒躄，拘挛膝痛不能行步"；《本经疏证》："凡药须究其体用，桂枝色赤，条理纵横，宛如经脉系统。色赤属心，纵横通脉络，故能利关节，温经通脉，此其体也。《素问·阴阳应象大论》曰：'味厚则泄，气厚则发热，辛以散结，甘可补虚。'故能调和腠理，下气散逆，止痛除烦，此其用也。盖其用之之道有六：曰和营，曰通阳，曰利水，曰下气，曰行瘀，曰补中。"《素问·脏气法时论》云："肾苦燥，急食辛以润之。开腠理，致津液，通气也。"刘河间在阐述玄府郁闭的治疗时说："盖辛热之药能开发郁结，使气液宣通，流湿润燥，气和而已。"

可见，小续命汤的作用除解表散寒外，还能深入经脉祛风、寒、湿、痰邪，疏畅经络，宣通表里，通腑开结，调畅气机，疏通血气，涤荡瘀滞，起到温阳、活血、化瘀、通脉作用，同时并不会引起明显的热象。因此，只要是素体阳气不足、脾肾阳虚，复受风、寒、湿邪导致的脏腑功能失调、邪正相搏、正虚邪恋、气机枢机不利、痰浊瘀阻等证候均可在小续命汤基础上随证加减，不必拘于后世"内风""外风""真中""类中"之争，总以临床见证为依据。另外，小续命汤加味可以拆解成小续命汤和小柴胡汤。现代药理实验表明，小续命汤有改善脑部血液供应、降低脂质过氧化的活性，阻止细胞外钙离子内流，以控制、减轻脑水肿，对缺血的脑组织有明显的保护作用。小柴胡汤可解热、抗炎；抗自由基氧化，减轻自由基损伤而发挥抗衰老作用；抑制血小板聚集，调节血压，镇静，对中枢神经的多巴胺能神经元可能有激活作用。小续命汤加味还隐含有黄芪桂枝五物汤、葛根汤、麻黄附子细辛汤。现代药理实验表明，黄芪桂枝五物汤有抗炎、镇痛、扩张血管、增加血流量、活血化瘀、增强免疫力、促进细胞代谢、降低脑血管阻力、抗血栓、抑制血小板凝聚等作用；麻黄附子细辛汤有使心脏兴奋、心率加快、传导加快、心输出量增加及镇痛、抗炎、抗变态反应等作用。因此，将小续命汤加味应用拓展到脑血管疾病及中枢神经系统脱髓鞘病变的治疗领域，值得做进一步的理论及实践上的探索与研究。

十、痹病

案例1　颈椎病合并肩周炎

叶某，女，33岁，工人，1989年3月12日初诊。

患者右颈肩臂疼痛周余，痛处以肩、颈、臂膀等处为甚，手臂沉重，不能抬举上头，右肩活动障碍，颈项酸胀微强直，转动欠利，舌质淡红苔薄白，脉细弦。诊断为行痹。处以小续命汤加减：生麻黄 6g，川桂枝 10g，赤白芍各 10g，光杏仁 10g，全当归 6g，正川芎 10g，北防风 10g，川羌活 10g，干葛根 15g，片姜黄 10g，生甘草 6g。服药 3 剂后诸症稍减，继服 4 剂诸症悉除而收功。

案例2　风湿性关节炎

汪某，男，21 岁，1990 年 8 月 6 日初诊。

患者诉昨日起发热恶寒，伴全身关节酸痛（肩肘关节明显），神疲乏力，咽痛红肿，舌边尖红苔黄腻，脉弦数。T：39.2℃，血清抗链球菌溶血素"O"：650U。诊断为热痹。在使用西药抗生素同时，方用小续命汤加减：生麻黄 6g，川桂枝 10g，生石膏 30g，肥知母 12g，全当归 10g，正川芎 6g，光杏仁 10g，赤白芍各 10g，防风 10g，羌活 10g，生甘草 6g，雷公藤 10g（先煎）。3 剂。1 剂后汗出热退，神清症减，3 剂服完关节疼痛明显减退。二诊拟上方去石膏、知母，加条芩 10g，继服 5 剂而收功。

案例3　类风湿性关节炎

郑某，女，72 岁，1996 年 7 月 2 日初诊。

患者罹患类风湿性关节炎 40 年，去年病情复发加重，难以站立行走而卧床不起，多方求治无效，就诊时是初秋季节，患者身着棉衣，裹被而卧，形体消瘦，面色黧黑，爪甲失华，左手 3 指关节已呈杵状，双关节亦肿胀变形，疼痛剧烈，活动受限，神倦乏力，舌淡紫暗边有瘀斑，苔白，脉弦迟代结。诊断为虚寒顽痹。治投小续命汤方加减：生麻黄 6g，川桂枝 10g，赤白芍各 10g，光杏仁 6g，全当归 10g，正川芎 10g，党参

15g，北防风 10g，辽细辛 6g，生甘草 6g，制附片、雷公藤各 10g（先煎）。3 剂。药后，疼痛减轻，关节自觉松快，续服 5 剂已能扶杖下床。

按:《素问·痹论》说:"风寒湿三气杂至，合而为痹也。" 故痹病之病机不外乎气血虚弱，风寒湿邪得以侵袭皮毛，客于营卫肌腠之间，痹阻经络为病。气血不通则为肿为痛，久之可留连筋骨造成关节变形，甚或侵入脏腑形成顽痹。笔者以小续命汤加减，取麻黄辛温峻汗，配杏仁宣肺排邪外出共为主药；桂、芍调和营卫，加当归、川芎行气活血，从而获得"治风先治血，血行风自灭"的疗效，共为臣药；人参安内，扶正以祛邪。诸药相配，切中痹病病机。

然而用小续命汤治疗痹病需要注意以下几点:①风为百病之长，常兼夹它邪为病，临证常可加入羌独活、姜黄、细辛之品，辛温祛风散寒。②根据病情变化灵活化裁用药，如痹病初起以邪实为主，人参可少用或不用；痹病郁而化热形成热痹时可加入石膏、知母清热解肌；此外，根据药理介绍，临证常可加入雷公藤一药，疗效更佳，该药虽有毒性，但用时先煎 15 分钟，可缓制其毒，笔者使用未发生任何毒副作用。

第八节　小续命汤治验实录

1.抱灵居士治疗中气晕昏医案

罗二，中气晕昏……喉紧口燥少时醒，喉干鼻干，左膝冷痛，头额冷汗。以小续命汤去麻黄，加乌药、半夏一剂而愈。（《李氏医案·中气门》卷一）

2. 何绍奇治疗背痛医案

荷兰侨领胡某之岳母，年 70 余，因打麻将熬夜，而罹背痛。胡先求医推拿 3 次，仍痛，复请针灸医生针 3 次，亦无效，乃请我用中药。诊其脉弦紧，舌淡，恶寒无汗，背痛，痛点不固定，痛剧时如针扎。知为风寒外袭，阻于太阳经脉，许以 3 剂可效。方则小续命汤去防己，以制川乌易附子，果如期而效。方药如下：麻黄 6g，桂枝 10g，川芎 10g，赤芍 10g，杏仁 10g，防风 10g，制川乌 3g（先煎），黄芩 10g，生地黄 10g，党参 10g，炙甘草 10g。（《读书析疑与临证得失》）

3. 吕元膺治疗飧泄医案

一人病下利完谷，众医咸谓洞泄寒中，日服四逆、理中等弥剧，吕诊其脉，两尺寸俱弦长，右关浮于左关一倍，其目外眦如草滋。盖知肝风传脾，因成飧泄，非脏寒所致。饮以小续命汤，减麻黄，加白术三五升，利止。续命非止利药，饮不终剂利止者，以从本治故也。（《名医类案》）

4. 许恩普治疗中风医案

厨夫某，中风不语，他医误以瘟治，病剧。延余诊视，脉细，知系卒中，拟以小续命汤加参、芪，一服即大呼曰：何不早服此药也？又，大同居东沈智泉中风亦用此药加减而愈。又，水部正郎杨紫沧中风亦用此药加减而愈。又，内务府科房王寿龄母中风亦用此方加减而愈。又，给谏洪良品中风亦用此方加减，寿延二年。故后，哲嗣鸿卿明府向云，误信人言，以年老气衰，将余补拟方内羌活、独活、防风未用，以致病未除根也。其余贫民、无名之人不可胜道也。（《许氏医案》）

5. 马光亚治疗中风医案

林某，女，70 岁。1970 年正月中风，左半身不遂，正月 21 日请我出诊。诊其脉浮紧，舌苔白，发热恶寒，头痛，口眼㖞斜，左半身不能动，言语清楚，神志无恙。此是风寒外客。处方如下：麻黄 10g，附子 6.5g，防风 6.5g，藁本 10g，羌活 10g，黄芩 10g，白芍 10g，党参 10g，防己 10g，甘草 10g，川芎 3g，桂枝 6.5g，生姜 3 片。本证是风寒外中，发热、恶寒、头痛都是表证，神志清楚，是邪在外而不在内之证明。所以用小续命汤加藁本、羌活，治其表邪。服 2 剂，病减轻，再服 5 剂即痊愈。(《台北临床三十年》)

6. 张家礼治疗面瘫医案

一女青年，因乘火车途中开窗受风就诊。患者口向左边歪斜，自述恶风寒，无汗，头痛。望其舌苔白滑，舌质淡胖，切脉弦而缓。断为阳气不足，风寒中经之面瘫。用温经复阳，扶正祛风散寒法。处方：桂枝 12g，制附片 15g（先煎），川芎 12g，麻黄 12g，党参 15g，白芍 12g，防风 12g，杏仁 12g，黄芩 10g，防己 12g，炙甘草 3g。2 剂。此方乃《金匮要略》附方《古今录验》续命汤之化裁。7 天后复诊，面瘫痊愈。(《四川名家经方实验录》)

7. 郑重光治疗破伤风医案

贡姓武弁，年二十余，取耳时为同辈所戏，竟以铜挖刺通耳底，流血不止。延外科治耳，初不以为楚，仍行走街衢如常。旬日即头痛，又延内科治之，益甚，迎余往治，则头痛如破，身体僵直，烦躁面赤，脉弦而紧，仰卧于床，口流脓血。余沉思良久，以为此必破伤风也。检前所服之药皆石膏、栀子、芩、连，作火头痛治。病人云：口吐脓血，不是喉出，不知从何而来。予曰：此的系破伤风矣。脑中脓血，流入鼻内窍，而渗于口中，非由咯吐而出也。破脑伤风项强，已属不治，此幸未柔汗厥冷。用小续命汤重加桂枝、附子、干姜，去黄芩。一剂微汗，头痛减半，两剂颈柔，十数剂后，耳内结疤，脑涎亦不流，但其耳褒然无闻矣。(《素圃医案·男病治效》)

参考文献

［1］李奎喜，李峥，王洲典．小续命汤新用［J］．四川中医，2001，19（7）：78.

［2］徐定平．小续命汤临床应用举隅［J］．四川中医，1999，17（12）：54.

［3］陈立峰，刘汉祥，叶美，等．续命汤颗粒剂治疗中风31例临床观察［J］．湖南中医杂志，1997，13（6）：5-6.

［4］赵昌蓝，李培峰．小续命汤临床应用举隅［J］．浙江中医杂志，1992，27（9）：420.

［5］严寒．小续命汤加减配合艾灸治疗面神经麻痹35例总结［J］．湖南中医杂志，2014，30（8）：70-71.

［6］马颖，鲍淑娟．化瘀益气养阴法治疗糖尿病周围神经病变的临床观察［J］．吉林中医药，2007，（12）：23.

［7］钟历勇．糖尿病神经病变诊疗原则［J］．中国疼痛医学杂志，2006，（4）：196.

［8］黄荣春，邓新但．小续命汤加减治疗糖尿病周围神经病变［J］．吉林中医药，2010，30（01）：38-39.

［9］雷明星，陈永华．加减小续命汤治疗类风湿性关节炎（RA）的临床疗效［J］．大家健康，2013，7（5）：75.

［10］李波，陈晓莉．小续命汤为基本方加减治疗颈椎病68例［J］．陕西中医，2011，32（1）：54-55.

［11］张金梅，马俊华，谯凤英．小续命汤治疗中重度持续性变

应性鼻炎临床疗效观察［J］.四川中医，2014，32（4）：132-133.

［12］赵成仁，石琳.大剂量小续命汤治愈格林-巴利综合征2例［J］.吉林中医药，1992，（1）：13.

［13］张志银.小续命汤加味祛风通络治疗顽固性高血压验案举隅［J］.辽宁中医药大学学报，2008，10（2）：135-136.

［14］要全保，陈敏.彭培初运用小续命汤治疗急重症经验举要［J］.山东中医杂志，2010，29（7）：490-491.

［15］张玉芹，杨东升.小续命汤临床应用探析［J］.辽宁中医杂志，2005，32（12）：1308.

［16］辛文华，李寿庆.小续命汤治验［J］.世界中医药，2011，6（6）：498.

［17］黄思进.小续命汤临床应用体会［J］.中国中医药信息杂志，2012，19（11）：85-86.

［18］王月华，贺晓丽，杨海光，等.小续命汤有效成分对慢性脑缺血大鼠学习记忆能力及病理损伤的影响［J］.中西医结合学报，2002，10（1）：91-99.

［19］王月华，贺晓丽，李晓秀，等.小续命汤有效成分对慢性脑缺血大鼠脑线粒体的保护作用［J］.中西医结合学报，2012，10（5）：569-576.

［20］叶映月.小续命汤对实验性脑出血血肿及水肿区脑组织的影响［J］.第一军医大学学报，1999，19（4）：7-8.

［21］关建红，王世民，杨文珍.小续命汤对大鼠高脂血症的影响［J］.中药药理与临床，1996，（3）：13-15.

［22］王军，张薇，王玉升，等.生姜水提物对脑缺血再灌注损伤的保护作用［J］.中医药临床杂志，2007，19（1）：

23–24.

［23］张关亭，王军，张磊，等.生姜水提物对全脑缺血再灌
注大鼠凝血功能的影响［J］.中医研究，2007，20（4）：
18–20.

［24］贾士奇，王军，张红霞，等.生姜对局灶性脑缺血大鼠海
马神经细胞凋亡及相关蛋白表达的影响［J］.中国实验
方剂学杂志，2011，17（3）：163–166.

［25］马勇，徐曒海，徐海燕，等.麻黄研究进展［J］.吉林中
医药，2008，28（10）：777–779.

［26］樊兴娟，柯开富，姜正林，等.人参皂苷单体对大鼠局
灶性脑缺血再灌注的神经保护研究［J］.中华医学杂志，
2006，86（29）：2071–2074.

［27］李园园，杨晖，廖桂凤，等.黄芩苷抗脑缺血小鼠学习记
忆功能损伤的保护作用［J］.昆明医学院学报，2011，32
（5）：13–16.

［28］崔金涛，柳健雄.从"开玄府，透伏邪"探讨小续命汤治
疗中风［J］.四川中医，2014，32（2）：44–45.

［29］陈潮祖，李大琦，周训伦.中医方剂与治法［M］.成都：
四川科学技术出版社，1984：52.

［30］孙思邈.药王全书·备急千金要方［M］.北京：华夏出
版社，1995：139–140.

［31］王焘.外台秘要［M］.北京：人民卫生出版社，1955：
378.

［32］张山雷.张山雷医集［M］.北京：人民卫生出版社，
1995：20–21.

［33］汪讱庵.严苍山增辑［M］.上海：上海科学技术出版社，

1958：31-32.

［34］陈党红，颜芳，徐国峰，等.重新解读小续命汤的地位
［J］.中华中医药杂志，2011，26（9）：2154-2156.

［35］中华医学会神经病学分会脑血管病学组急性缺血性脑
卒中诊治指南撰写组.中国急性缺血性脑卒中诊治指南
2010［J］.中华神经科杂志，2010，43（2）：146-152.

［36］国家中医药管理局脑病急症协作组.中风病诊断与疗效评
定标准（试行）［J］.北京中医药大学学报，1996，9（1）：
55-56.

［37］郑筱萸.中药新药临床研究指导原则（试行）［M］.北京：
中国医药科技出版社，2002.

［38］卢崇汉，李可，吴荣祖，等.扶阳论坛［M］.北京：中
国中医药出版社，2008.

［39］黄煌.经方100首［M］.南京：江苏科学技术出版社，
2006.

［40］吴昆撰.洪青山辑校.医方考［M］.北京：中国中医药出
版社，1998.

［41］万芳竹，赵静，崔德芝，等.小续命汤治疗急性脑梗死的
系统评价［J］.中国中医急症，2015，24（5）：791-793.

［42］周叶，陆征宇，赵虹.小续命汤治疗风痰瘀阻型急性缺
血性中风的临床研究［J］.中西医结合心脑血管病杂志，
2015，13（13）：1483-1486.

［43］朱心红，陈素云，高天明.小续命汤与脑卒中——小续命
汤之文献研究［J］.第一军医大学学报，2002，22（6）：
564-566.

［44］孙艳.针灸理疗联合小续命汤加减治疗神经根型颈椎病临

床研究［J］. 亚太传统医药, 2015, 11（12）: 91.

［45］孙思邈. 备急千金要方［M］. 北京: 人民卫生出版社, 1955.

［46］曹峰, 夏敏. 鼠神经生长因子联合小续命汤加减治疗急性面神经炎的临床疗效观察［J］. 国际医药卫生导报, 2015, 21（17）: 2603-2605.

［47］孙怡, 杨任民, 韩景献. 实用中西医结合神经病学［M］. 北京: 人民卫生出版社, 2011.

［48］吴海科, 顾卫, 潭峰, 等. 清开灵注射液合加味牵正散治疗面神经炎的临床观察［J］. 国际医药卫生导报, 2005, 11（2）: 98-99.

［49］肖祥林, 张增东, 郑照亮, 等. 神经节甘酯与神经生长网子联合高乐氧治疗颅脑损伤临床疗效［J］赣南医学院学报, 2015,（1）: 99-100.

［50］黄俊红, 谭翱勇, 谭占国. 神经生长因子在一枢神经功能修复中的研究进展［J］. 中国实用神经疾病杂志, 2014, 17（19）: 126-127.

［51］王竞涛, 李海霞. 小续命汤治疗脑血管病的研究进展［J］. 中医临床研究, 2013,（3）: 114-116.

［52］王峥, 马梦洁, 韩琦. 鼠神经生长因子对面神经炎疗效的肌电网分析［J］. 神经损伤与功能重建, 2012, 7（4）: 286-288.

［53］王月华, 贺晓丽, 杨海光, 等. 小续命汤有效成分组对局灶性脑缺血大鼠的作用［J］. 中国药学杂志, 2012,（3）: 194-198.

［54］胡明亮. 小续命汤加减治疗中风偏瘫 45 例临床观察［J］.

云南中医中药杂志，2010，31（2）：34-35.

［55］符茂东，蔡定芳.小续命汤治疗急性中风研究进展［J］.
山东中医杂志，2016，35（5）：476-478.

［56］田德禄，蔡淦.中医内科学［M］.2版.上海：上海科学
技术出版社，2013.

［57］贾建平.神经病学［M］.7版.北京：人民卫生出版社，
2013.

［58］陈延之撰.高文铸辑校.小品方［M］.北京：中国中医药
出版社，1995.

［59］张志峰.魏晋南北朝诸续命汤异同探析［J］.中医药学报，
2012，40（1）：59.

［60］葛洪.肘后备急方［M］.广州：广东科技出版社，2012.

［61］李海霞，谢仁明，王竞涛.小续命汤治疗中风偏瘫的历史
沿革［J］.中医临床研究，2013，（4）：118.

［62］张丽瑛，陈少清，蔡树河.小续命汤治疗缺血性卒中临床
观察［J］.中国医药指南，2011，9（30）：149-151.

［63］赵红宁.小续命汤加减治疗风痰上扰型脑梗死60例［J］.
中医临床研究，2012，4（3）：93.

［64］周山.小续命汤加减治疗中风患者神经功能缺损的临床研
究［J］.新中医，2011，43（5）：17-18.

［65］刘辉武，马柏生.中西医结合治疗急性脑梗死38例临床
观察［J］.中国中医急症，2012，21（4）：626.

［66］贡国付，曹会波.小续命汤联合西药治疗急性脑梗死30
例疗效观察［J］.国医论坛，2013，（3）：46.

［67］常宗范.小续命汤联合双嘧达莫在缺血性脑卒中的临床研
究［J］.中国中医药现代远程教育，2015，（2）：12.

［68］李振瑞，李影．小续命汤治疗中风 28 例［J］．河南中医，2013，33（6）：890.

［69］李宏伟，温树辉，张静．小续命汤温热药治疗中风［J］．实用中医内科杂志，2014，28（4）：16-17.

［70］蔡忠平，王自毫，黄永智．急性脑梗死患者血清一氧化氮及一氧化氮合酶水平的临床意义［J］．河北医学，2014，（4）：638-640.

［71］王晋平，唐农．小续命汤对急性缺血性中风模型大鼠血浆一氧化氮和一氧化氮合酶的影响［J］．深圳中西医结合杂志，2009，19（1）：13.

［72］王月华，张海霞，李奇，等．小续命汤有效成分组的高通量筛选研究［J］．中西医结合学报，2006，4（1）：64.

［73］王月华，秦海林，贺晓丽，等．中药复方小续命汤组分活性评价及抗脑缺血有效成分组制备［J］．中国中药杂志，2011，36（15）：2140-2144.

［74］关建红，冯前进，梁爱华．小续命汤具有明显降脂作用［J］．山东中医药大学学报，2002，（1）：68.

［75］马银平．小续命汤颗粒的质量标准研究［J］．中国医药指南，2013，11（16）：507-509.

［76］贺晓丽，王月华，秦海林，等．小续命汤有效成分对慢性脑缺血大鼠氧化应激损伤及细胞凋亡的影响［J］．中华神经医学杂志，2012，11（12）：1214.

［77］关建红，王世民．小续命汤降脂作用初探［J］．山西医药杂志，1996，（4）：51.

［78］姚国格．小续命汤加减治疗高血压病［J］．上海中医药杂志，1994，5：7-8.

［79］张丽娟.慢性咳喘与汉方治疗［J］.国外医学中医中药分册，2005，27（5）：290-293.

［80］胡晓贞.颜乾麟运用小续命汤治疗心脑血管疾病验案二则［J］.中医杂志，2007，48（7）：597-598.

［81］徐人安.小续命汤治疗痹证举隅［J］.江西中医学院学报，2001，13（2）：55.

［82］刘学文，简晖，张启明.历代痹证医案文献的病因、病位、发病时间分析［J］.江西中医学院学报，2007，19（1）：24-27.

［83］张启明.中医历代医案数据库的建立与统计方法［J］.山东中医药大学学报，2005，29（4）：298-299.

［84］周全.金实教授从湿论治类风湿性关节炎经验介绍［J］.新中医，2005，37（1）：21-22.

［85］路志正，焦树德.实用风湿病学［M］.北京：人民卫生出版社，1996.

［86］谢东生.痹症治验［J］.实用中医内科杂志，2006，20（1）：66.

［87］翟双庆，陈子杰.从589例古今医案考察五脏与神志活动的对应关系［J］.中华中医药杂志，2005，20（9）：521-524.

［88］张伯臾.中医内科学［M］.5版.北京：科学技术文献出版社，2002.

［89］李泾渭.李明廉教授治疗痹证临床经验［J］.现代中医药，2005，3：26-27.

［90］杨中.络脉在中医中的运用［J］.江西中医学院学报，2004，16（5）：15-16.

［91］刘语高.中医血络病探源［J］.中国中医药现代远程教育，2004，2（2）：31-32.

［92］王锐.内经刺血疗法探析［J］.山东中医学院学报，1996，20（5）：308.

［93］韩魏.中药加药垫治疗产后痹症的体会［J］.实用中医药杂志，1998，3（14）：18.

［94］贾金英.生化汤加味治疗产后痹证128例临床总结［J］.中医正骨，1999，9（11）：11.

［95］王国栋.痹邪立论与风湿免疫学［J］.浙江中医杂志，2004，39（4）：139-141.

［96］韩勇，荆立峰.《素问·痹论》探赜［J］.天津中医学院学报，2005，24（4）：194-196.

［97］王学武.治燥方38首的计量学研究［J］.中医药学刊，2003，10（21）：1730.

［98］鞠奎信，王丽波.小续命汤治疗中风2例［J］.中医药学报，2001，29（4）：13.

［99］陶御风.皕一选方治验实录［M］.北京：人民卫生出版社，2011.

［100］吴克新.小续命汤化裁临床应用举隅［J］.实用中医内科杂志，1998，12（2）：23-24.

［101］王月华，杜冠华.复方小续命汤抗AD有效成分组研究［J］.中成药，2005，（9）：993-996.

［102］李成文，杜正浩.丁甘仁治疗中风医案特色［J］.辽宁中医杂志，2009，36（12）：2169-2170.

［103］丁甘仁.丁甘仁医案［M］.上海：上海科学技术出版社，2001.

［104］李成文．中医各家学说［M］．上海：上海科学技术出版社，2009．

［105］赵锐，王琳，李成文．罗天益治疗中风浅析［J］．河南中医，2005，25（10）：24-25．

［106］罗天益．卫生宝鉴［M］．北京：人民卫生出版社，1959．

［107］刘清明，付强，王新陆．张锡纯论治中风病学术思想探微［J］．北京中医，2007，26（2）：92-93．

［108］杨懿，朱立鸣．朱丹溪从痰论治中风学术思想浅探［J］．国医论坛，2007，22（6）：12-13．

［109］金玲，刘菊妍，胡海平．金元四大家对于中风之论治特色探讨［J］．四川中医，2006，24（11）：27-28．

［110］黄政德．河间学派三大家论治中风探析［J］．中国中医临床医学杂志，1999，9（5）：58-60．

［111］沈思钰，张永文，商玮，等．戴思恭对朱丹溪中风论治学术思想阐发探要［J］．云南中医学院学报，2004，27（3）：9-10．

［112］陈理书，陈丽芬，蒋方建．中风痰瘀气血关系探讨［J］．北京中医药大学学报，1998，11（6）：57-58．

［113］潘文举．二陈四物汤加减治疗中风病50例临床观察［J］．湖南中医杂志，2005，21（1）：5-6．

［114］干振华，沈思钰．《医学真传》中风论治学术思想探微［J］．中国中医急症，2006，15（5）：186．

［115］刘燕凤，孙燕，王骏，等．小续命汤临床研究进展［J］．吉林中医药，2016，36（6）：646-648．

［116］汪昂撰．严苍山增辑．汤头歌诀（正续集）［M］．上海：上海科学技术出版社，1958．

［117］李时珍.本草纲目（校点本）［M］.北京：人民卫生出版社，2007.

［118］何任.金匮要略校注［M］.北京：人民卫生出版社，1990.

［119］孙思邈.备急千金要方影印［M］.北京：人民卫生出版社，1955.

［120］孙思邈.千金翼方［M］.北京：人民卫生出版社，1955.

［121］丹波康赖.医心方影印［M］.北京：人民卫生出版社，1955.

［122］任应秋.中医各家学说［M］.上海：上海科学技术出版社，1980.

［123］太平惠民和剂局.刘景源点校.太平惠民和剂局方［M］.北京：人民卫生出版社，1985.

［124］严用和.浙江省中医研究所文献组、湖州中医院整理.重订严氏济生方［M］.北京：人民卫生出版社，1980.

［125］寇宗奭撰.颜正华，常章富，黄幼群点校.本草衍义［M］.北京：人民卫生出版社，1990.

［126］陈德荣，赵怀舟.李时珍和仲景小续命汤［J］.山西中医，2004，20（6）：48–50.

［127］田健.小续命汤加减治疗中风后遗症36例临床观察［J］.湖南中医杂志，2014，3（9）：37–38.